taï chi

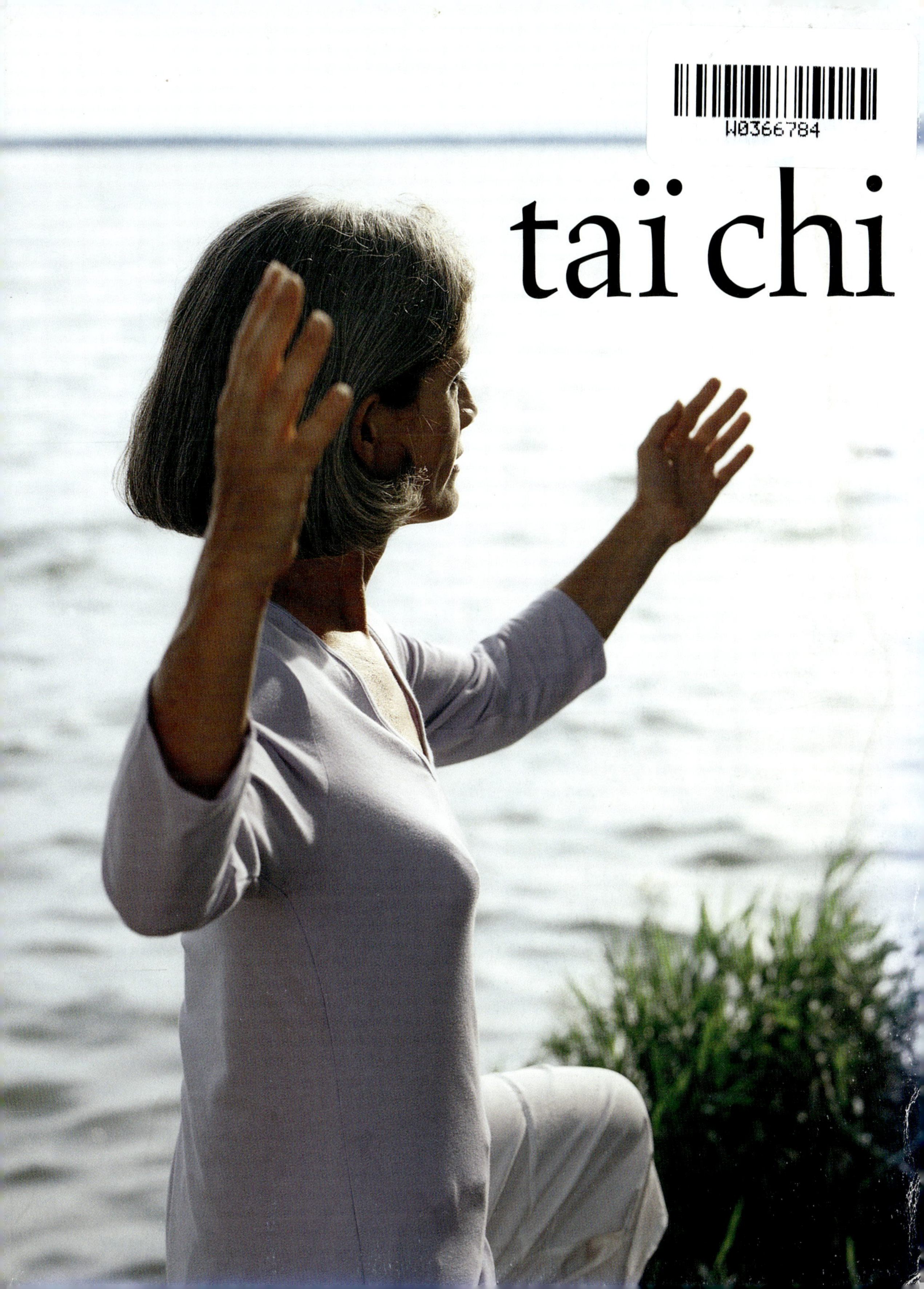

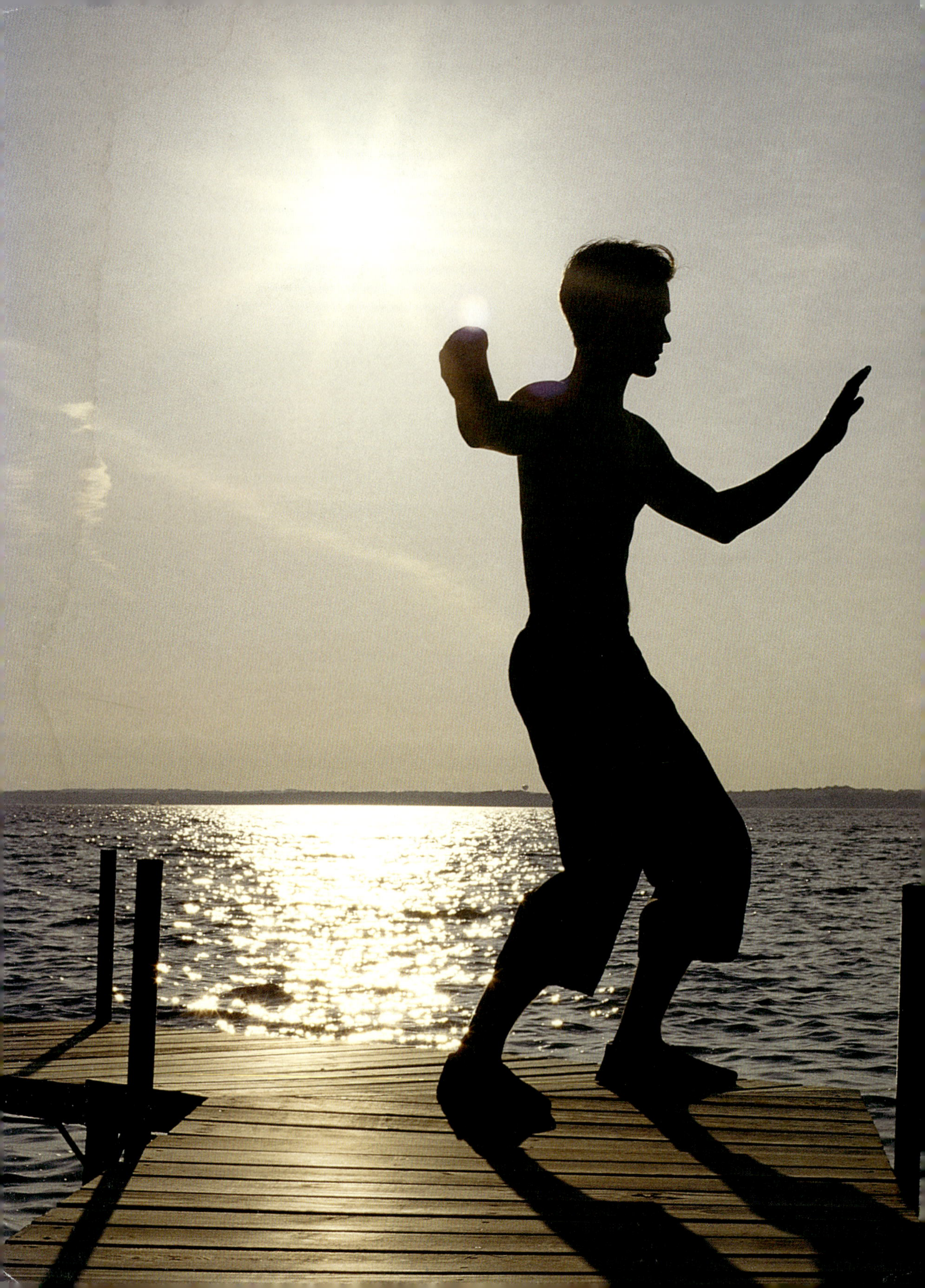

TRICIA YU

taï chi

HACHETTE

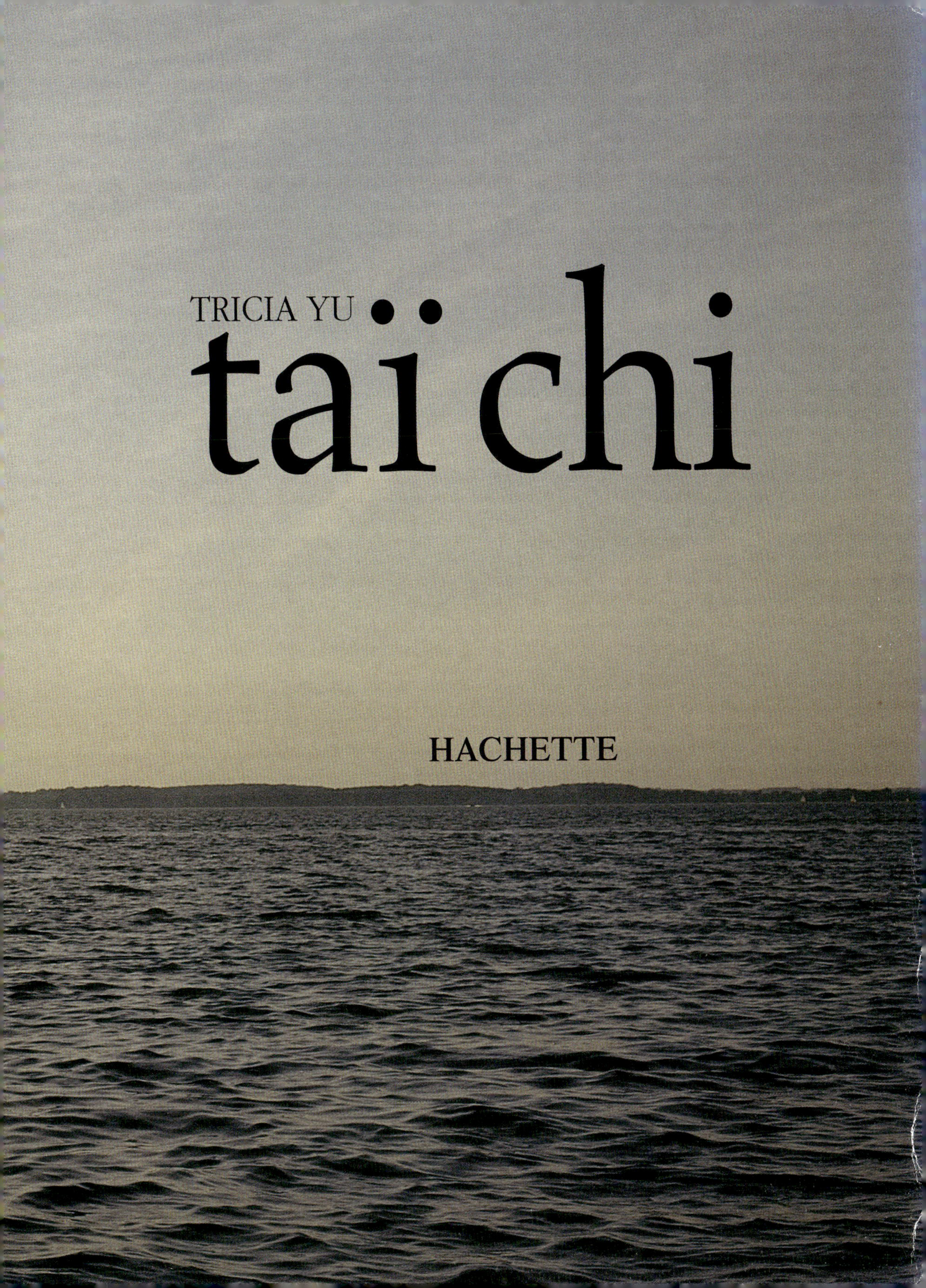

LONDRES, NEW YORK, MELBOURNE,
MUNICH et DELHI

À Clarissa, Dayton, Maggie, Roscoe, Aidan et Owen

Première édition en 2003 en Grande Bretagne
publiée par Dorling Kindersley Limited
80 Strand, Londres WC2R ORL
Un éditeur membre de Penguin Group (UK)
Titre original : *Tai chi mind and body*

Adaptation et réalisation : ■couleurrouge.com
Traduction : Kelly Rivière
Secrétariat d'édition : Élodie Ther
Couverture : Nicole Dassonville
Hachette Pratique remercie Flavie Dauphin-Meunier
pour son aide précieuse.

ISBN 2 0123 4989 7
Dépôt légal : janvier 2005
2 3 2 8 49 8 9 2 0 1

Imprimé à Singapour par Star Standard

en savoir plus
www.dk.com
www.hachette.com

SOMMAIRE

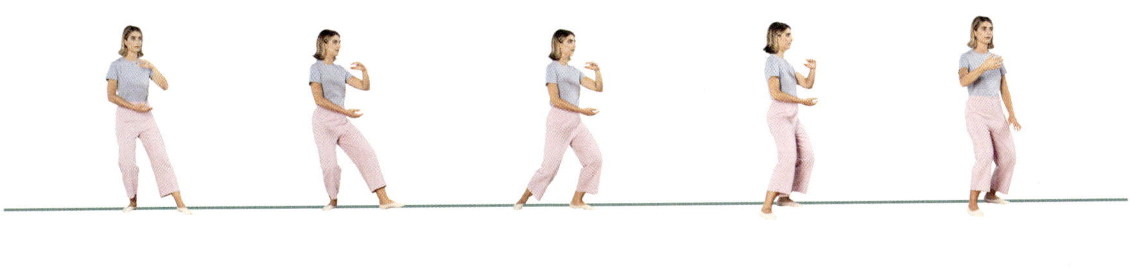

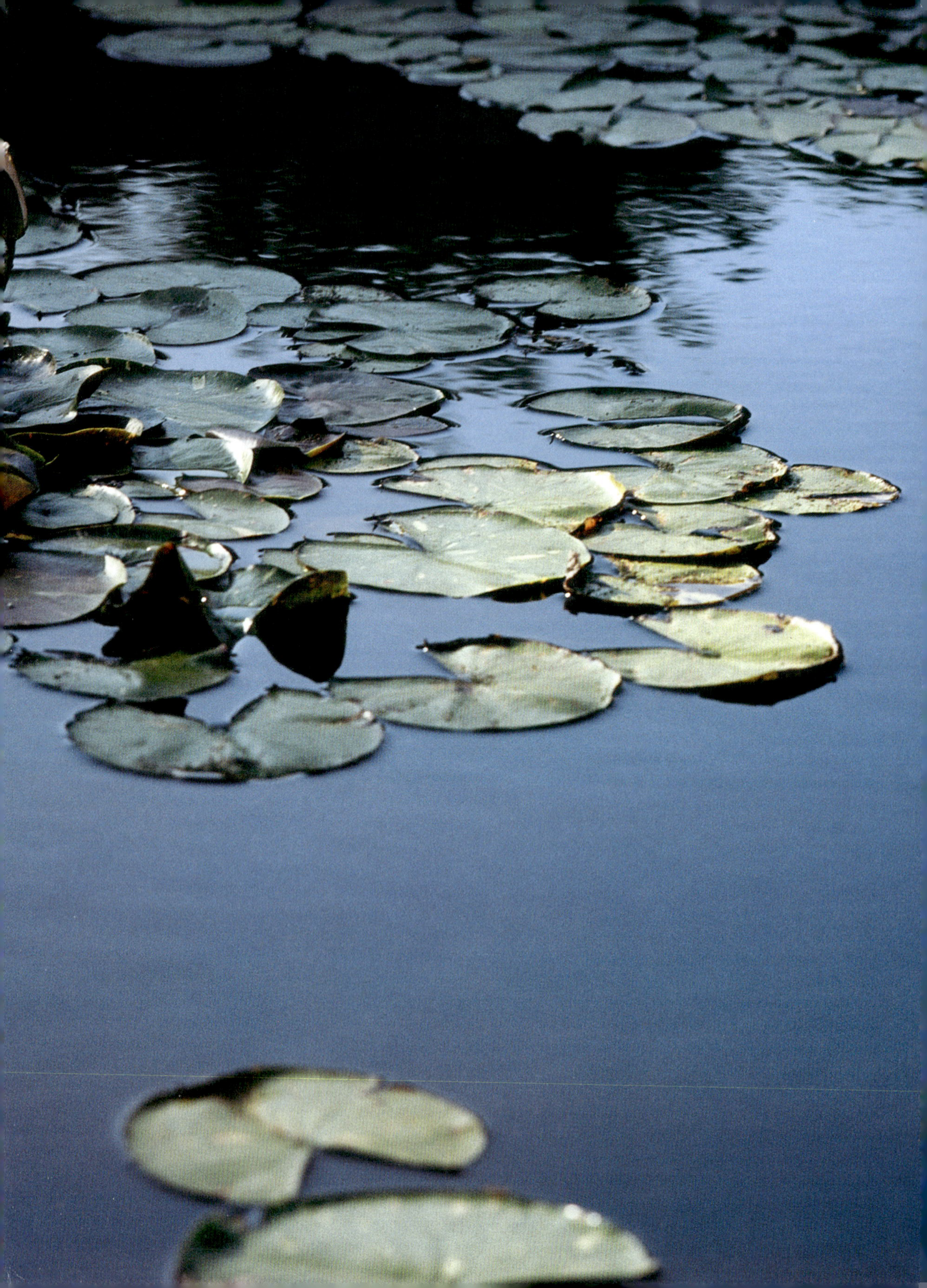

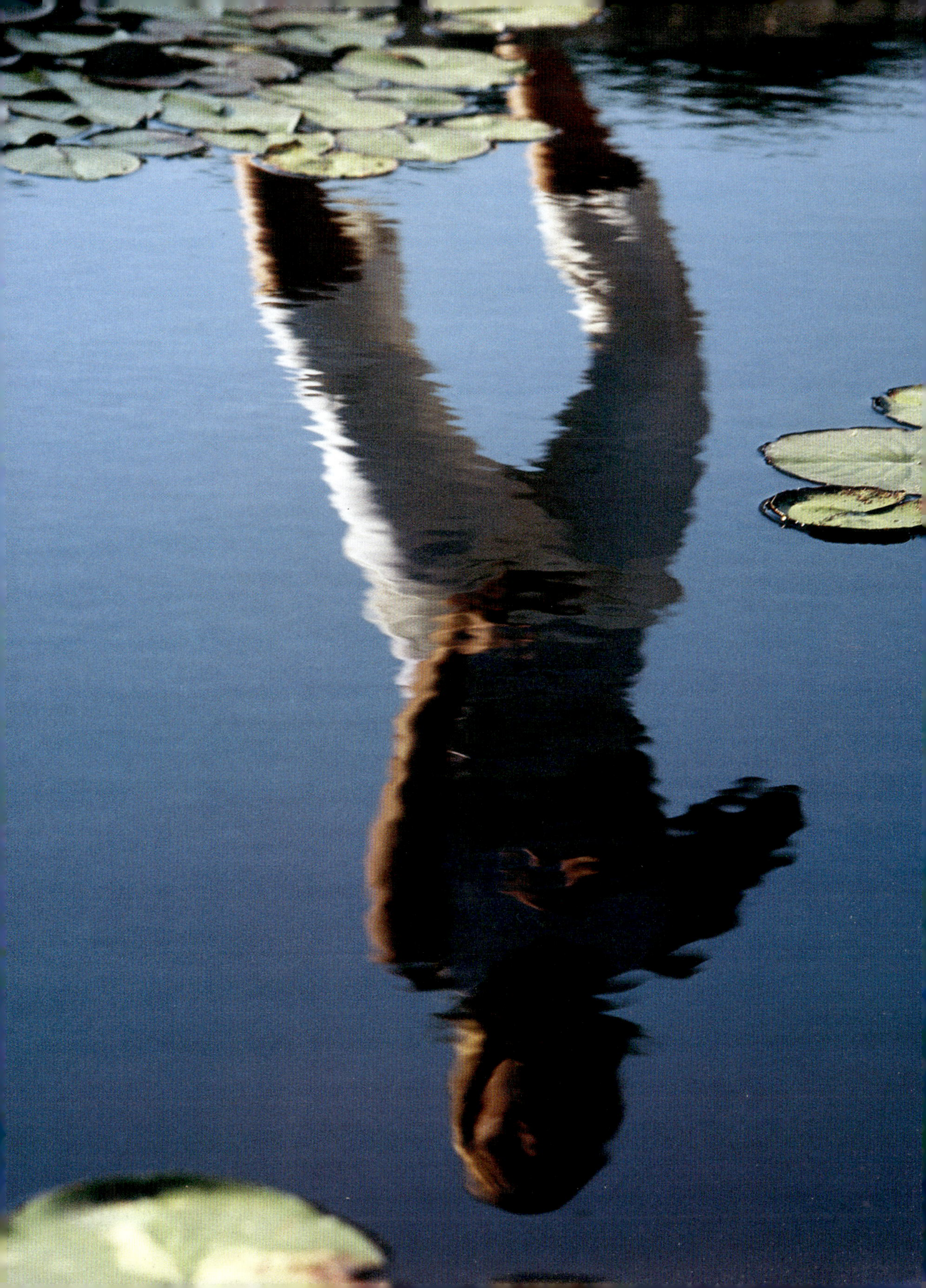

QU'EST-CE QUE LE TAÏ CHI ?

Le taï chi, ou *taï chi ch'uan*, est un art chinois traditionnel fondé sur la pratique de mouvements fluides et souples, dans un état d'esprit calme et alerte, qui ressemble à une danse lente, exécutée sans efforts. Développée il y a plus de 700 ans par des Maîtres chinois en arts martiaux, cette gymnastique non-violente renforce l'endurance, la souplesse, l'équilibre et la coordination. Aujourd'hui, le taï chi rencontre un nombre croissant d'adeptes à travers le monde qui trouvent dans cette alliance de mouvements et de concentration mentale un excellent exercice pour le corps et l'esprit.

Taï chi signifie en chinois « Faîte suprême » : le centre des choses ou la source commune qui unifie tous les opposés apparents. Taï chi chu'an (également orthographié « Taiji » ou « Taiji Quan ») signifie Boxe ou poing du Faîte suprême. C'est l'art de rester centré mentalement et physiquement lors d'un conflit.

J'ai découvert le taï chi en 1969, lorsque mon mari et moi nous sommes installés à Taïwan. Je suis passée très tôt un matin devant un parc où des centaines de personnes exécutaient des mouvements lents et gracieux. À ma grande surprise, les plus âgés se déplaçaient avec le même équilibre et la même fluidité que les plus jeunes. Ils s'accroupissaient, levaient la jambe haut, tournaient sur une seule jambe, et ne paraissaient fournir aucun effort. Certains devaient avoir 80 ans et semblaient être au sommet de leur forme. Ma curiosité fut éveillée. Un an plus tard, j'étais admise comme la seule élève non-chinoise dans les cours de Liu Pei Ch'ung, le célèbre Maître taoïste. Et depuis maintenant plus de 30 ans, je pratique le taï chi tous les jours.

Lorsque j'ai commencé, je me souviens être passée par trois états bien distincts et apparemment contradictoires. Je me sentais tout d'abord merveilleusement calme et paisible en bougeant silencieusement au sein d'un groupe. En même temps, je prenais pleinement conscience que mon corps avait accumulé une tension et que mon esprit était distrait. Et pour finir, je me sentais pleine d'énergie vitale.

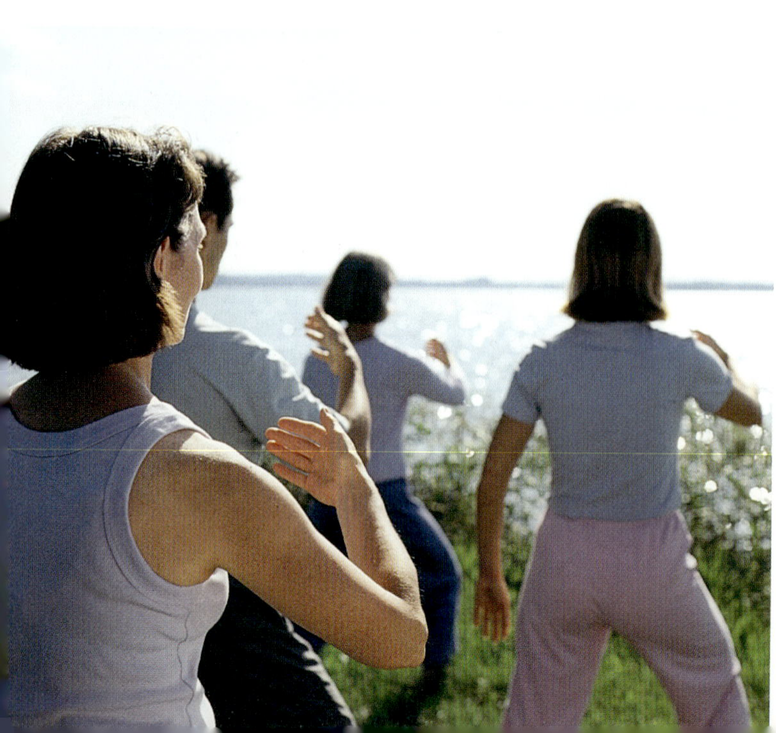

LES BIENFAITS DU TAÏ CHI

Le taï chi est accessible à tous, quel que soient l'âge ou la condition physique du pratiquant. Des exercices réguliers permettent de développer des techniques de respiration et de relaxation excellentes pour la santé. Ce sport non violent

La sérénité d'un lac est le cadre idéal pour pratiquer le taï chi. Imaginez le calme d'un plan d'eau et la puissance d'une cascade. Restez fluide dans vos mouvements.

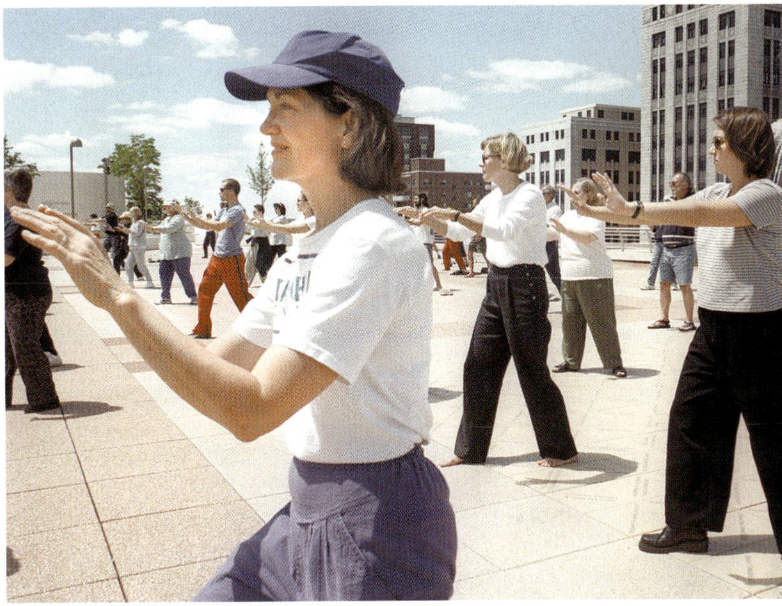

En Chine, le taï chi se pratique partout : entre les voitures garées dans les rues passantes, dans les gares et les aéroports. Ci-contre, je donne un cours sur le toit d'un immeuble.

raffermit le corps sans exercer de pression sur les articulations. De plus, il développe la conscience corporelle, améliore l'alignement du corps et la coordination, tout en tonifiant et en assouplissant les muscles profonds, ce qui fortifie les tendons et les os. J'avais été surprise en débutant par l'importance du travail des jambes. En effet, l'impression que les mouvements gracieux sont exécutés sans effort est tout à fait trompeuse. Le taï chi apprend à maintenir le corps centré et bien aligné tout en étant en mouvement, à relâcher toute pression dans le dos, les hanches et les épaules, et à reporter le poids du corps sur les muscles des jambes.

Cette gymnastique douce permet de réduire le stress et de renforcer la réponse immunitaire du corps. Une pratique régulière diminue ainsi la tension artérielle et favorise le bien-être. Le transfert du poids du corps améliore également le sens de l'équilibre.

Ainsi, le taï chi apprend à bouger avec une grâce fluide, utile dans n'importe quelle activité, jogging, planche à voile, escalade, basket, ou la marche mais aussi pour soulever des objets lourds ou pratiquer un instrument de musique. Cet art chinois du Faîte suprême a donc des applications universelles.

LES ORIGINES DU TAÏ CHI

Le taï chi est apparu au XIIIe siècle, comme une synthèse des arts martiaux et de la méditation assise. La légende veut que son fondateur, Chang San Feng, fut témoin d'un combat opposant la grâce d'une grue à la souplesse d'un serpent. Il s'en inspira pour développer une technique élaborée de self-défense fondée, non sur la force physique brute, mais sur la puissance de mouvements fluides et souples qui produisent de l'énergie, l'enracinent et la renvoient. Outre les bienfaits de son application martiale, le taï chi se pratiquait pour cultiver la circulation de l'énergie vitale, ou qi (*voir. p. 20*).

HISTOIRE RÉCENTE

Durant des siècles, le taï chi se transmit secrètement de père en fils dans le village de Chen, au nord de la Chine. Vers 1850, le Maître Yang Lu Shan fut le premier étranger à apprendre cet art. En tant que commandant de la garde impériale, il enseigna cette technique à ses hommes. Le taï chi devint vite populaire dans le milieu des arts martiaux et se divisa en trois grands courants, le Yang, le Chen et le Wu, du nom de leurs fondateurs.

Au tout début du XXe siècle, le petit-fils de Lu Shan, le Maître Yang Cheng Fu, modifia la Forme familiale – une Forme est l'enchaînement de plusieurs mouvements (préparatoires ou de base) ; puis, dans les années 30, son disciple, le célèbre Cheng Man Ch'ing la simplifia encore. Ainsi, tout en maintenant sa dimension d'art martial, il en fit davantage un exercice de santé très populaire en Chine.

Vers la fin des années 60, le mouvement s'est implanté en Occident. Le Grand Maître Cheng Man Ch'ing a ouvert une école de taï chi à New York, devenant ainsi l'un des premiers Maîtres à transmettre son art à des étudiants non-chinois. Depuis, les Maîtres Benjamin Pang Lo et William C.C. Chen, ainsi que d'autres disciples de Cheng Man Ch'ing, ont fait de cette version du style Yang l'une des formes les plus répandues au monde.

LE PROGRAMME DES BASES

Pour beaucoup, le taï chi reste un art insaisissable, déroutant par la complexité de ses mouvements et souvent difficile. La terminologie et les concepts associés à sa pratique ne sont pas non plus évidents. C'est précisément pour cela que j'ai créé le Programme des bases du taï chi, méthode claire qui conserve l'intégrité de la Forme traditionnelle du style Yang. Il simplifie les mouvements mais contient aussi des éléments essentiels de la Forme qui développent l'équilibre, la coordination, la force et l'endurance. Ce programme constitue donc un support solide pour découvrir ou approfondir votre pratique du taï chi.

LE LIEN CORPS ET ESPRIT

Comme le yoga, le taï chi est issu d'une culture où le corps et l'esprit sont considérés comme deux expressions de l'énergie vitale, appelée qi.

Selon la médecine traditionnelle chinoise, nos pensées et nos émotions agissent directement sur notre santé. De plus, les facteurs extérieurs tels que le climat influent sur notre état de santé. Tout influence le qi qui circule le long des méridiens du corps. L'ancienne médecine chinoise a établi un schéma localisant les effets provoqués par différentes émotions sur l'organisme. Un excès de colère, par

LE TAO DU TAÏ CHI

L'approche taoïste fait partie intégrante de la philosophie et de la culture chinoises et a naturellement influencé l'évolution du taï chi. Tao signifie le chemin vers une vie simple, en harmonie avec le monde naturel. Ainsi, les taoïstes croient au lien entre tous les éléments de l'univers. Il est utile de méditer sur cette notion en pratiquant le taï chi. En effet, on retrouve le même concept illustré dans le diagramme du taï chi, ou symbole yin yang :

Le cercle extérieur symbolise l'unité – ou Wu Chi. Toute chose vivante est contenue dans le même tout. Nos expériences intérieures, telles que les sentiments, les émotions et les sensations, ainsi que les expériences avec le monde extérieur, l'entourage, le monde naturel, les planètes et les étoiles sont des expressions différentes d'un même tout. Nous ne formons qu'Un.

Les zones sombres et claires montrent qu'il existe une dualité au sein de l'unité, telle que la dualité masculin / féminin, moi / toi, noir / lumière, vrai / faux, dedans / dehors. Le monde dans lequel nous vivons comporte tant de variétés que nous considérons davantage ce qui les différencie que ce qui les unit.

Les petits cercles symbolisent l'idée que, bien que nous nous définissions par rapport à ce qui nous oppose, nous ne sommes jamais totalement isolés du reste.

Le centre du symbole représente le point d'équilibre où sont réunis tous les aspects de la vie. C'est le point de stabilité qui unifie tous les opposés apparents. En déplaçant notre perspective au centre de toute situation, nous faisons un pas fondamental dans la culture de l'esprit taï chi – un pas vers la voie médiane, le chemin de la paix.

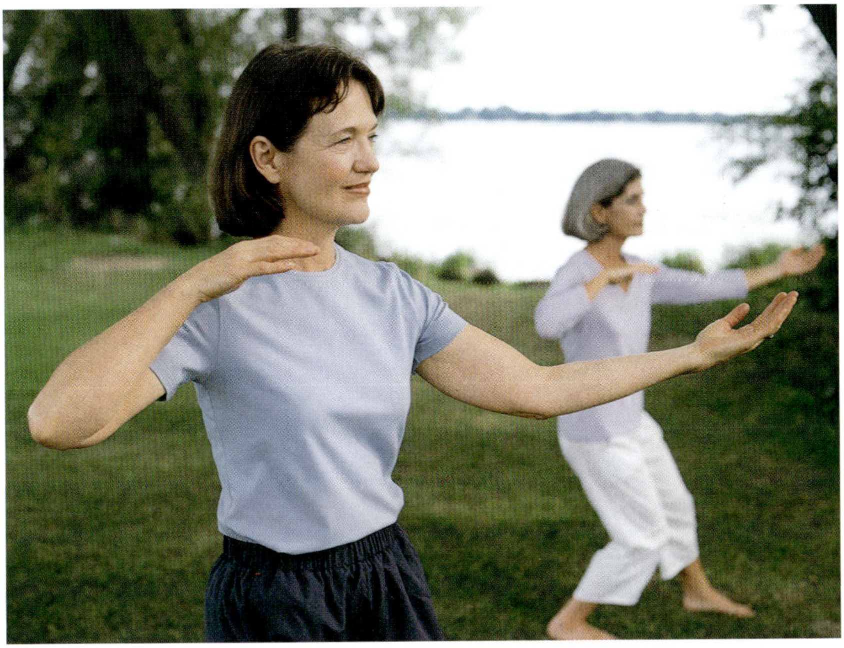

Le taï chi peut avoir des effets bénéfiques sur votre état mental et émotionnel. Il vous aidera à vous sentir relié au monde environnant.

exemple, est nocif pour le foie, la tristesse agit sur la rate. La maladie apparaît alors comme le signe d'un déséquilibre entre le corps et son environnement. C'est pourquoi l'harmonie et la stabilité sont considérés comme les clés du bien-être.

La tradition occidentale dissocie depuis toujours le corps de l'esprit. Cependant, les scientifiques commencent à reconnaître le lien qui existe entre les deux. Ainsi, selon Deepak Chopra, docteur en médecine, « les pensées et les émotions, aussi imperceptibles soient-elles, altèrent la constitution chimique de chaque cellule ».

Certes, de nombreux facteurs modifient notre santé, mais les recherches ont montré que la condition physique d'une personne dépend aussi de son mental. Avoir l'esprit calme et serein et éprouver un sentiment de bien-être réduisent le taux de cortisone produit par le corps en situation de stress. S'accepter et être en paix avec soi-même renforcent les réponses immunitaires de l'organisme en augmentant les lymphocytes T. Selon les chercheurs, le fait d'avoir une vie sociale et spirituelle actives a des effets bénéfiques sur le corps.

D'un autre côté, la sensation d'être en permanence stressé, déprimé, démotivé et angoissé peut perturber la fonction immunitaire. De même, la solitude, la peur du changement, et le sentiment d'impuissance contribuent à diminuer les résistances naturelles du corps.

Ainsi, notre état d'esprit et nos émotions influent sur notre santé. Faire du taï chi, surtout en pleine nature, vous aidera alors à être positif et à vous sentir relié au monde.

L'ESPRIT TAÏ CHI

Une pratique régulière aide à se concentrer sans pour autant focaliser son esprit sur un seul point de vue. C'est ce que l'on appelle l'esprit taï chi : percevoir, dans une situation, les éléments qui unissent et non ceux qui divisent, et se rappeler que l'on a toujours en soi une partie de ce que l'on rejette. Une telle conception de la vie favorise l'harmonie. C'est le meilleur état d'esprit à adopter pour gérer des situations de stress, régler des conflits ou surmonter des périodes de troubles. On apprend en effet à se concentrer, à s'éloigner de l'œil du cyclone et à ne pas se laisser emporter par la panique.

SE CENTRER

Le taï chi commence généralement par quelques instants où l'on se concentre sur la respiration, lente et naturelle. Cela permet à l'esprit et au corps de se détendre et de vivre le moment présent. Appelé « centrage », ce processus est rarement utilisé dans les formes d'exercices occidentaux. Pourtant il s'applique à bien d'autres domaines que le taï chi. En effet, apprendre à se détendre permet d'être plus réceptif à ce qui nous entoure.

Nous sommes nombreux à avoir un rythme de vie mouvementé, et il est facile de se laisser submerger par les événements. Selon les principes du taï chi, cette tension épuise le qi. En revanche, être conscient du moment présent, en contact avec les signaux que nous envoie le corps, sensible aux autres et à notre environnement développe le qi.

L'idéal est de se centrer seul et en silence, ou sur un fond musical doux. Évitez de regarder la télévision ou de mettre la musique fort, car votre esprit ne sera plus en harmonie avec votre corps.

Lorsque vous arriverez à fixer votre attention, vous pourrez intégrer cet exercice dans les moments libres de votre journée, en faisant la queue, en patientant au téléphone.

Comment se centrer

Vous pouvez faire cet exercice assis, debout ou allongé. C'est une technique très efficace pour réduire le stress, même en marchant. Trouvez-vous une place confortable, au calme, si possible dehors, en plein air. Vous pouvez maintenir les yeux ouverts ou les fermer.

- **Concentrez-vous** sur le moment présent.
- **Prenez conscience** de votre respiration, et sentez son mouvement dans votre corps.
- **Détendez-vous.**
- **Prenez conscience de la position de votre corps.** Maintenez-le à la verticale, dans un alignement naturel.
- **Sentez la vie** dans les mains, les pieds et la tête.
- **Détendez-vous en vous concentrant** sur votre respiration, votre tête, vos mains et vos pieds.
- **Soyez sensible** aux bruits, au paysage et aux odeurs.

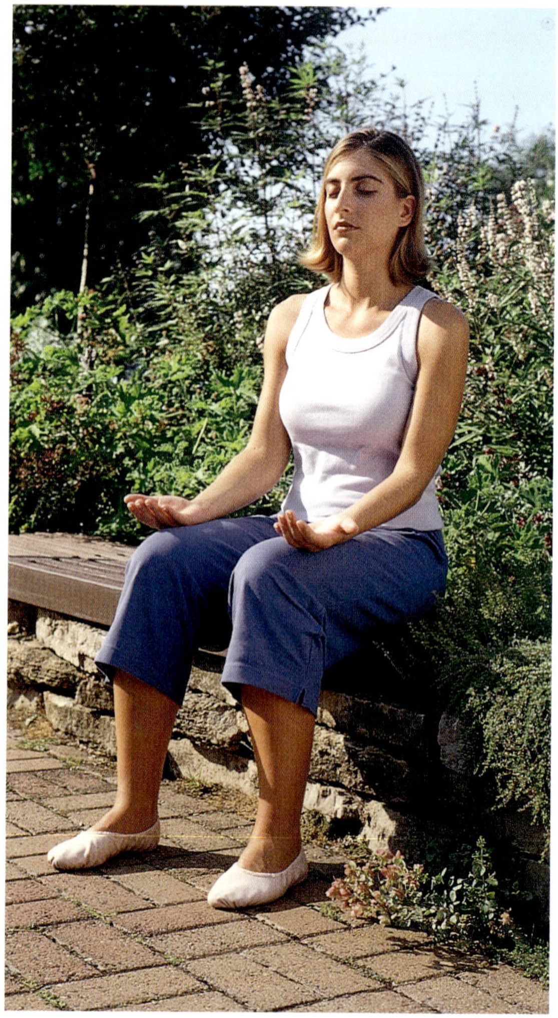

Le centrage aide à canaliser son esprit, un exercice indispensable pour le taï chi et pour le bien-être du corps et de l'esprit.

QUELQUES RÈGLES DE BASE

Gardez ces lignes directrices en mémoire au fur et à mesure que vous évoluerez dans votre pratique. Elles vous aideront à approfondir vos connaissances de cet art et à le vivre comme une expérience pleinement satisfaisante. Souvenez-vous que ces principes peuvent s'appliquer à n'importe quelle activité.

Se concentrer

Fixez votre attention sur le présent, tout en ayant conscience de votre corps et de ce qui vous entoure. Concentrez-vous sur la respiration et sur votre position. Le taï chi apprend à combiner concentration mentale et activité physique progressivement.

La relaxation active

Cela peut paraître contradictoire, mais c'est ce qui va vous permettre d'obtenir un résultat optimal. Il faut atteindre un état de tranquillité intérieure tout en étant en mouvement. Ainsi, les muscles sont peu sollicités, cependant vous restez conscient de tout votre corps.

Garder le corps dans une position naturelle

Maintenez le corps droit, la tête haute, les épaules dans l'alignement des hanches et les pieds à plat sur le sol.

Prendre conscience de sa respiration

Respirez naturellement par le nez. Le ventre se dilate quand vous inspirez et se contracte quand vous expirez. Évitez de retenir votre respiration, respirez de façon régulière (*voir pp. 18–19*).

Faire des mouvements lents

La plupart des programmes partent du principe qu'il n'est possible d'accroître la force et l'endurance qu'au prix d'efforts ardus, et de fatigue. À l'inverse, l'art du taï chi consiste à développer la résistance physique en effectuant des mouvements lents, calmes et continus à partir de positions souples. Plus le mouvement est lent et bas, plus le pratiquant gagne et en endurance.

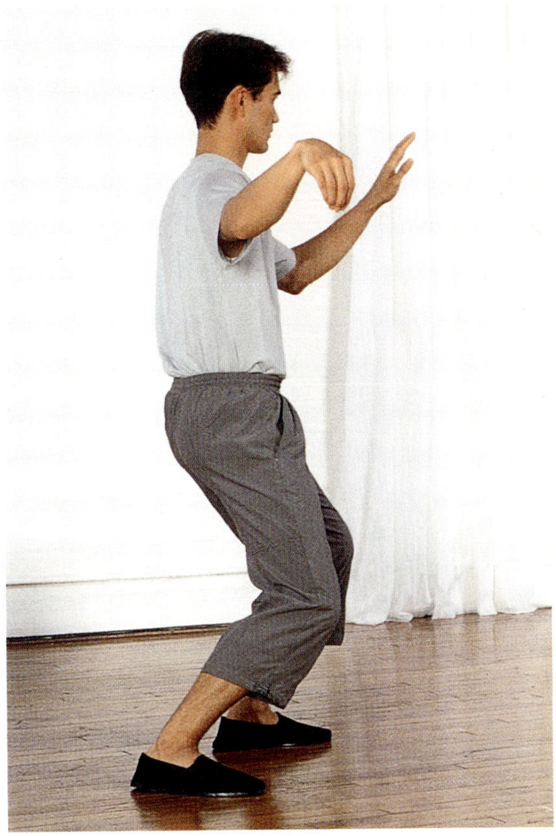

Faites des mouvements naturels et efficaces, maintenez le corps bien aligné. Restez stable, concentré et soyez constamment conscient de votre respiration.

Séparer le poids du corps

Il s'agit de tenir en équilibre sur un pied. Cela muscle fortement les jambes. Lorsque vous transférez le poids du corps, gardez le corps droit et assurez-vous que tout votre poids repose sur le pied d'appui.

Bouger à partir du centre

Imaginez que la tête, le torse et le bassin constituent une seule et même « colonne » dans l'alignement des jambes qui forment la base solide. Tout mouvement des bras part de la rotation verticale de cette « colonne ». Aussi appelé mouvement du centre, il donne cette impression de fluidité caractéristique du taï chi.

AVANT DE COMMENCER

Le taï chi est plus qu'une gymnastique quotidienne, c'est la recherche perpétuelle du bien-être. Il suffit de l'inclure à votre emploi du temps sans modifier aucune de vos activités. Vous pouvez en faire n'importe où, n'importe quand, sans équipement spécial, et vous n'avez besoin que de quelques minutes par jour.

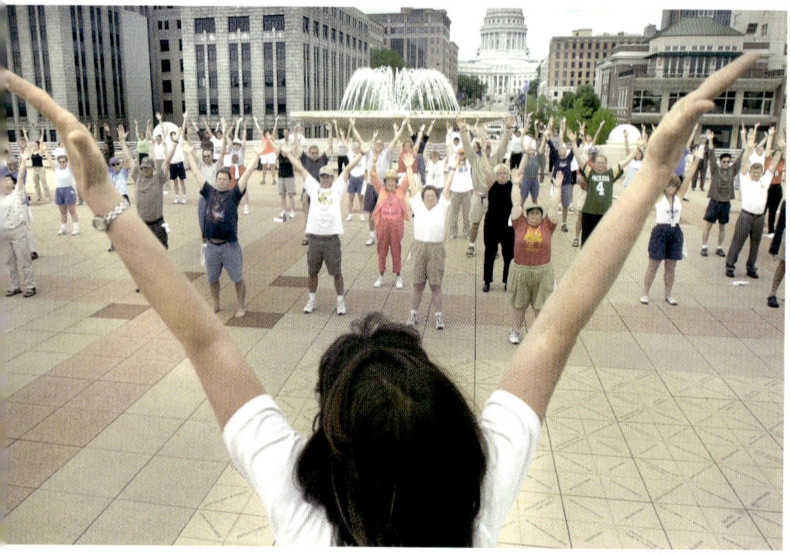

Le taï chi s'adresse à tous, quels que soient l'âge et la condition physique du pratiquant. Il apporte sérénité et énergie.

COMMENT UTILISER CE LIVRE

Cet ouvrage est accessible à tous : chacun, néophytes comme pratiquants chevronnés mais aussi enseignants, trouvera une réponse à ses attentes. Il est important de le lire sans vous précipiter. Le taï chi est un art de la méditation dont l'apprentissage se fait calmement.

Les chapitres intitulés « Mouvements de base » et « La Forme » comportent chacun trois parties. Chaque partie se construit sur la précédente, et est plus difficile. Commencez par travailler la première partie des mouvements de base, répétez chaque mouvement plusieurs fois, en faisant particulièrement attention à l'alignement du corps, au jeu de jambes et à la circulation du qi. Apprenez chaque mouvement par cœur avant de passer au suivant. Une fois que vous êtes sûrs de maîtriser la technique, travaillez la partie correspondante dans la Forme. Cette dernière permet d'intégrer les mouvements dans une séquence fluide de taï chi. Référez-vous aux Mouvements de base pour vérifier que votre technique est bonne.

Le quadrillage au sol que vous trouverez sur les illustrations des Mouvements de base et de la Forme est une particularité de ce livre. Cette grille, composée de quatre carrés en longueur et trois en largeur, chaque carré étant en moyenne de la taille du pied (ici, de 30 cm), vous aidera à positionner vos pieds correctement.

COMMENT ET OÙ PRATIQUER

Au début, entraînez-vous devant un miroir de façon à vérifier votre positionnement. Vous pouvez également faire équipe avec un ami et vous aider mutuellement. Si vous pratiquez 15 minutes par jour, laissez-vous une semaine pour apprendre chaque partie des Mouvements de base et une semaine pour la Forme. Il vous faudra au moins six semaines, pour apprendre tous les mouvements.

Ensuite, vous pouvez en faire n'importe où, de préférence en plein air. Les premières fois, il est possible que vous vous sentiez mal à aise, mais en pratiquant régulièrement, vous prendrez confiance en vous.

QUAND S'ENTRAÎNER

Le taï chi est une formidable façon de commencer la journée. Je fais une séance chaque matin, après une tasse de thé et avant le petit-déjeuner. Si vous en faites à d'autres moments de la journée, il est préférable de commencer 1 heure après le repas. Il faut 20 minutes pour accomplir tout le programme, mais vous pouvez facilement en mettre au point un plus court. Une séance peut durer 45 minutes comme 3. L'important est d'en faire un peu tous les jours. Pour cela, déterminez une heure et un endroit précis. Quelle que soit la longueur de votre séance, essayez toujours de tenir compte des éléments suivants :

- **Commencez** par vous centrer pendant 1 ou 2 minutes (*voir p. 12*) pour apaiser l'esprit et détendre le corps.
- **Enchaînez avec les exercices d'échauffement** (*voir pp. 24–29*), d'une durée de 3 minutes environ.
- **Travaillez tous les Mouvements de base**, puis la Forme, ou choisissez en seulement un ou deux. Si vous avez peu de temps, faites-en moins, il ne faut pas se précipiter.
- **Entraînez-vous** également à tenir les positions quelques secondes au début, puis plus lontemps.
- **Prenez une minute** pour méditer en silence. Vous pouvez aussi faire les exercices « sentir le qi debout » (*voir pp. 22–23*), ou les exercices du chapitre « L'énergie subtile du taï chi » (*voir pp. 146–153*)

COMMENT S'HABILLER

Aucune tenue spéciale n'est exigée en taï chi. Portez des vêtements amples, confortables, et qui vous permettent de respirer à votre aise. Vous pouvez vous entraîner pieds nus, en chaussettes, ou mettre des chaussures plates où vos pieds ne soient pas à l'étroit. Pour qu'ils respirent, choisissez une matière comme le coton et des semelles souples. Évitez les chaussures conçues pour les sports intenses et les talons qui risquent de bloquer vos chevilles.

ASPECTS MÉDICAUX

Le taï chi est une gymnastique douce qui ne présente aucun risque, quels que soient votre âge et votre condition. Soyez à l'écoute de votre corps, ne persistez pas dans un mouvement qui vous est pénible et arrêtez-vous dès que vous éprouvez la moindre douleur.

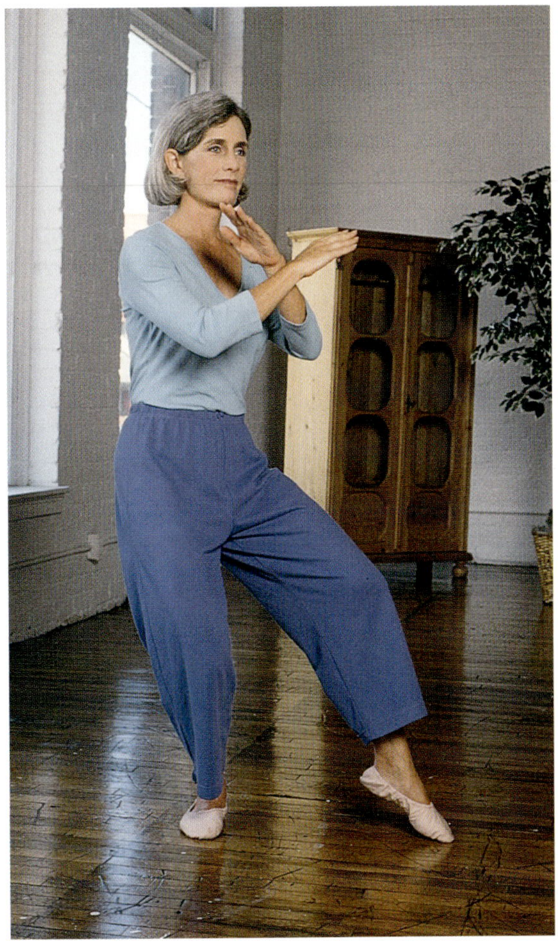

Le taï chi peut se pratiquer n'importe où. Portez des vêtements amples, confortables qui vous permettent de bouger librement, et des chaussures simples, sans talons, ou bien restez pieds nus.

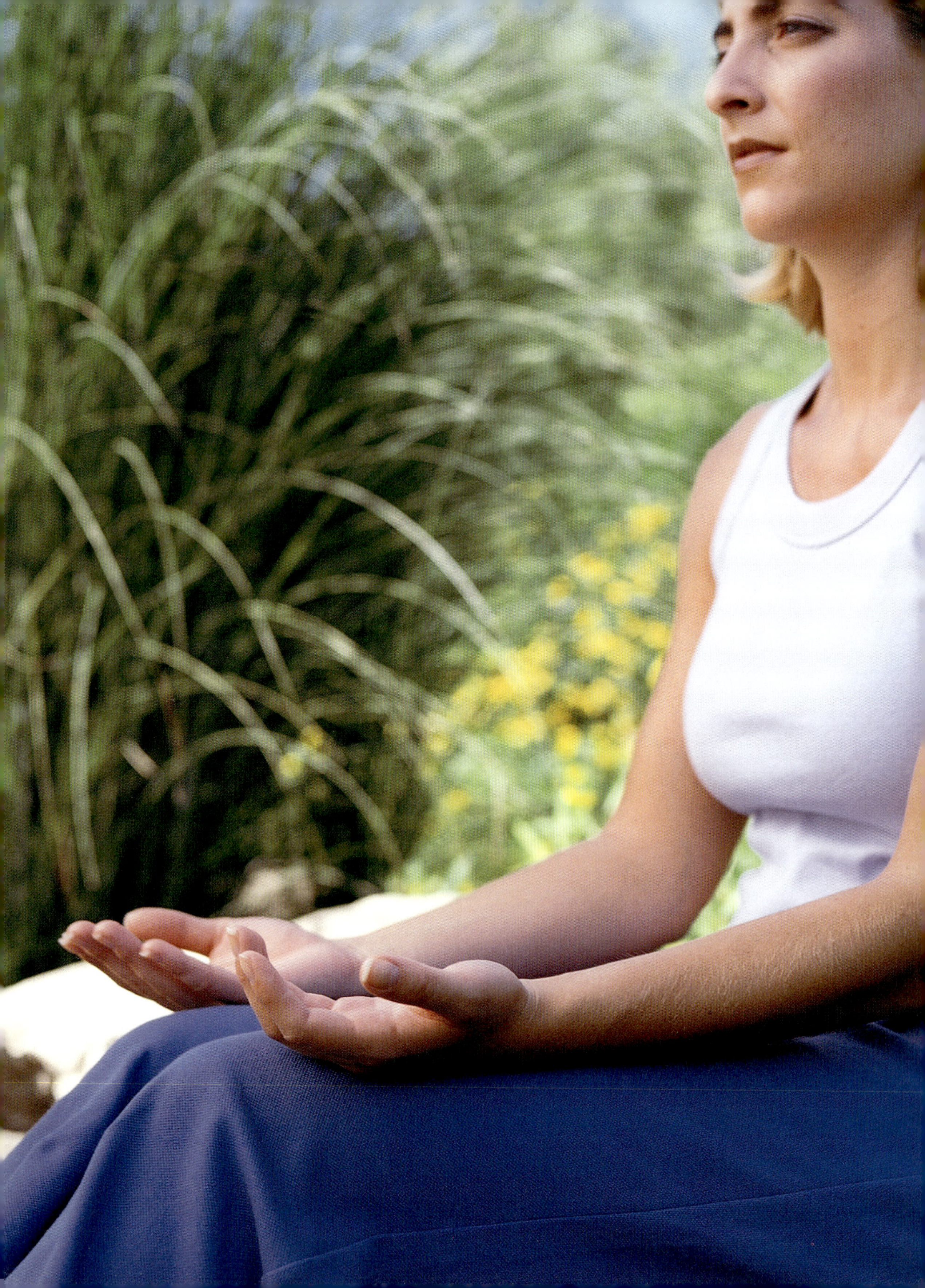

LES PRINCIPES ESSENTIELS DU TAÏ CHI

Dans les pages qui suivent, vous vous familiariserez avec les trois notions essentielles à la pratique du taï chi : vous apprendrez à respirer de façon détendue, naturelle et saine ; à sentir le qi (l'énergie vitale), autrement dit à vivre chaque instant présent ; ou encore à vous échauffer lentement et en douceur de façon à ce que vos gestes soient fluides et souples. Tous ces éléments énergétisent le corps et vous préparent physiquement et mentalement à la pratique du taï chi.

LA RESPIRATION

Tout part de là : se concentrer sur une respiration lente et détendue permet à l'esprit et au corps d'atteindre un état de sérénité et d'éveil nécessaire à la pratique du taï chi. Mais la respiration naturelle, qui part du diaphragme ou du ventre, n'a pas seulement un effet bénéfique pour le taï chi, c'est tout simplement la façon la plus saine de respirer à tout moment de votre vie.

UNE RESPIRATION NATURELLE...

L'air est la première nourriture du corps. Notre façon de respirer agit directement sur notre état d'esprit. La plupart des gens ont tendance à crisper le bas de l'abdomen pour avoir le ventre plat. Cela empêche la base des poumons de se remplir d'air, et fournit moins d'oxygène au corps. Ce type de respiration, appelée respiration « thoracique », met le corps dans un état de stress permanent. Nombreux sont ceux qui ont pris cette mauvaise habitude qu'ils finissent par considérer comme tout à fait normale.

L'inspiration naturelle permet, au contraire, de remplir d'air la totalité des poumons. En inspirant, le bas du ventre se gonfle et le diaphragme s'abaisse. En expirant, le diaphragme remonte et le ventre se rétracte automatiquement. C'est ce qu'on appelle la respiration « abdominale » qui approvisionne le corps en un maximum d'oxygène.

Cette respiration développe ce que les scientifiques appellent la « réponse de relaxation » de notre corps. En d'autres termes, elle réduit les facteurs de stress. Mais elle diminue également la tension artérielle et le rythme cardiaque, et permet une meilleure circulation du sang vers les extrémités. Beaucoup de personnes disent se sentir bien mieux dans leur corps en respirant ainsi. C'est en effet la meilleure chose que vous puissiez faire pour votre santé.

... ET CONSCIENTE

Pour arriver à respirer naturellement, il faut tout d'abord entrer en contact avec votre respiration. Prenez quelques minutes pour vous écouter respirer. La plupart des gens préfèrent s'allonger (*voir ci-dessous*), mais vous pouvez vous mettre dans n'importe quelle position, du moment que vous vous sentez à l'aise et que vous maintenez votre corps bien aligné et stable. Essayez toutes les positions pour respirer par le ventre (*voir ci-contre*). En vous exerçant, imaginez que votre souffle est un fil qui relie toutes les choses vivantes entre elles, et que tout vit, tout respire.

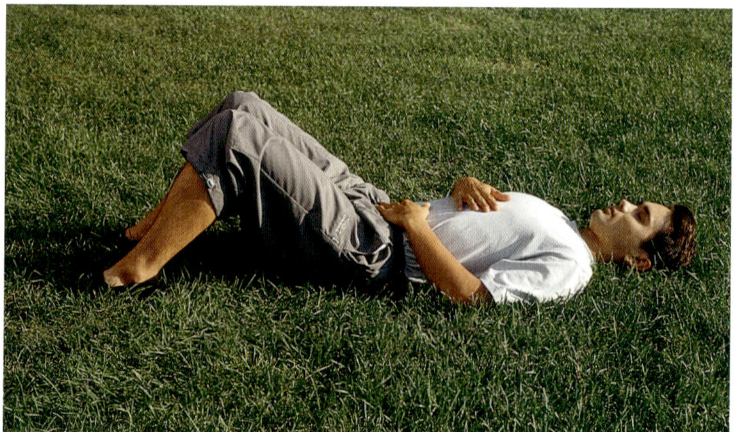

Allongez-vous sur le dos, les mains posées sur le ventre et la poitrine, afin de sentir le va-et-vient de votre respiration. Pliez vos genoux pour mettre les pieds à plat et relâchez toute pression dans le bas du dos.

LA RESPIRATION ABDOMINALE

Lorsque vous êtes prêt, prenez une grande respiration à partir du diaphragme. En dilatant et en contractant votre ventre, vous renforcez inconsciemment vos muscles abdominaux. Choisissez une position, allongé sur le dos, sur le ventre ou assis (*voir ci-dessous et ci-contre*). Pour mieux ressentir le mouvement de votre souffle, mettez une main sur la poitrine et l'autre sur le ventre, ou les deux sur le ventre.

- **Respirez normalement**, et sentez le mouvement dans votre corps.
- **Relaxez-vous.** Soyez réceptif à vos pensées, vos émotions et aux sensations physiques que vous éprouvez.
- **Canalisez votre esprit.** En inspirant, pensez à « aspirer l'air » dans vos poumons, en expirant, pensez à « expulser l'air » de vos poumons.
- **Sentez votre corps s'ouvrir** sur l'inspiration et se fermer sur l'expiration.
- **Imaginez que** votre ventre est un ballon qui se gonfle en inspirant et se vide en expirant.
- **Sentez vos muscles abdominaux** se gonfler quand vos inspirez et se rétracter quand vous expirez.

Si vous parvenez à chaque fois à respirer par le ventre dans une des positions, vous pouvez y arriver assis, debout, en marchant, et en faisant du taï chi. Dès que vous vous sentez tendu, angoissé ou perturbé, concentrez-vous sur votre respiration pour vous détendre.

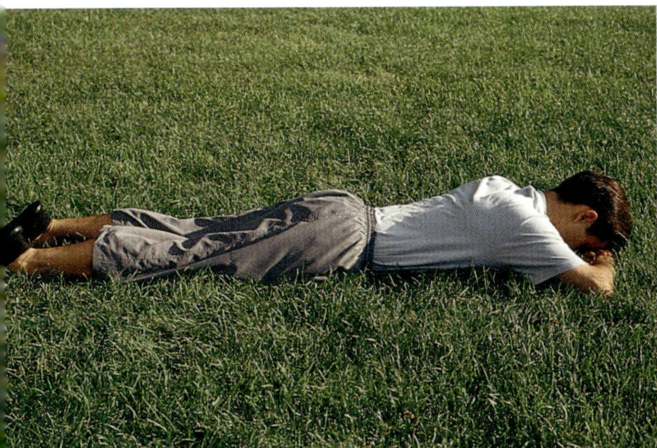

Allongez-vous sur le ventre, le front sur les mains. Inspirez et sentez votre ventre pousser contre le sol grâce à la pesanteur. En expirant, sentez votre ventre s'éloigner du sol.

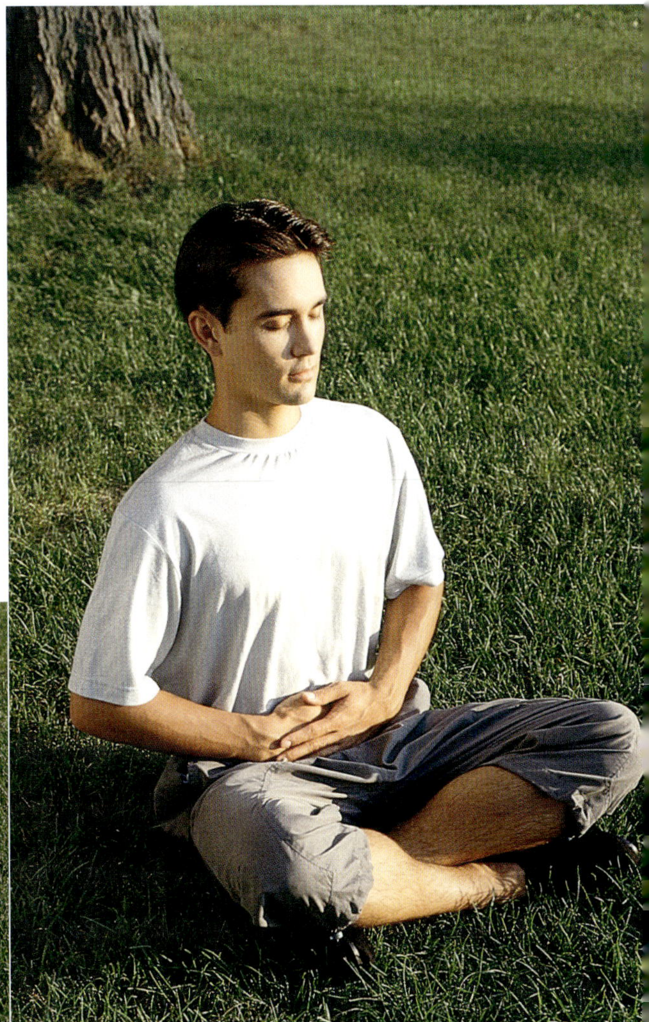

Asseyez-vous, le dos droit, les épaules relâchées, les mains sur le ventre. Il est plus facile de respirer par le ventre quand le corps est à la verticale, dans un alignement naturel.

SENTIR LE QI

Le taï chi est une forme de culture du qi ou qigong. Qi (ou ch'i) en chinois signifie énergie vitale ou force vitale, et gong signifie travail. Le qi existe dans de nombreuses cultures. Les Grecs de l'Antiquité parlaient de *pneuma*, les Indiens de *prana* et les Japonais de *ki*. En Chine, ce terme appartient au langage courant et fait partie des conversations quotidiennes ; le temps se dit par exemple *tien qi* ou « qi du ciel », et l'air est appelé *kung qi* ou « qi vide ».

PRENDRE CONSCIENCE DU QI

La nature est le lieu idéal pour sentir le qi. Cependant, n'importe quel endroit tranquille, calme et isolé où vous ne risquez pas d'être dérangé, fera l'affaire. Pour développer votre conscience du qi, vous devez dans un premier temps apprendre à vous centrer et à fixer votre attention sur le moment présent. Mais vous pouvez aussi y arriver en restant calme et à l'écoute de votre corps. Les exercices qui suivent vous aideront justement à vous détendre et à prendre conscience de votre respiration, ce qui vous rendra davantage sensible à ce qui se joue dans votre corps. Commencez par la position allongée sur le sol qui permet de se relaxer plus facilement. Passez ensuite à la position assise et finissez debout (*voir ci-contre et pp. 22–23*). La

SENTIR LE QI ALLONGÉ

Installez-vous confortablement, détendez-vous, les jambes décroisées. Pliez les genoux de façon à ce que vos pieds soient bien à plat sur le sol. Prenez 3 ou 4 minutes pour cet exercice.

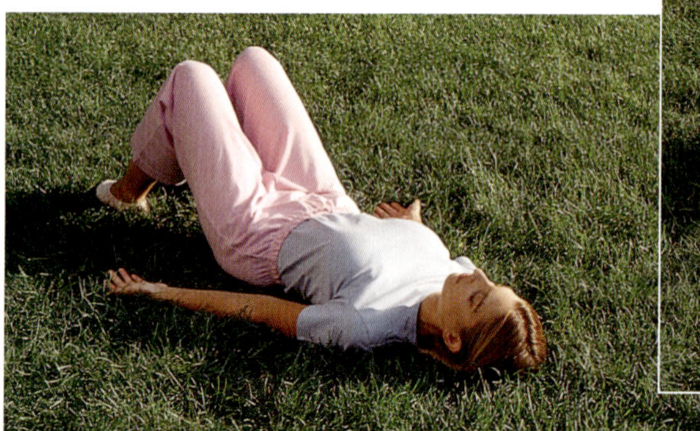

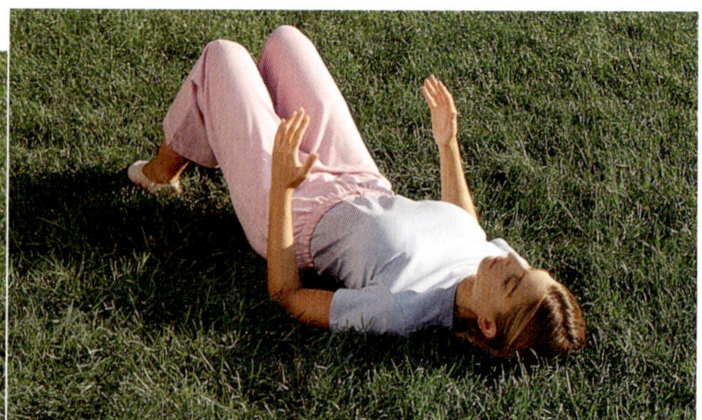

1 Placez une main sur la poitrine et l'autre sur le ventre et concentrez-vous sur votre respiration (*voir p. 18*). Puis positionnez les bras de chaque côté du corps, les paumes tournées vers le ciel. Lorsque vous inspirez et expirez, soyez attentif aux changements de sensations dans vos mains et vos doigts.

2 Gardez les coudes au sol, relevez les avant-bras en tournant les paumes de mains face à face, les doigts pointés vers le ciel, les poignets droits et souples. Sentez ce qui se passe entre vos mains lorsque vous respirez. Puis remettez une main sur la poitrine et l'autre sur le ventre, et relaxez-vous.

plupart des pratiquants arrivent facilement à sentir les changements de sensations dans leurs mains. C'est donc une bonne partie du corps pour commencer à explorer la circulation du qi. Vous éprouverez une impression de chaleur, de lourdeur, de picotement, ou de pulsation, comme une force magnétique entre vos doigts et sur les paumes. En vous concentrant sur cette partie du corps, vous vous apercevrez peut-être que votre esprit s'apaise et que vous êtes moins distrait. Vous prendrez conscience de votre corps dans son intégralité. Les sensations, les bruits et les odeurs environnantes vous parviendront davantage. Vous vous sentirez en contact avec le monde et les autres. Sentir le qi, c'est tout simplement être à la fois détendu et réceptif à ce qui nous entoure, ici et maintenant.

SENTIR LE QI ASSIS

Asseyez-vous, le corps droit mais relax, et écoutez votre respiration (*voir pp. 18–19*). Cet exercice vous prendra environ 3 ou 4 minutes.

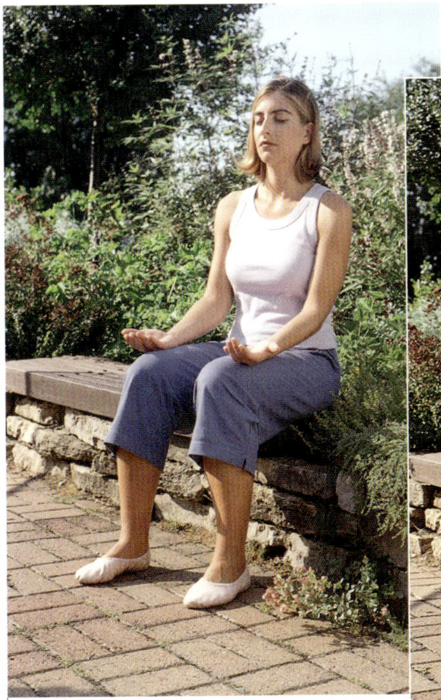

1 Mettez les mains sur les cuisses, les paumes en l'air, les poignets allongés et souples. Prenez conscience des sensations dans vos mains lorsque vous inspirez et expirez. Concentrez-vous sur le centre de la main puis sur les extrémités de chaque doigt.

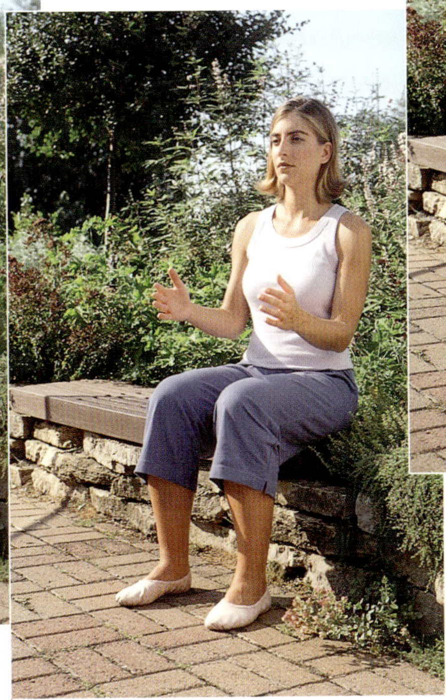

2 En gardant les coudes relâchés, levez les mains, les paumes face à face, les doigts tirés en avant et souples. Sentez ce qui se passe dans vos mains.

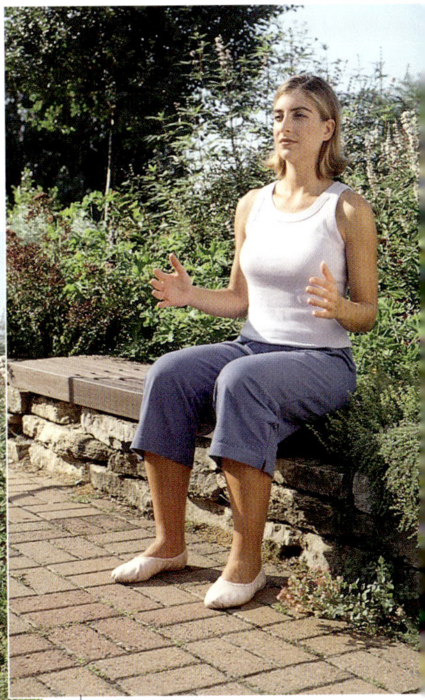

3 Écartez légèrement les mains tout en inspirant et rapprochez-les en expirant. Notez les changements de sensations. Puis remettez vos mains sur les cuisses, paumes en l'air, et détendez-vous.

SENTIR LE QI DEBOUT

Une fois que vous arrivez à ressentir les changements de sensations dans vos mains, à la fois dans la position allongée et assise (*voir pp. 20–21*), essayez debout. Les exercices qui suivent sont essentiels pour cultiver le qi et constituent un travail préparatoire fondamental à la pratique du taï chi. Commencez et terminez une séance avec ces exercices, ou faites-les séparément. Restez une minute dans chaque position, ou aussi longtemps que vous le pouvez, du moment que vous vous sentez à l'aise en étant immobile.

LA POSTURE WU CHI (OU WUJI)

Le Wu Chi, ou « unité indivisible », est la position debout la plus utilisée avant et après la Forme de taï chi. Elle prépare le pratiquant mentalement et physiquement à la pratique du taï chi, apaise l'esprit, aide à se concentrer, à aligner le corps, à réguler la respiration et la circulation du qi.

- **Vous êtes debout, les pieds à plat sur le sol,** parallèles, écartés à la largeur des hanches, les genoux légèrement pliés, le poids également réparti sur chaque pied. Gardez le bas du dos relax et la colonne vertébrale droite.
- **Placez la tête dans l'alignement du corps** comme si elle était suspendue par un fil, rentrez légèrement le menton, sans aucune tension dans le cou. La mâchoire est détendue, les dents ne se touchent pas, les lèvres se rejoignent à peine, le bout de la langue touche délicatement le palais.
- **Relâchez les épaules,** vérifiez qu'elles sont à la même hauteur. Pliez les coudes et éloignez-les légèrement du corps, pour laisser place à un petit ballon imaginaire sous vos bras. Les poignets sont droits et les doigts sont « vivants », pointés vers le sol et légèrement inclinés vers l'avant.
- **Respirez par le ventre,** lentement et profondément (*voir pp. 18–19*). Sentez ce qui se passe dans vos paumes de main et vos doigts.

Ajustez très légèrement votre position tout en commençant à vous détendre et à sentir le qi.

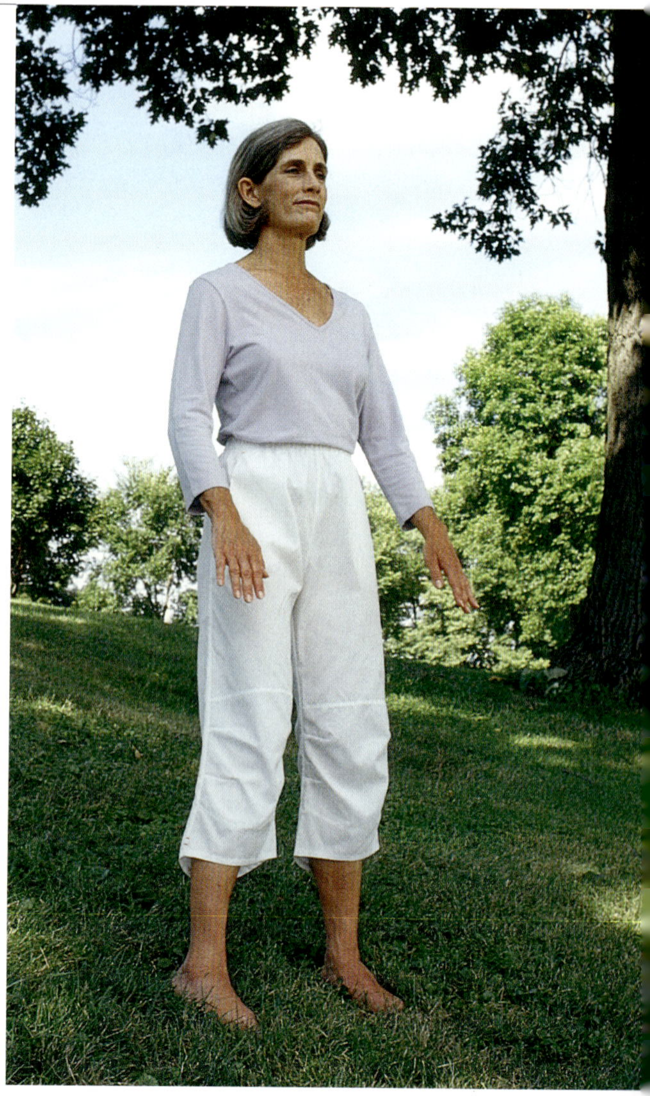

TENIR LE BALLON

Tout au long de la Forme, les mains se font face, dans différentes positions, comme si elles tenaient un ballon imaginaire. En pratiquant l'exercice qui suit, soyez attentif aux sensations dans vos mains. Gardez les épaules, les coudes et les poignets détendus.

• **Mettez-vous en position Wu Chi** (*voir ci-contre*), les bras détendus, les poignets allongés et les doigts vivants. Pliez les coudes, paumes face à face. Sentez l'énergie entre vos mains.

• **Positionnez lentement les mains** en diagonale, comme si elles tenaient un ballon imaginaire. Tournez les mains autour du ballon, les paumes toujours face à face. Tout en bougeant les mains, continuez de sentir l'énergie qui circule entre les paumes.

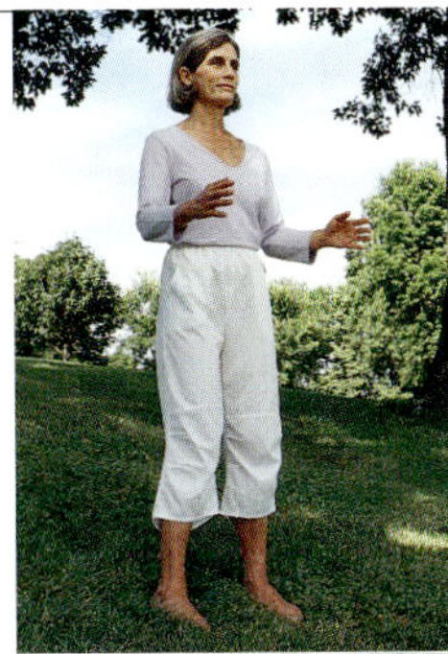

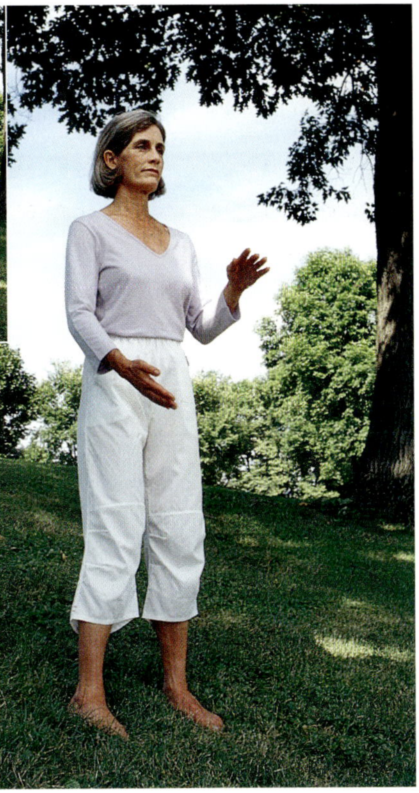

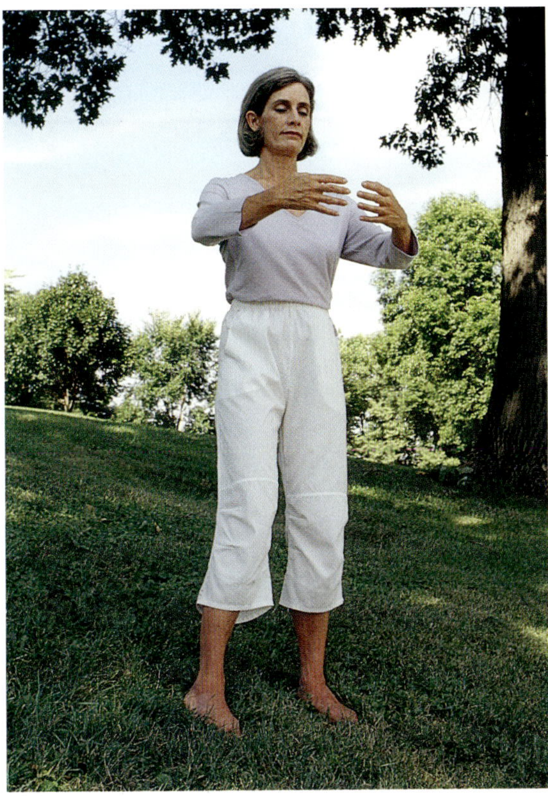

TENIR LA LUNE

Dans cette position, vous ressentirez un flux d'énergie circuler entre vos doigts. Imaginez qu'il y a un fil ou un courant électrique entre les pouces et chaque doigt correspondant.

• **Mettez-vous en position Wu Chi** (*voir ci-contre*), les bras détendus, les poignets allongés et les doigts vivants.

• **Levez les bras** à hauteur des épaules, face au corps, comme s'ils encerclaient un gros ballon. Les bouts des doigts sont face à face, mais ne se touchent pas.

• **Les pouces** sont face à face et forment un croissant de lune avec les doigts.

• **Vérifiez** que les doigts et les pouces de chaque main se font bien face.

• **Gardez** le cou, les épaules et les coudes lourds et souples.

ÉCHAUFFEMENT

Les exercices suivants préparent le physique et le mental à la pratique du taï chi. Ils vous aideront à assouplir et à fortifier le dos, le torse, le bassin, les épaules et les hanches, et à développer la circulation du qi dans ces parties du corps. Travaillez lentement et en douceur, et soyez à l'écoute de votre organisme. Faites ces exercices les uns à la suite des autres, en vous arrêtant sur des points qui vous paraissent plus importants.

LA CASCADE

Cet exercice allonge et renforce les muscles du coup et du dos, les deux parties structurellement les plus fragiles du corps. Faites ce mouvement lentement, de manière continue, souple et fluide.

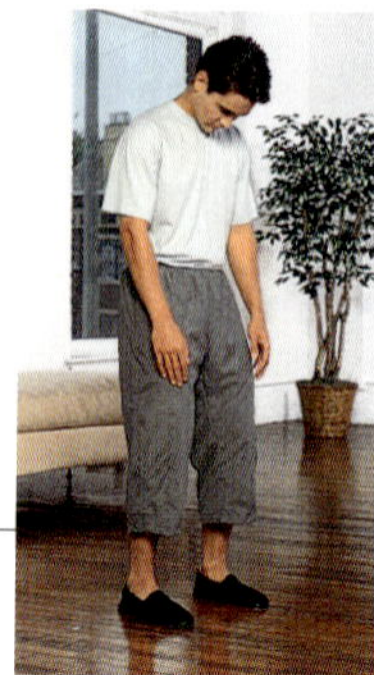

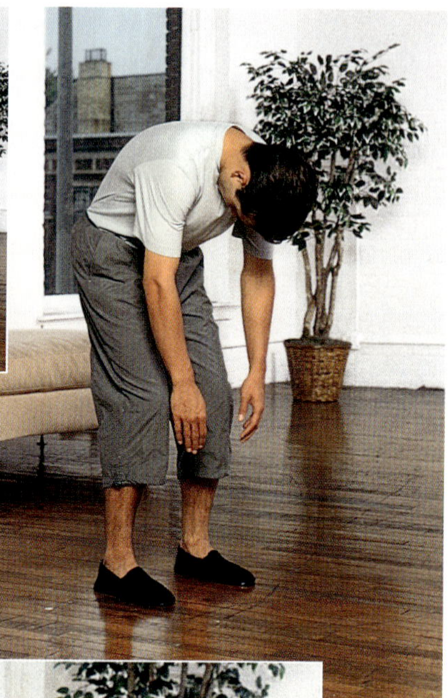

1 Tenez-vous debout, les pieds parallèles, écartés à la largeur des hanches, les genoux légèrement pliés, les bras détendus le long du corps. Penchez votre tête en avant, les bras ballants, souples et lourds. Sentez le poids de la tête et des bras étirer légèrement les muscles de la nuque et du haut du dos. Détendez votre mâchoire et respirez. Puis enroulez votre dos lentement en avant, les genoux pliés, les bras et la tête relâchés. Sentez le poids de la tête, des bras et des épaules étirer les muscles du dos tout en descendant.

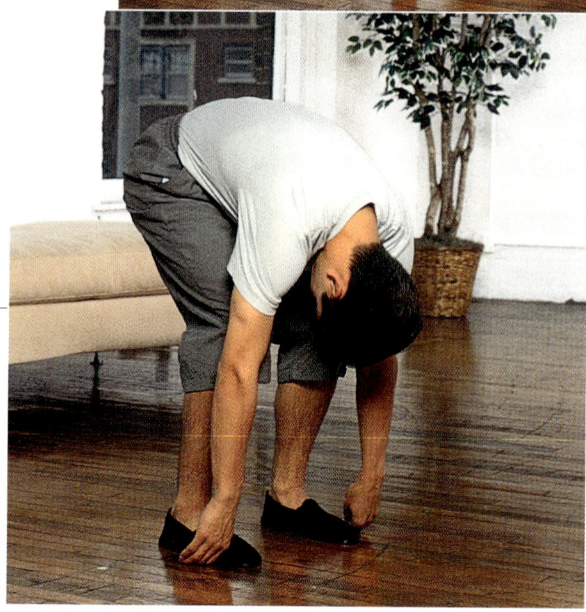

2 Descendez aussi bas que possible, sans vous faire mal, puis déroulez la colonne, en vous concentrant sur chaque vertèbre et en gardant les genoux pliés, la tête et les bras lourds. Retournez lentement dans la position de départ. Répétez le mouvement au moins 5 fois.

LA POSITION DE LA GRENOUILLE

La position de la grenouille, ou position accroupie, allonge les muscles du bas du dos et libère toute tension dans les vertèbres lombaires. Se lever puis se mettre en position accroupie est un exercice qui renforce les muscles avants de la cuisse, appelés quadriceps. Mais c'est aussi un moyen d'assouplir les chevilles et d'étirer les muscles des mollets, deux parties du corps très importantes pour l'équilibre. Quand vous vous sentez bien dans la position de la grenouille, passez à l'exercice du transfert de poids.

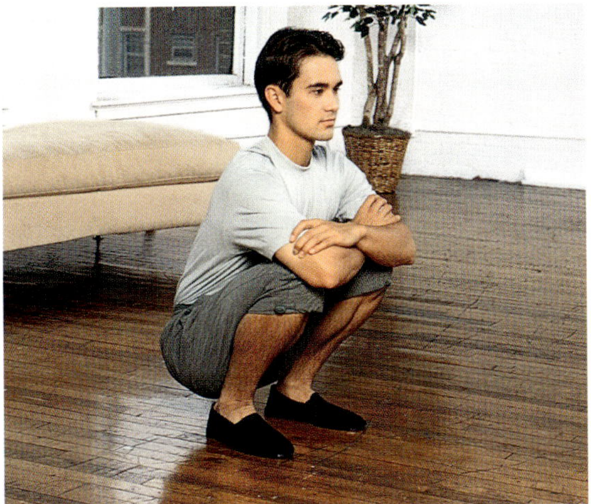

Vous êtes debout, les pieds parallèles ou en V. Pliez les genoux et accroupissez-vous. Ancrez les talons dans le sol pour éviter toute pression dans les genoux. Si vous n'y parvenez pas, descendez aussi loin que vous pouvez sans forcer. Restez aussi longtemps que possible, avant de recommencer.

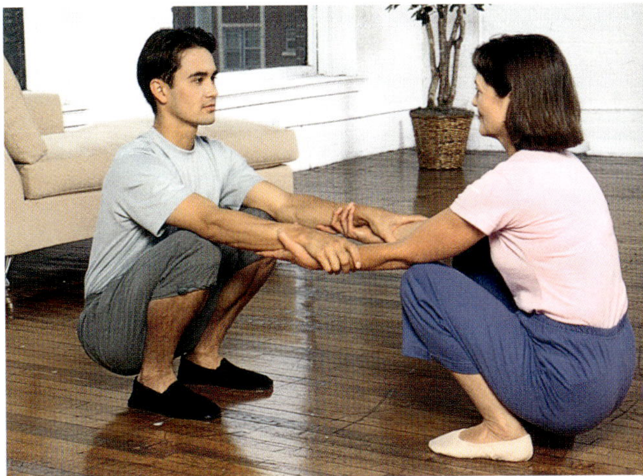

Vous pouvez vous exercer avec un partenaire en prenant appui sur lui. Cependant, choisissez une personne de la même taille et du même poids que vous. Tenez-vous par les poignets, un dessus, l'autre dessous. Vous pouvez aussi vous aider d'un encadrement ou d'une poignée de porte pour être stable.

Transférer le poids dans la position de la grenouille a pour vertu d'assouplir les chevilles, d'allonger les mollets et le bas du dos et de renforcer les quadriceps. Une fois que vous êtes confortablement installé, accroupi, les pieds à plat sur le sol, transférez le poids du corps d'un pied sur l'autre. Restez en équilibre tant que vous êtes à l'aise. Recommencez 3 ou 4 fois.

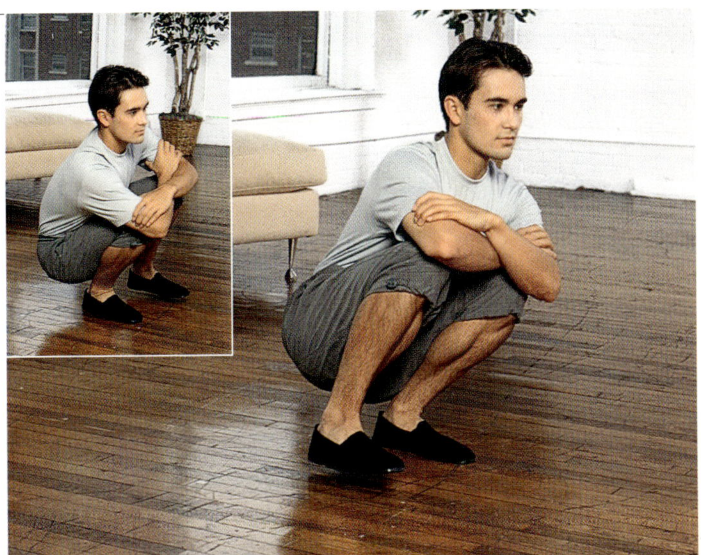

ROTATION DU BASSIN

Cet exercice vous aide à isoler le mouvement du bassin et à accroître la flexibilité du bas du dos, ce qui améliorera votre posture. En prenant conscience de la mobilité de votre bassin, vous pouvez ajuster cette partie du corps de façon à supprimer toute pression sur le dos et à reporter le poids du corps sur les jambes. Au début, pour vous aider, pratiquez cet exercice devant un miroir.

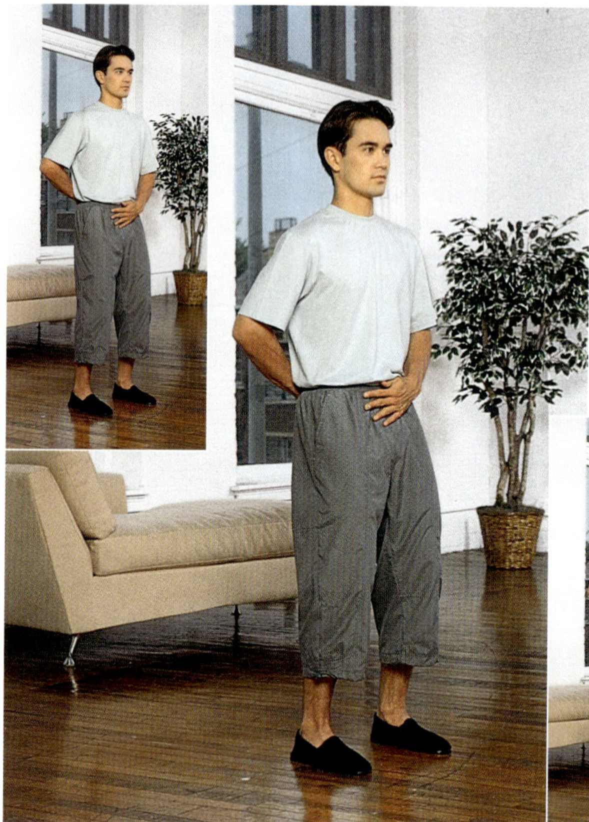

1 Debout, les pieds écartés à la largeur des hanches, les genoux légèrement pliés. Posez une main sur le ventre et l'autre sur le dos. Puis inclinez le bassin en avant et en arrière sans bouger la tête, les épaules ou les genoux. Faites bien attention à ne pas tendre les genoux. Répétez lentement l'exercice 3 à 5 fois.

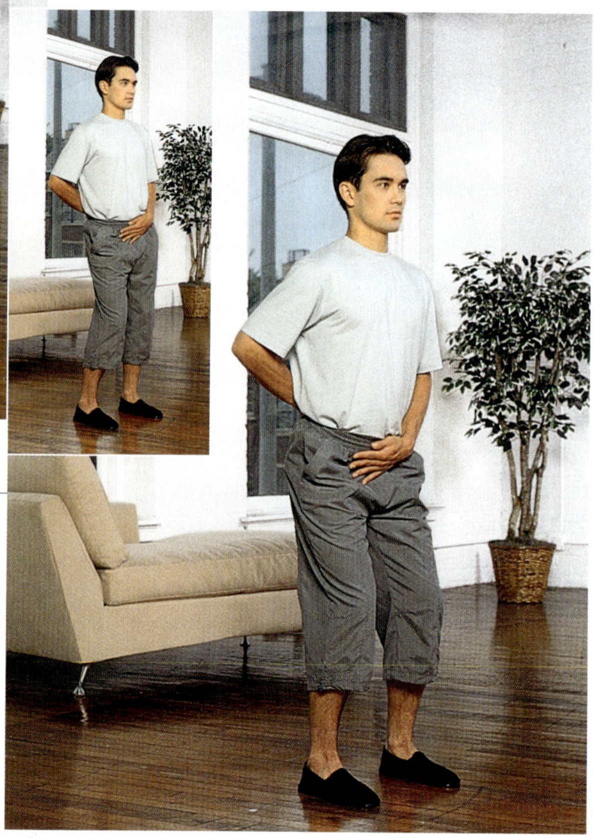

2 Quand vous maîtrisez le mouvement avant et arrière du bassin, essayez de le bouger sur les côtés. Recommencez 3 à 5 fois, faites ensuite un cercle avec votre bassin 2 ou 3 fois dans un sens, puis 2 ou 3 fois dans l'autre.

LA GRUE DÉPLOIE SES AILES

Ce mouvement tire ses origines d'un exercice traditionnel de qigong qui énergétisait le cœur et les poumons. Il vise à ouvrir le dos et la poitrine, et à stimuler le *dan tian* médian, champ énergétique situé dans la poitrine (*voir pp. 146–147*). Commencez par tenir les positions décrites, puis essayez de les enchaîner avec lenteur et fluidité.

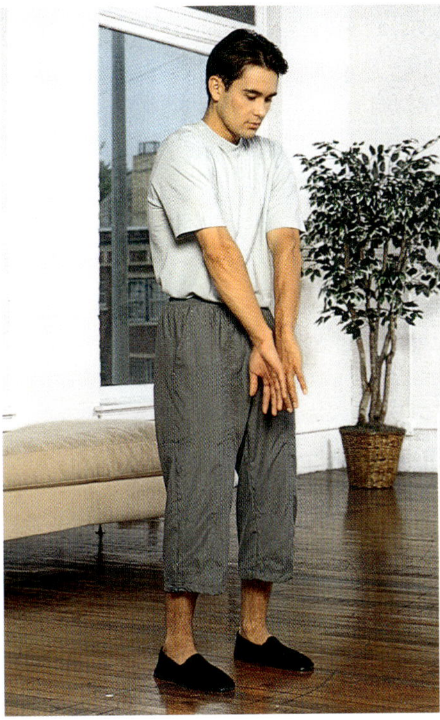

1 Debout, les pieds écartés à la largeur des hanches, les genoux légèrement pliés, et les bras relaxés le long du corps. Roulez les épaules en avant et joignez le dos des mains, si vous y arrivez. Restez dans cette position et détendez-vous. Inspirez et sentez le haut du dos s'étirer. Gardez cette position pendant une respiration entière.

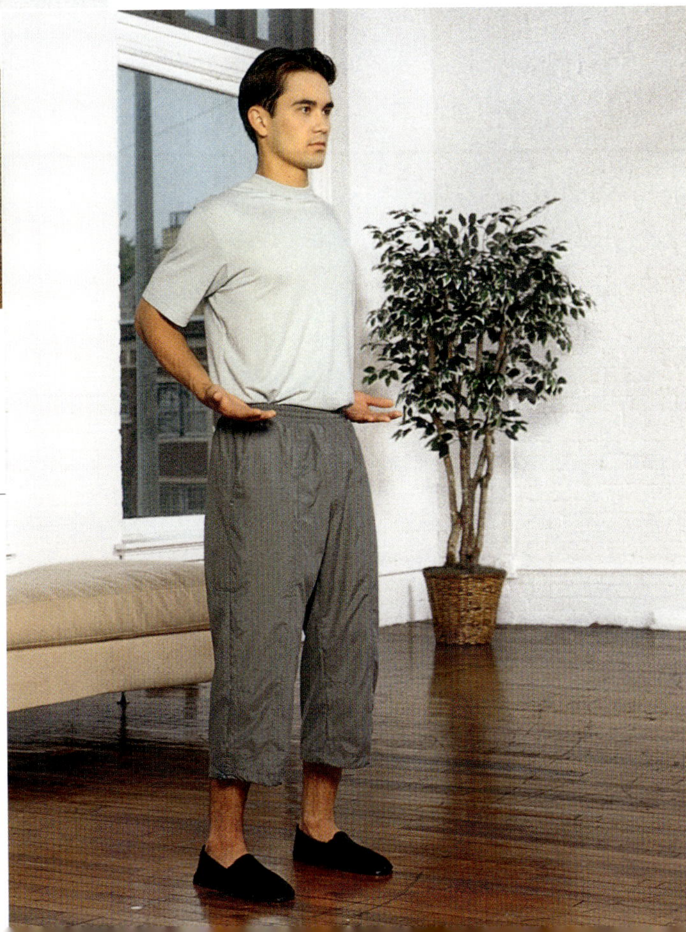

2 Roulez les épaules en arrière et pliez les coudes, les paumes de mains en l'air. Restez dans cette position et détendez-vous. Inspirez et sentez la poitrine s'ouvrir. Gardez cette position pendant une respiration entière. Répétez le mouvement en entier 2 ou 3 fois.

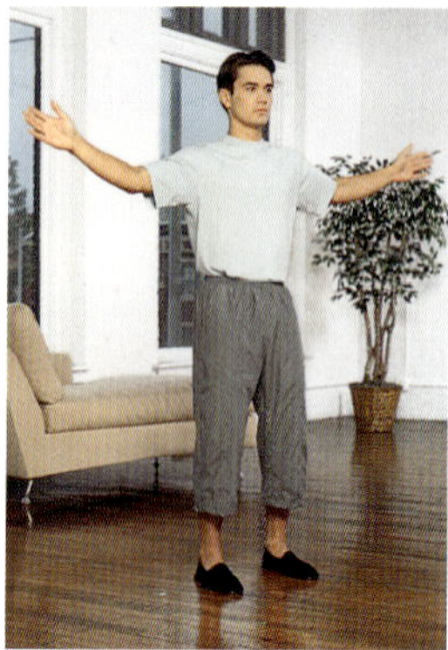

VOLER AU-DESSUS DES NUAGES

Certaines activités quotidiennes, comme cuisiner, faire le ménage, s'asseoir devant un ordinateur ou manier un marteau sont souvent à l'origine d'un affaissement des épaules. Cette posture compresse la poitrine et empêche la respiration naturelle. Faites cet exercice pour ouvrir les épaules et la poitrine, et aligner la tête sur le corps.

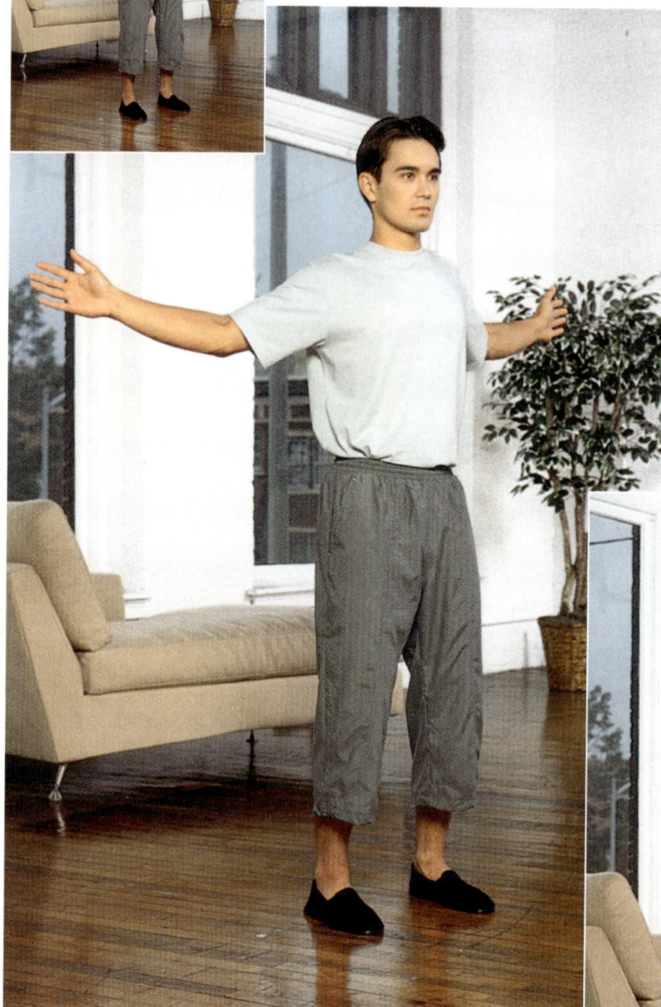

1 Debout, les pieds écartés à la largeur des hanches, les genoux légèrement fléchis, levez les bras de chaque côté du corps à hauteur des épaules, les paumes tournées vers l'extérieur et les coudes légèrement pliés. Rentrez un peu le menton, détendez-vous, et maintenez cette position 2 à 5 secondes. Puis poussez lentement les bras en arrière, et sentez les épaules, les bras et la poitrine s'étirer. Prenez une profonde respiration, détendez-vous tout en restant dans cette position 2 à 5 secondes.

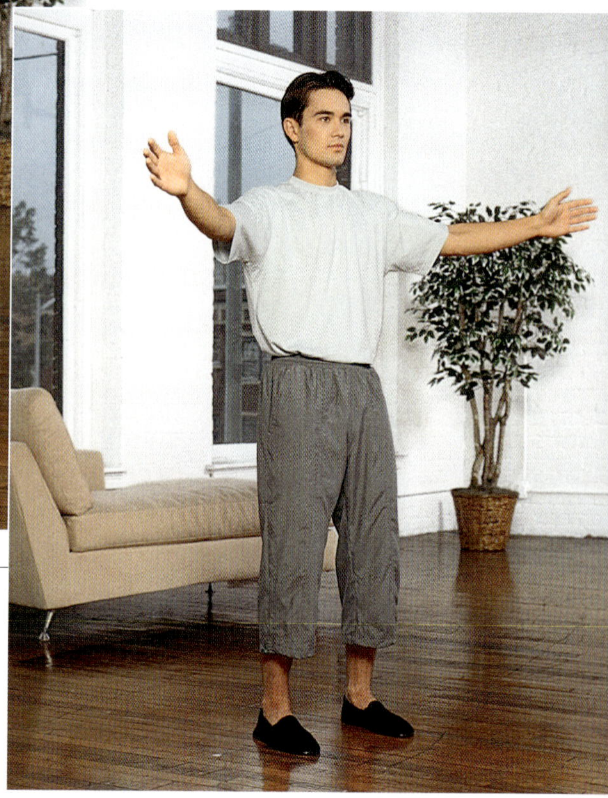

2 Ramenez les bras légèrement en avant, toujours à hauteur des épaules, les paumes tournées vers l'extérieur, et tenez cette position 2 à 5 secondes. Répétez l'ensemble du mouvement 3 ou 4 fois.

RESTER FERME ET EMBRASSER LE CIEL

Ce mouvement a pour but d'assouplir les hanches et de fortifier les jambes tout en ouvrant les épaules et la cage thoracique. En vous exerçant, ayez toujours la sensation de vous tenir droit et d'être stable pendant que vous diffusez l'énergie jusque dans les mains et au-delà.

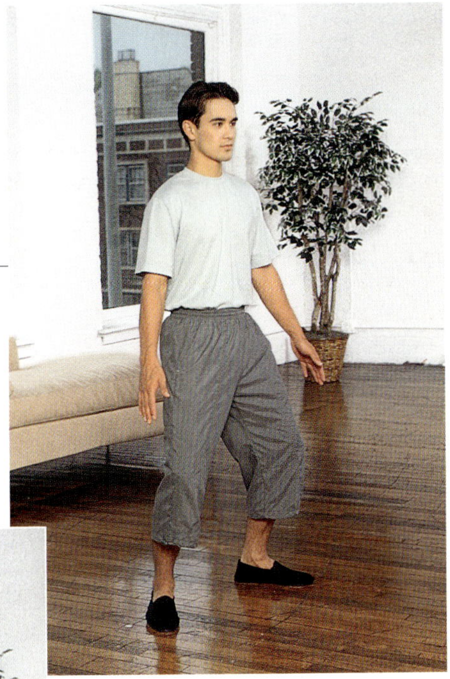

1 Debout, les pieds en V, les genoux légèrement fléchis dans l'alignement des orteils, vérifiez que le bas du dos est bien droit. Laissez les bras pendre le long du corps, les doigts sont allongés, pointés vers le sol. Au début, maintenez cette position de quelques secondes à une minute, puis plus longuement par la suite.

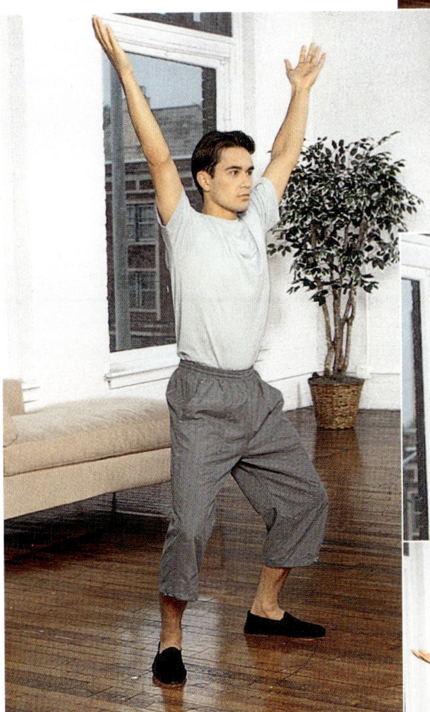

2 Les jambes toujours fléchies, levez les bras au-dessus de la tête, les doigts pointés vers le ciel. Sentez le torse et les côtes s'étirer. Gardez les épaules détendues et le dos droit. Restez dans cette position pendant quelques secondes ou plusieurs minutes.

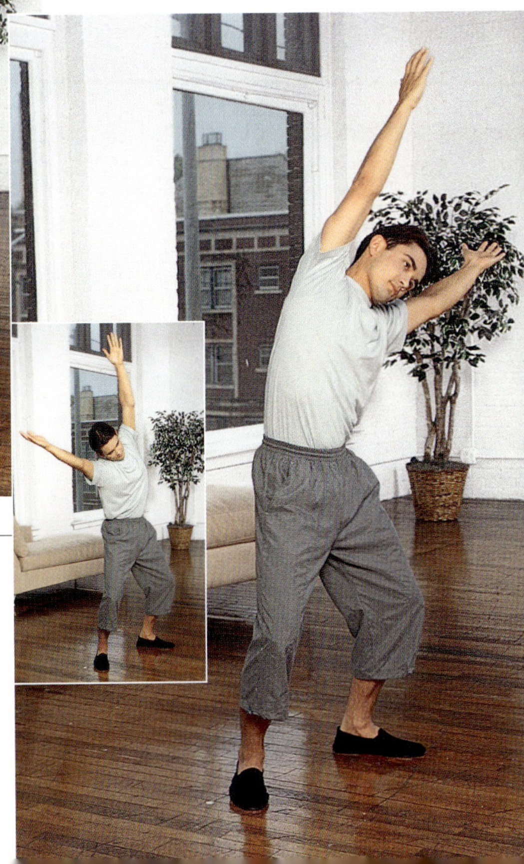

3 En maintenant cette position d'étirement, penchez-vous sur le côté, restez quelques secondes, puis penchez-vous de l'autre côté. Répétez le mouvement 2 ou 3 fois de chaque côté. Pour finir, recentrez-vous, baissez lentement les mains, tendez les jambes et respirez plusieurs fois calmement.

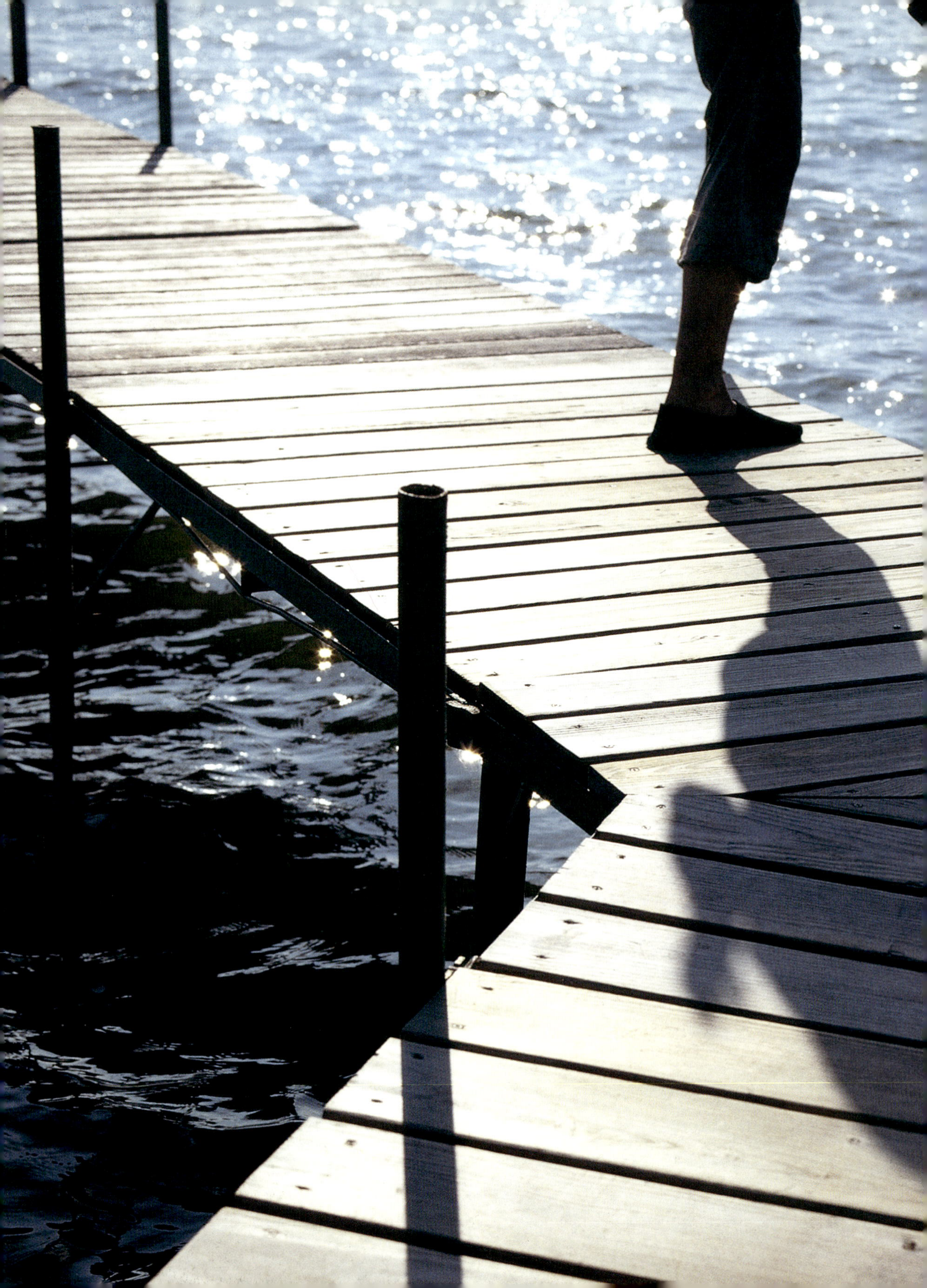

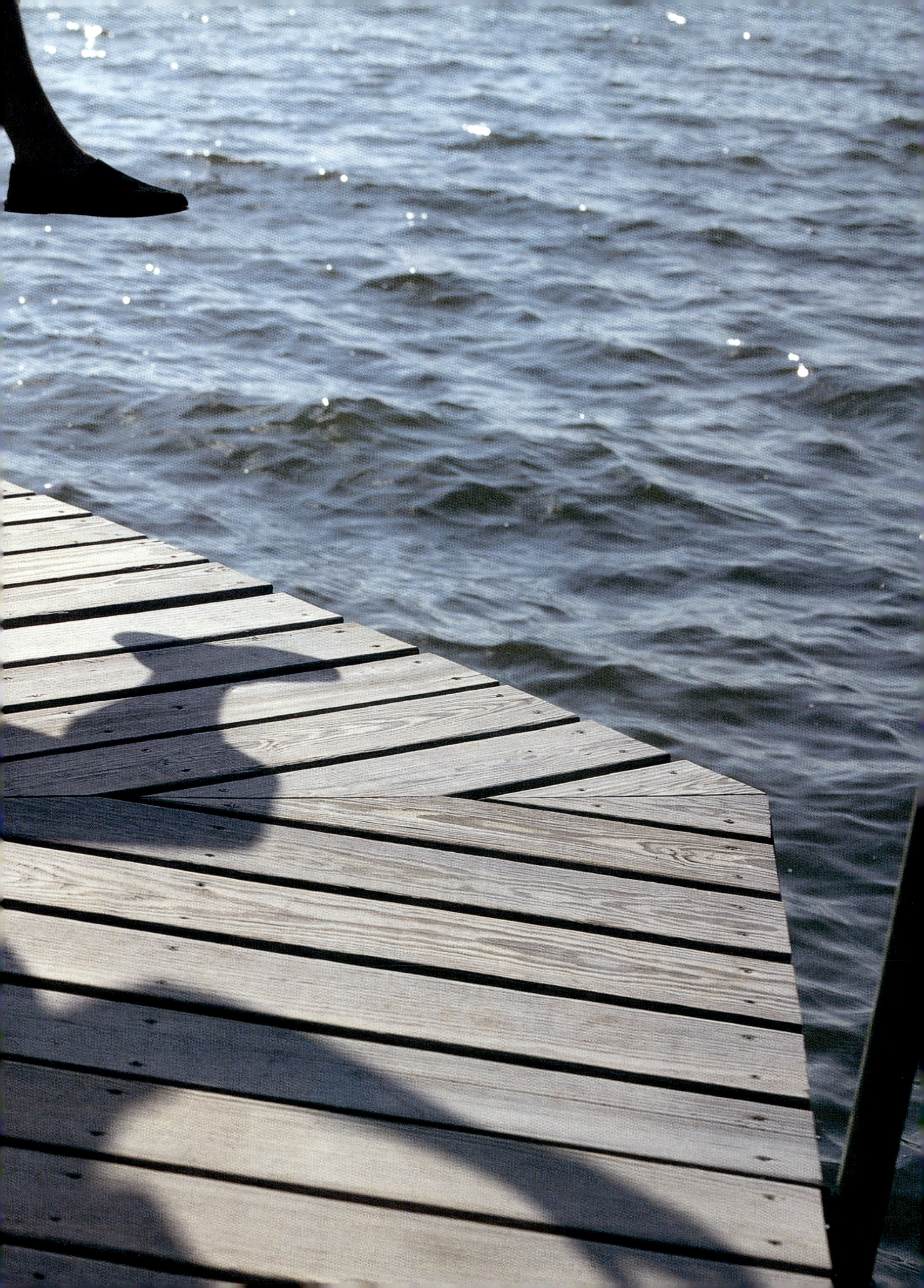

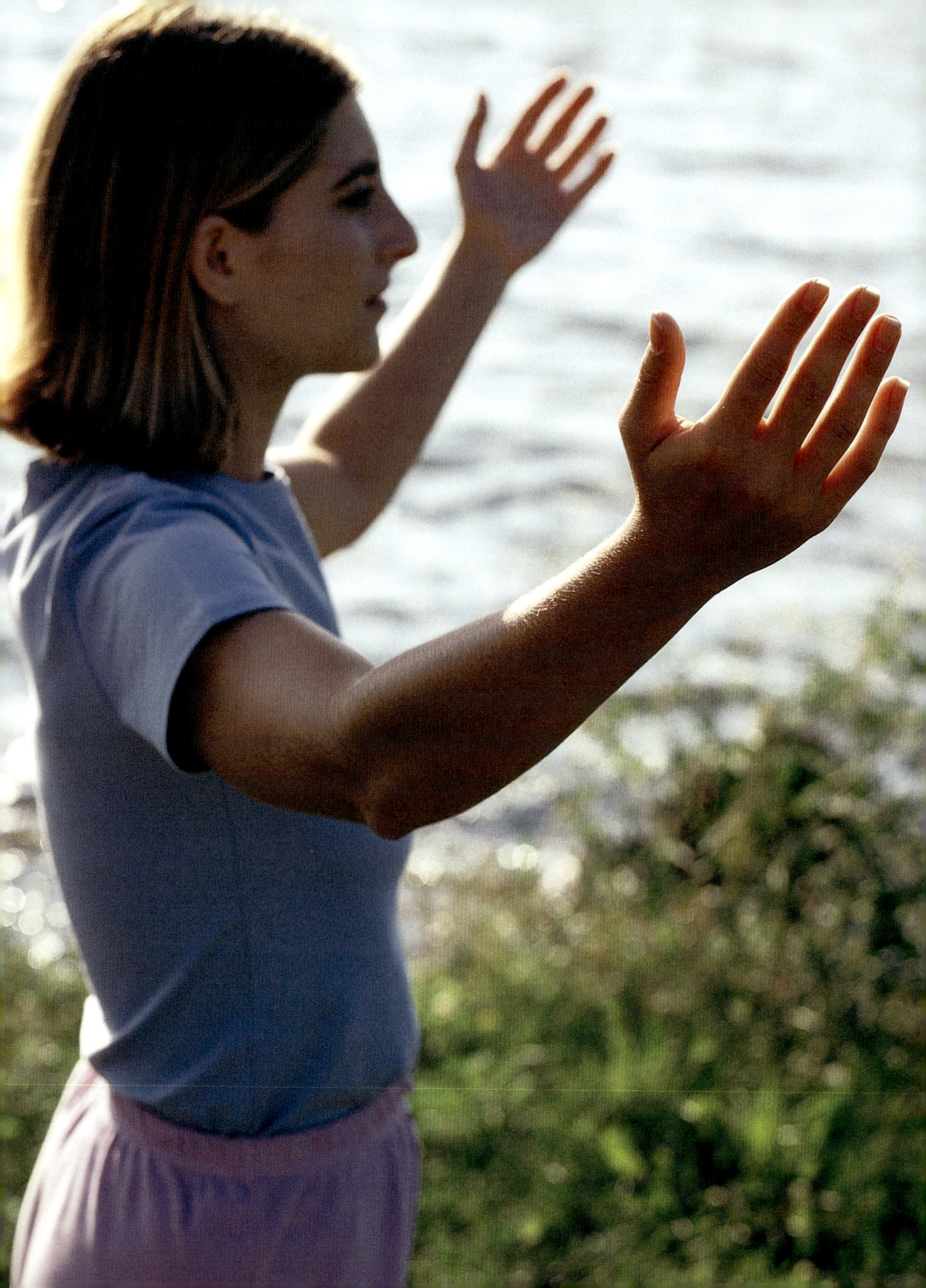

MOUVEMENTS DE BASE

Les exercices suivants vous apprendront les mouvements corrects pour pratiquer le taï chi. En coordonnant la respiration et les gestes du corps, vous resterez calme et conscient du qi tout en étant en action. Chaque mouvement intègre les acquis de l'exercice précédent et est plus difficile. Les Mouvements de base se divisent en trois parties. Apprenez le contenu de toute une partie avant de vous lancer dans la partie correspondante de la Forme. L'idéal serait de pratiquer « sentir le qi », « la respiration » (*voir pp. 18–23*) et l'« échauffement » (*voir pp. 24–29*) avant de commencer.

PREMIÈRE PARTIE

Vous retrouverez ces mouvements dans la première partie de la Forme. Ils vous apportent la base nécessaire pour bouger avec aisance et efficacité, autant que votre corps vous le permet. Exécutez ces exercices les uns à la suite des autres, dans une continuité fluide, ou bien arrêtez-vous sur certaines positions et maintenez-les. Faites des mouvements lents et doux ; saisissez le moment présent.

POSITION DU CAVALIER

Cette position est à la base de tout mouvement de taï chi. Tenez-vous debout, le dos relax, droit, dans un alignement naturel. Appliquez-vous à respirer lentement et profondément. Cela vous aidera à être détendu et alerte dans votre tête et votre corps.

BIENFAITS Fortifie les muscles posturaux qui permettent l'alignement naturel du corps ; la position fléchie sollicite les muscles et stabilise les genoux.

CONSEIL Prenez pleinement conscience de la plante des pieds pour vous sentir « enraciné » dans le sol et en contact avec la terre.

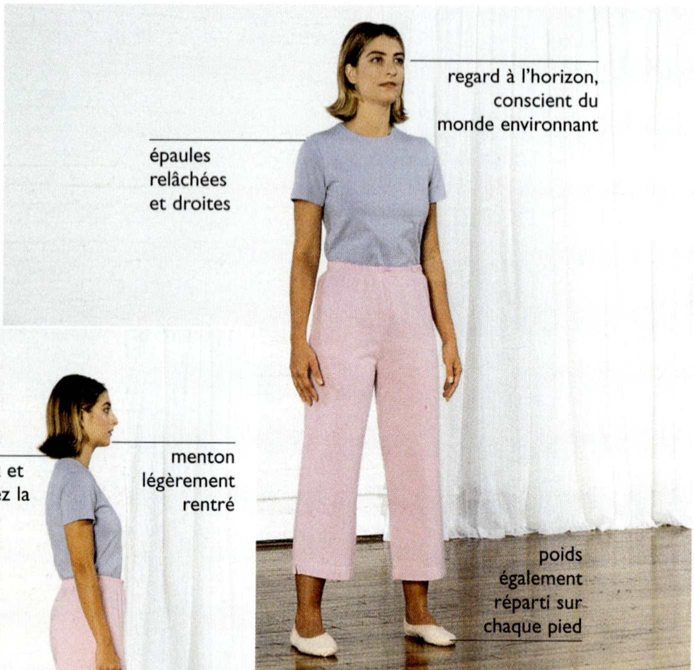

DE FACE

Debout, les pieds à plat sur le sol, parallèles, écartés à la largeur des hanches, les bras détendus le long du corps. Les genoux sont souples, légèrement fléchis, et le poids est également réparti sur chaque pied. Les lèvres se touchent délicatement et le bout de la langue est posé sur le palais. Relâchez le ventre, en douceur, prenez une profonde respiration par le nez. Restez dans cette position pendant au moins 1 minute.

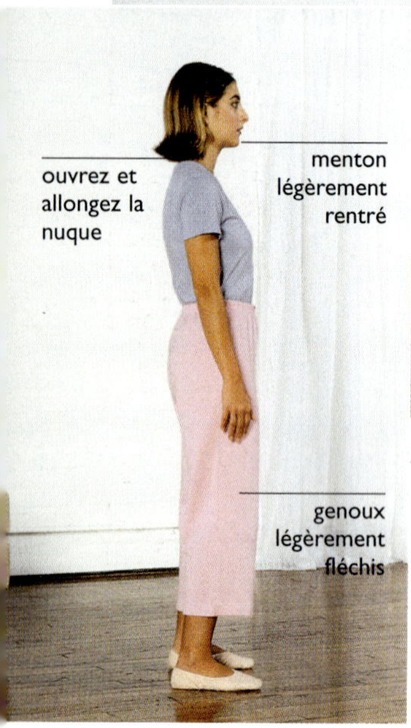
ouvrez et allongez la nuque
menton légèrement rentré
genoux légèrement fléchis

DE PROFIL

Les genoux légèrement fléchis, relâchez le bassin et maintenez-le dans une position neutre. Placez le coccyx dans l'alignement des talons, et imaginez que votre tête est suspendue par un fil.

RAPPEL

- **Tenez-vous droit**, le coccyx dans l'alignement des talons, sinon vous risquez d'exercer une pression inutile sur le bas du dos.
- **Relâchez le ventre**.
- **Détendez le menton et la mâchoire** pour favoriser l'alignement naturel du corps.

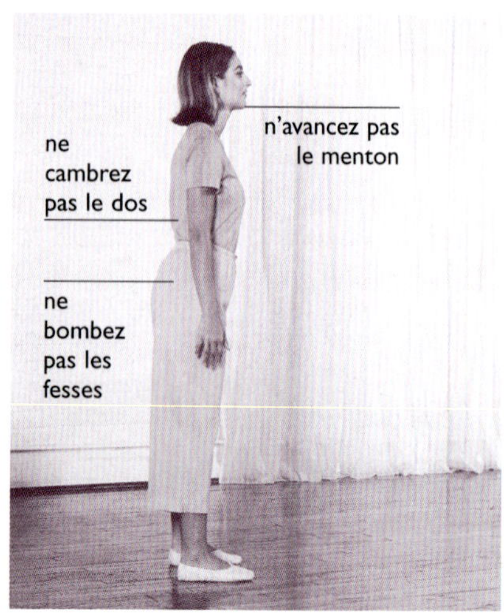
n'avancez pas le menton
ne cambrez pas le dos
ne bombez pas les fesses

BRAS LOURDS

Bien que les bras pendent naturellement, nous avons tendance inconsciemment à les contracter. Cet exercice a pour but de vous aider à les détendre et à prendre conscience de leur poids. Basé sur le qigong, c'est le point de départ en taï chi pour utiliser le minimum de force dans les mouvements de bras, et pour sentir le qi.

BIENFAITS Libère la tension dans le cou et les épaules ; assouplit les articulations des épaules.

CONSEIL Imaginez que vos bras sont deux cordes accrochées lourdement de chaque côté du corps.

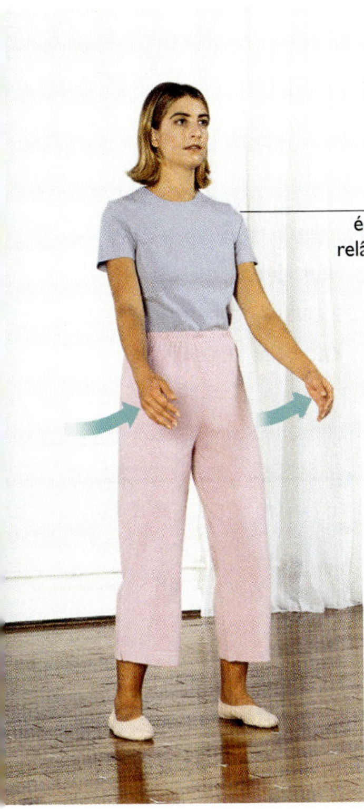

1 Mettez-vous dans la ***position du cavalier***, les pieds écartés à la largeur des hanches, les bras relâchés de chaque côté du corps. Balancez les bras en avant, en évitant de contracter le cou et les épaules.

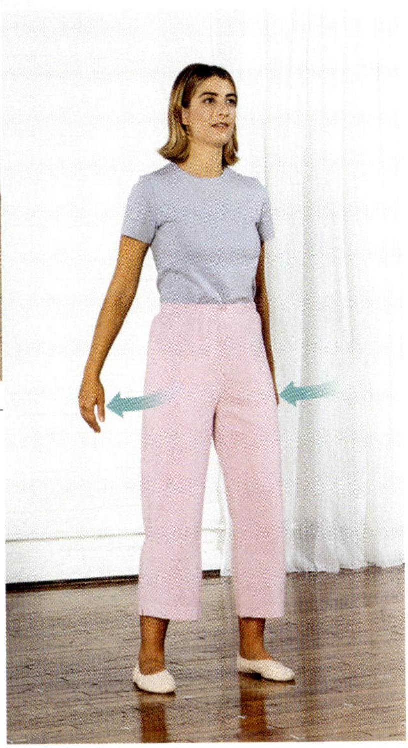

2 Puis balancez les bras en arrière. Au fur et à mesure que les épaules et les coudes se relaxent, levez les bras plus haut. Effectuez 10 fois le mouvement, puis remettez-vous dans la ***position du cavalier***, les bras le long du corps.

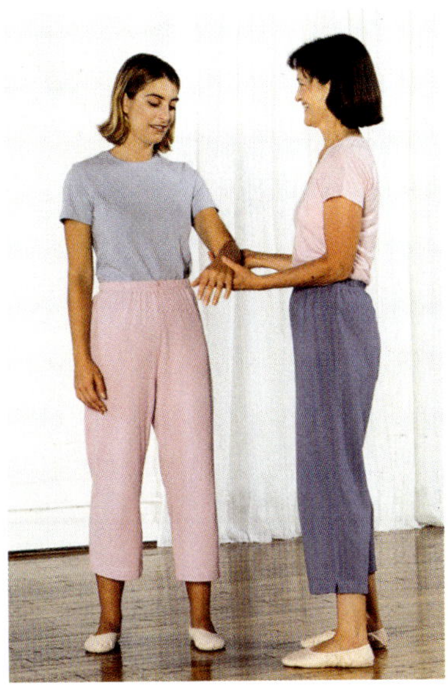

EXERCICE DE RELAXATION

Faites cet exercice avec un partenaire. Relâchez bien votre bras sur le côté. Laissez votre ami le lever en le tenant par le coude et le poignet. Quand vous vous détendrez complètement, votre bras sera très lourd pour votre partenaire. Quand vous le contracterez, il sera beaucoup plus léger. Exercez-vous à relâcher toute tension dans le bras pendant que votre partenaire le lève et le bouge doucement.

À CHEVAL

Au taï chi, pour pouvoir bouger les jambes, il faut détendre les articulations des hanches, des genoux et des chevilles. L'exercice suivant vous apprend ainsi à garder le corps droit et détendu lorsque vous fléchissez les genoux. Vous sentirez mieux la position du bassin et du torse en plaçant une main sur le ventre et l'autre sur le dos.

BIENFAITS Renforce les muscles des cuisses, ce qui diminue la tension dans les genoux ; assouplit les chevilles ; améliore l'équilibre.

CONSEILS Le mouvement s'enracine dans les pieds et se diffuse dans les jambes. Pour asseoir votre posture, imaginez que vous tenez un livre en équilibre sur votre tête.

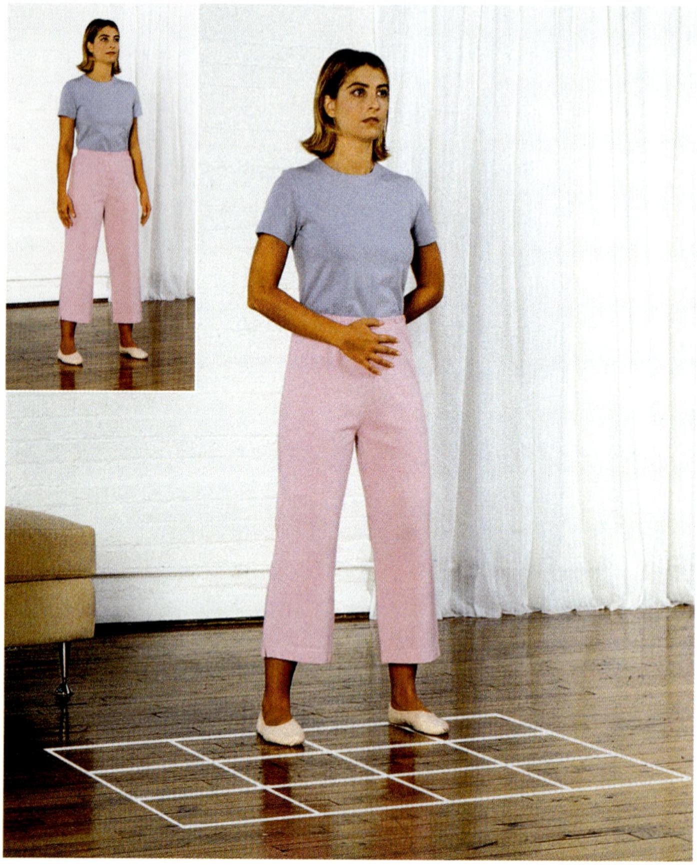

1 Mettez-vous en ***position du cavalier***, les pieds écartés à la largeur des hanches, les genoux souples, les pieds ancrés dans le sol et le poids du corps bien réparti sur chaque pied. Placez une main sur le ventre et l'autre sur le bas du dos. Prenez quelques instants pour respirer lentement et naturellement. Pensez bien à détendre le bas du dos et imaginez que votre tête est suspendue par un fil.

D'un coup d'œil

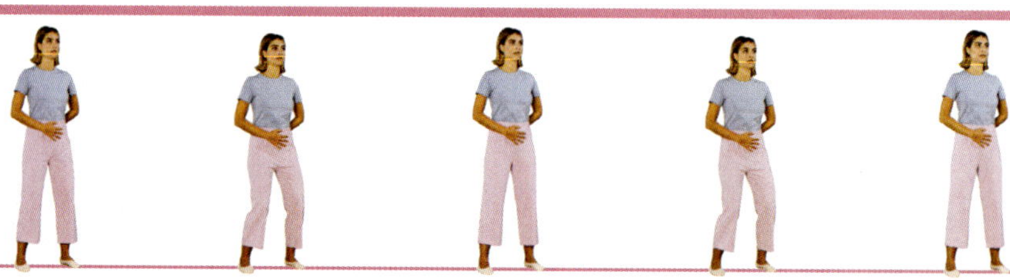

Poids au centre......Pliez...............Tendez..............Pliez...............Tendez

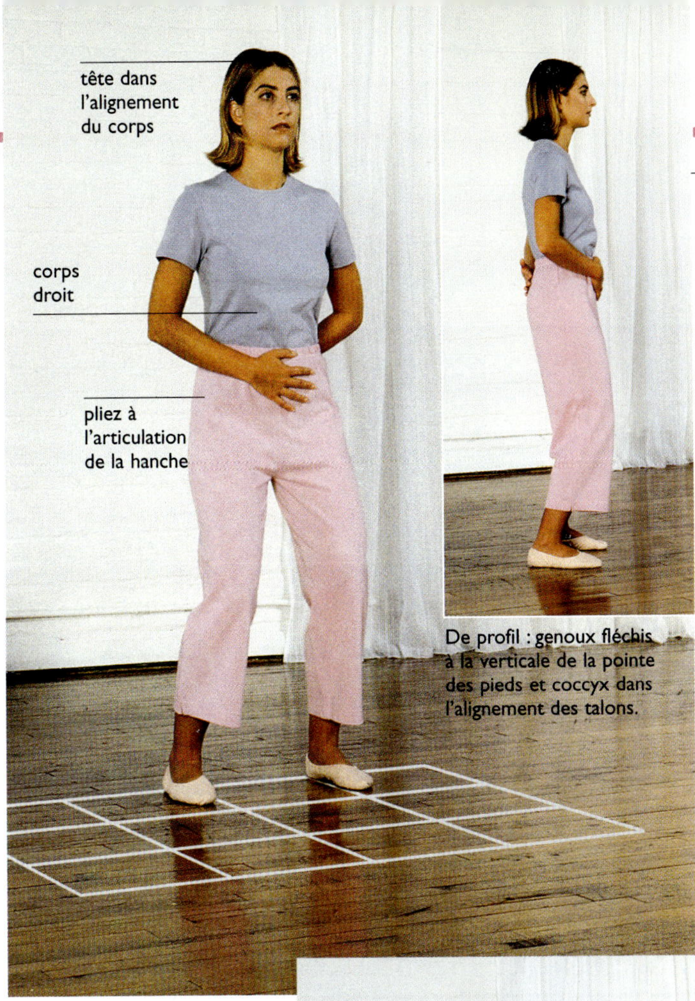
tête dans
l'alignement
du corps
corps
droit
pliez à
l'articulation
de la hanche

De profil : genoux fléchis à la verticale de la pointe des pieds et coccyx dans l'alignement des talons.

2 Tout en gardant le corps à la verticale et le dos droit, pliez lentement les genoux. Le corps descend. Maintenez cette position 5 à 10 secondes, et ressentez-la jusque dans vos pieds. Assurez-vous que le poids du corps est bien réparti sur toute la plante du pied et qu'il ne reste pas concentré sur l'avant du pied.

RAPPEL

- **Les genoux ne doivent pas dépasser** la pointe des pieds.
- **Évitez** de courber ou de cambrer le dos et de comprimer la poitrine, car cela risque de vous faire perdre l'équilibre.
- **Gardez** le dos droit pour éviter toute tension.

3 Tendez lentement les jambes et remettez-vous dans la *position du cavalier.* Répétez 3 ou 4 fois, en tenant la position pliée pendant 5 à 10 secondes. Puis répétez 10 fois le mouvement sans marquer d'arrêt, passez de la position pliée à la position tendue, le corps se redresse, comme si vous montiez à cheval. Pour finir, retournez à la *position du cavalier*, les bras le long du corps.

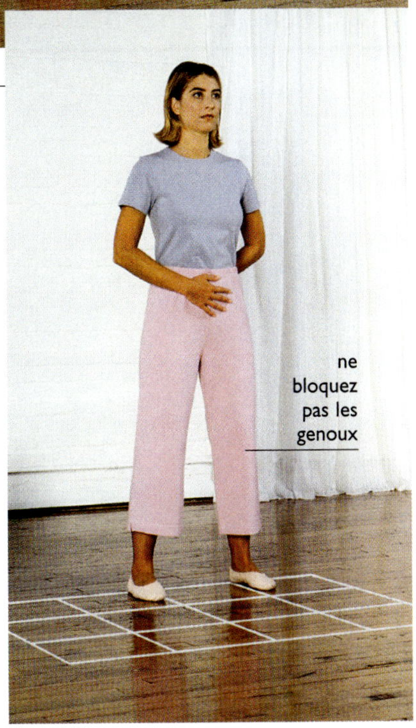
ne
bloquez
pas les
genoux

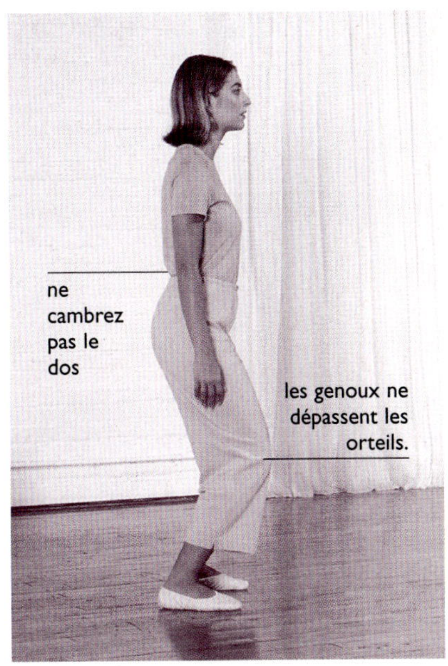

L'ENVOL DE LA GRUE

Cet exercice combine les mouvements *À cheval* et *Bras lourds* dans un enchaînement fluide caractéristique du taï chi. Basé sur d'anciens exercices de qigong pour le cœur et les poumons, il s'inspire du mouvement gracieux des ailes d'une grue en plein vol. Ajustez les mouvements de bras à votre respiration naturelle.

BIENFAITS La coordination des gestes et de la respiration active la circulation du qi ; les mouvements des bras améliorent le système cardio-vasculaire.

CONSEILS Sentez-vous léger, aérien, grandi ; inspirez en levant les bras, expirez en les baissant.

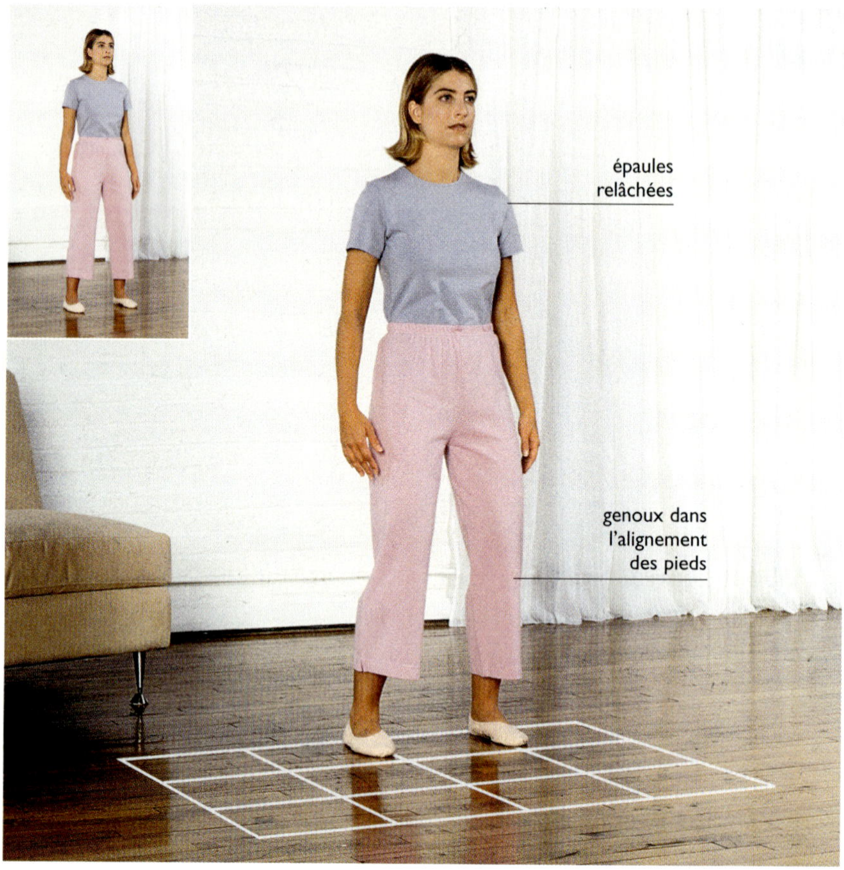

1 Mettez-vous en *position du cavalier*, les pieds écartés à la largeur des hanches, les genoux souples, les bras relaxés le long du corps. Pliez lentement les genoux, le coccyx dans l'alignement des talons, et levez très légèrement les bras en même temps. Respirez doucement et profondément.

D'un coup d'œil

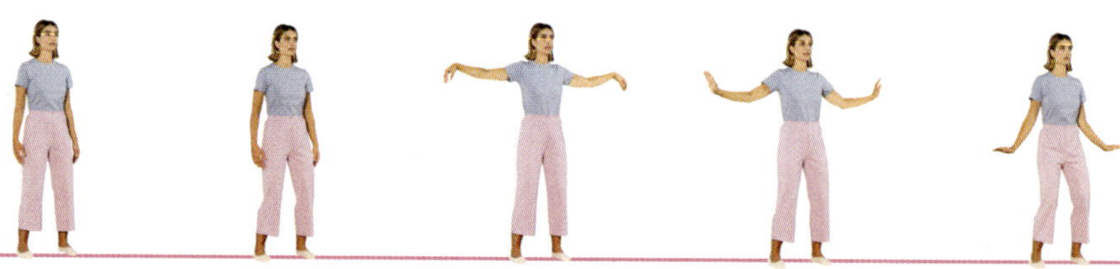

Respirez naturellement...Expirez...Inspirez en levant les bras...Expirez en les baissant...

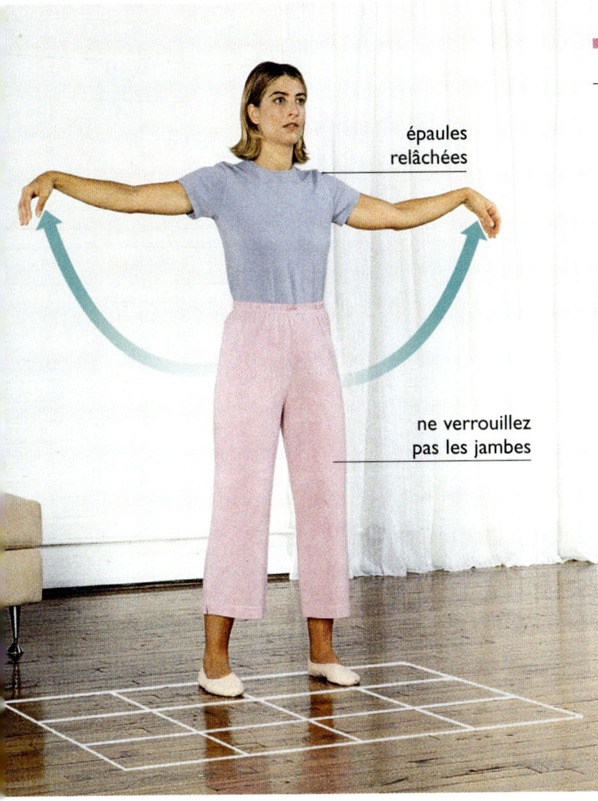
épaules
relâchées
ne verrouillez
pas les jambes

2 Sur l'inspiration, tendez progressivement les jambes et retournez à la ***position du cavalier***. Levez les bras sur les côtés à hauteur des épaules. Le mouvement part du poignet, mais les mains restent souples.

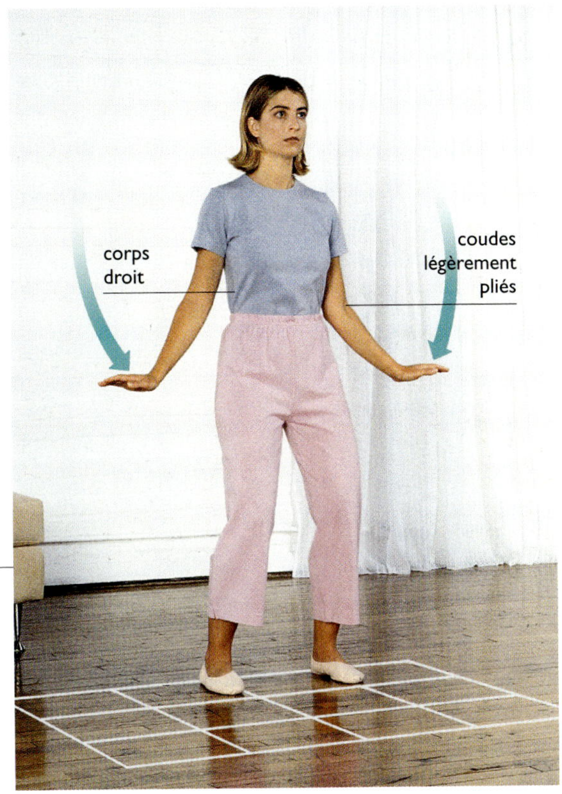
corps
droit
coudes
légèrement
pliés

3 Sur l'expiration, pliez les genoux et baissez progressivement les bras, en partant du poignet. Gardez le cou et les épaules détendus. Répétez le mouvement 10 fois, puis replacez-vous dans la ***position du cavalier***, les bras le long du corps.

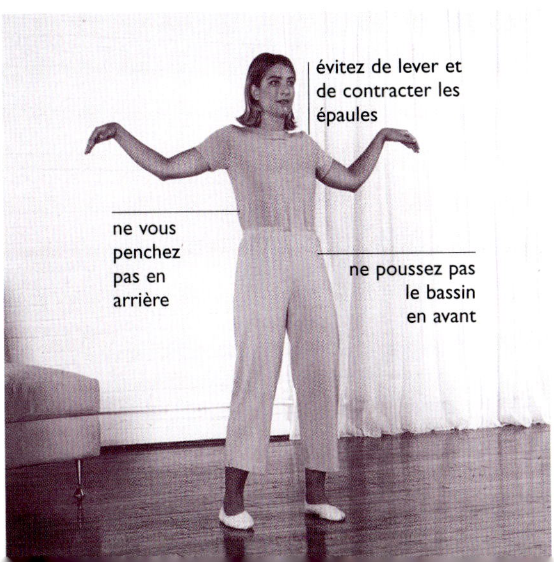
évitez de lever et
de contracter les
épaules
ne vous
penchez
pas en
arrière
ne poussez pas
le bassin
en avant

RAPPEL

- **Gardez** les épaules détendues pour éviter toute tension dans le cou.
- **Tenez-vous droit**, le corps aligné de façon à n'exercer aucune pression sur le dos.
- **Relaxez** le bas du dos pour maintenir le bassin en position neutre et le dos droit.
- **Levez** les bras sur les côtés à hauteur des épaules afin d'être équilibré.

L'OURS PREND RACINE SUR UNE JAMBE

Ce mouvement prépare à « séparer » le poids du corps, c'est-à-dire à prendre solidement appui sur un pied tout en gardant le corps d'aplomb, relax et aligné. Pour commencer, exercez-vous à maintenir les deux pieds stables sur le sol tout en transférant le poids du corps, jusqu'à ce que vous vous sentiez en équilibre sur un pied.

BIENFAITS Tonifie les cuisses et les hanches ; améliore l'équilibre ; stabilise la colonne vertébrale ; entraîne à garder les épaules détendues ; positionne correctement les mains et les poignets pour le taï chi.

CONSEIL Pour être en équilibre, imaginez que vos mains sont posées sur deux bâtons.

1 Placez-vous en ***position du cavalier***, les pieds écartés de la largeur des hanches et les genoux souples. Pliez les coudes pour que les avant-bras soient parallèles au sol.

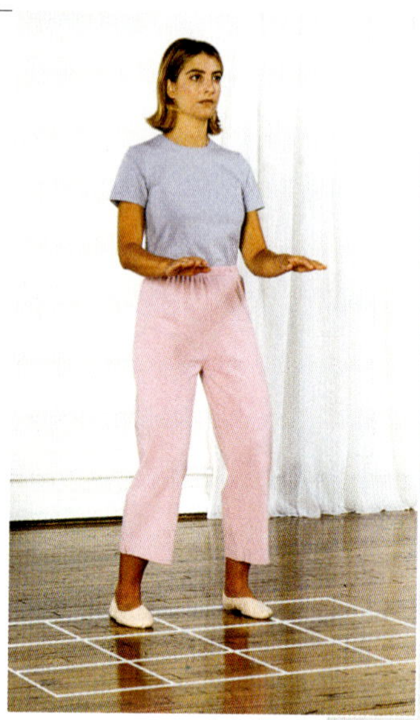

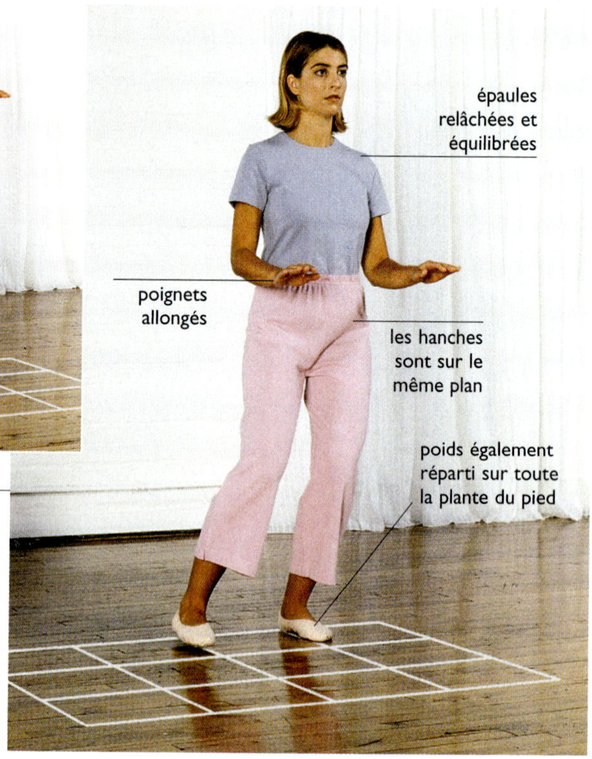
épaules relâchées et équilibrées
poignets allongés
les hanches sont sur le même plan
poids également réparti sur toute la plante du pied

2 Transférez progressivement tout le poids du corps sur le pied gauche, le genou dans l'alignement du pied. Puis levez très légèrement le pied droit du sol pendant 1 à 10 secondes. Les épaules restent détendues et équilibrées, les avant-bras sont parallèles au sol, les bras et les mains sont souples.

D'un coup d'œil

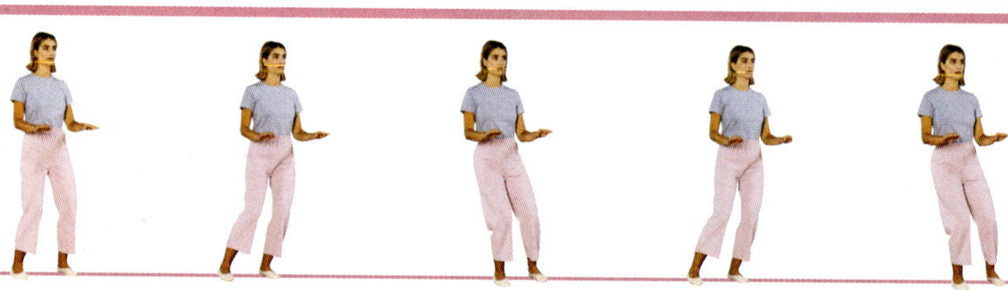

Poids du corps au centre…Transférez votre poids à gauche… À droite… À gauche… À droite…

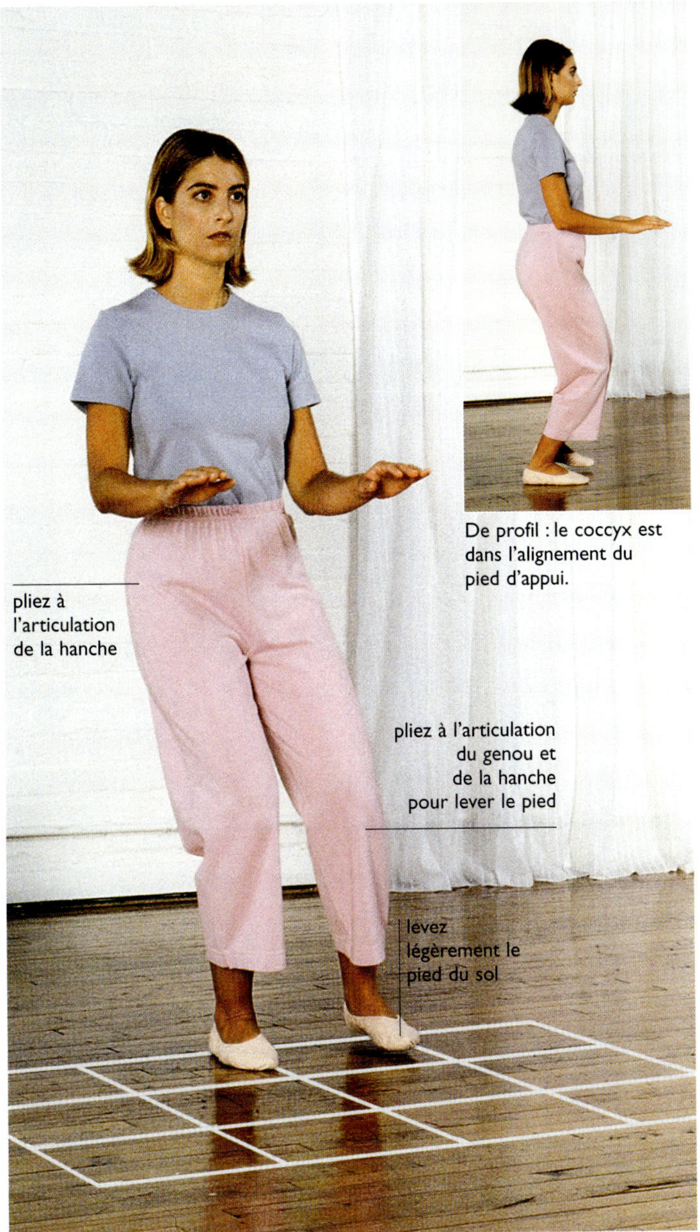
pliez à
l'articulation
de la hanche
pliez à l'articulation
du genou et
de la hanche
pour lever le pied
levez
légèrement le
pied du sol

De profil : le coccyx est dans l'alignement du pied d'appui.

3 Transférez progressivement tout le poids du corps sur le pied droit, et levez le pied gauche du sol. Veillez à garder les hanches et le corps droits à tout moment. Effectuez le mouvement 5 fois de chaque côté, en prenant le temps de rester en équilibre pendant 1 à 10 secondes, puis remettez-vous en ***position du cavalier***, les bras le long du corps.

RAPPEL

- **Gardez** le genou de la jambe d'appui dans l'alignement des orteils.
- **Ne basculez pas** la hanche sur le côté pour éviter toute tension inutile dans les hanches.
- **Évitez de pencher le corps d'un côté** pour ne pas froisser le bas du dos.
- **Ne levez pas** le pied trop haut, mais juste ce qu'il faut pour le libérer de tout poids.

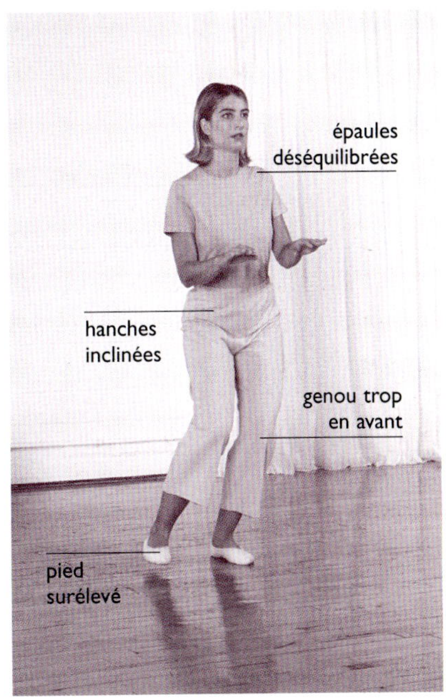
épaules
déséquilibrées
hanches
inclinées
genou trop
en avant
pied
surélevé

STABLE ET OUVERT

Ce mouvement est un bon exercice pour maintenir le genou dans l'alignement du pied qui porte le poids du corps lorsqu'on exécute des transitions en taï chi. Transférez le poids du corps sur une jambe et tournez simultanément le torse et le bassin vers l'extérieur, dans la direction du pied libre. N'oubliez pas de garder le dos droit et le corps à la verticale.

BIENFAITS Améliore l'équilibre et assouplit les muscles de l'aine ; raffermit les muscles des hanches et des cuisses.

CONSEIL En pivotant, sentez le lien entre le coccyx et le talon du pied sur lequel repose le poids du corps.

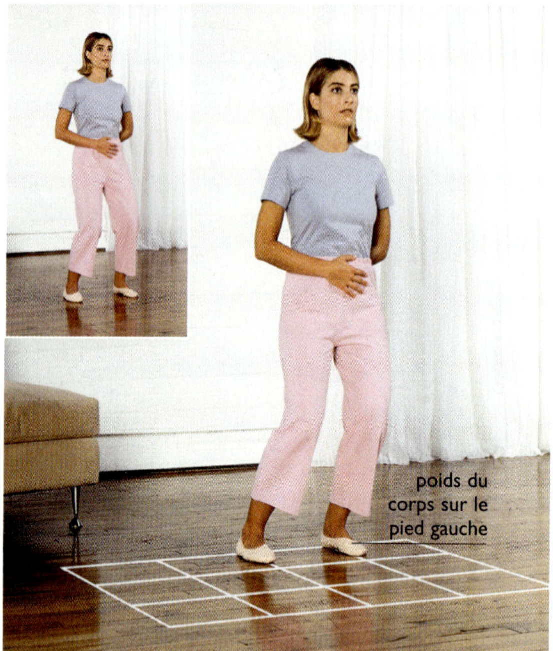

1 Mettez-vous en ***position du cavalier,*** les pieds écartés à la largeur des hanches, les genoux souples. Placez une main sur le ventre et l'autre sur le bas du dos. Puis transférez tout le poids du corps sur le pied gauche.

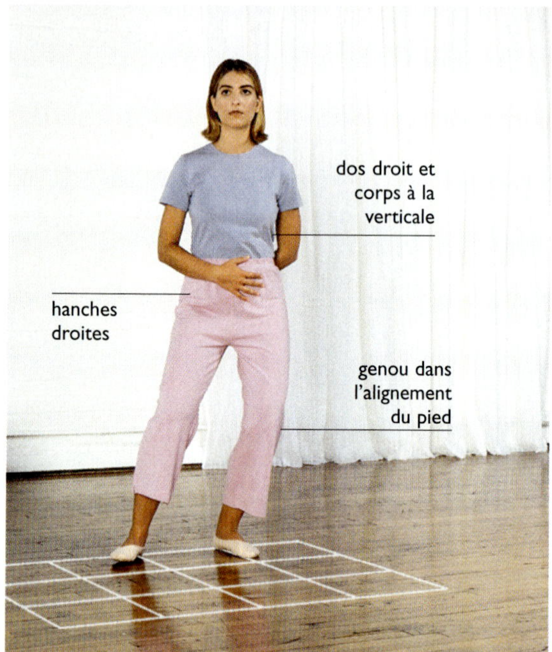

2 En gardant le poids du corps sur le pied gauche, mettez-vous en position ***Stable et ouvert.*** Pour cela, tournez le bassin, le torse, la jambe et le pied droits de 45° vers l'extérieur, en pivotant sur le talon. Gardez la tête dans l'alignement du bassin.

D'un coup d'œil

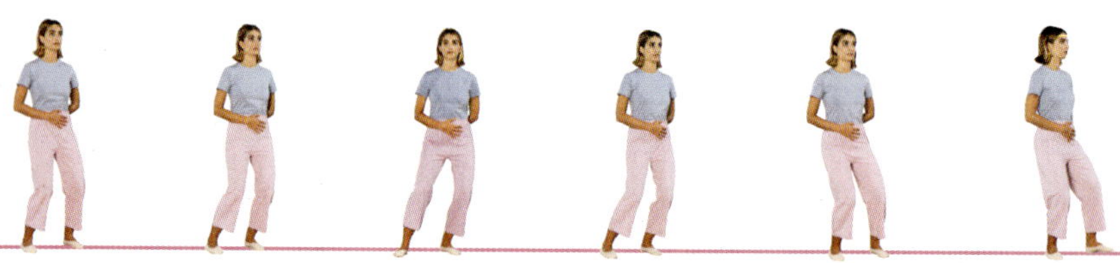

Poids du corps au centre...Transférez votre poids à gauche...Tournez à droite...Tournez vers le centre... Transférez votre poids à droite...Tournez à gauche...

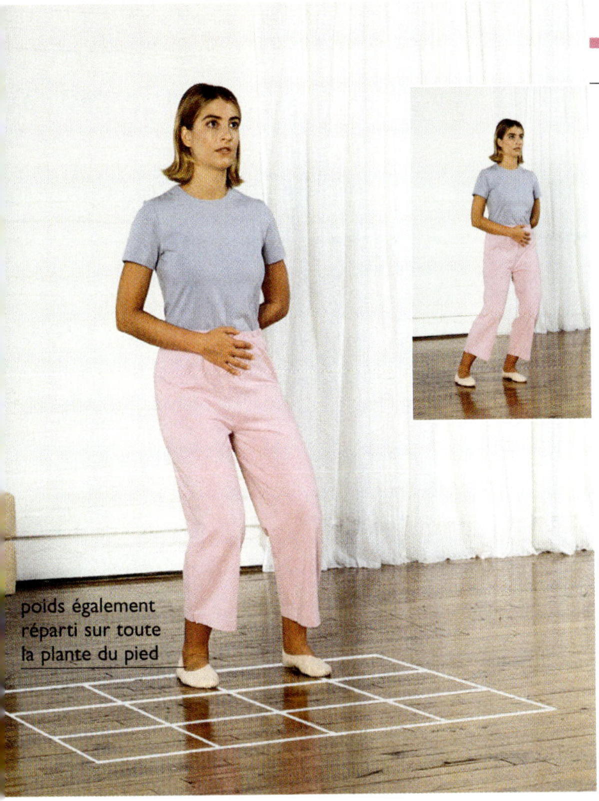
poids également
réparti sur toute
la plante du pied

3 Le poids du corps toujours sur le pied gauche, tournez le bassin, le torse, la jambe et le pied droits vers l'intérieur afin que les deux pieds soient parallèles, à plat sur le sol. Puis transférez tout le poids du corps sur le pied droit.

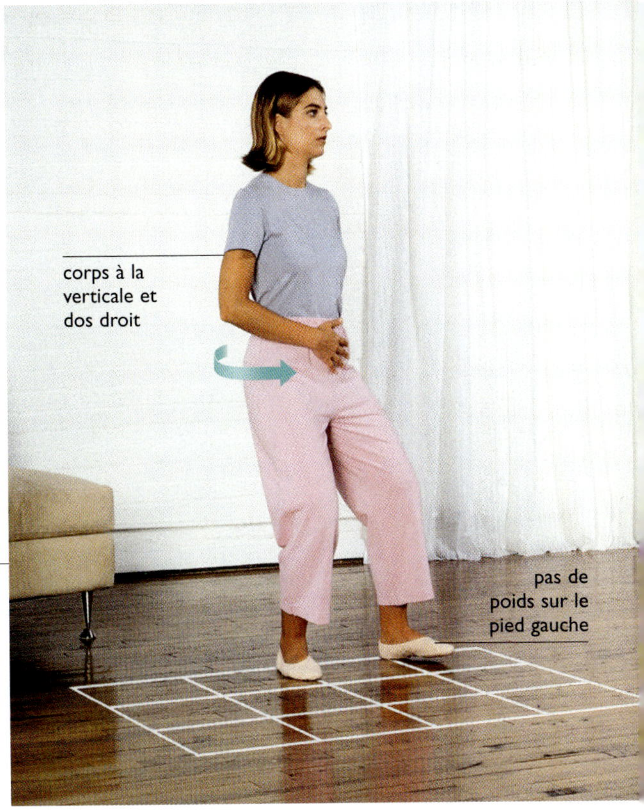
corps à la
verticale et
dos droit
pas de
poids sur le
pied gauche

4 En gardant le poids du corps sur le pied droit, mettez-vous en position ***Stable et ouvert***. Pour cela, tournez le bassin, le torse, la jambe et le pied gauches de 45° vers l'extérieur, en pivotant sur le talon. Recommencez 5 fois, puis remettez-vous en ***position du cavalier***, les bras le long du corps.

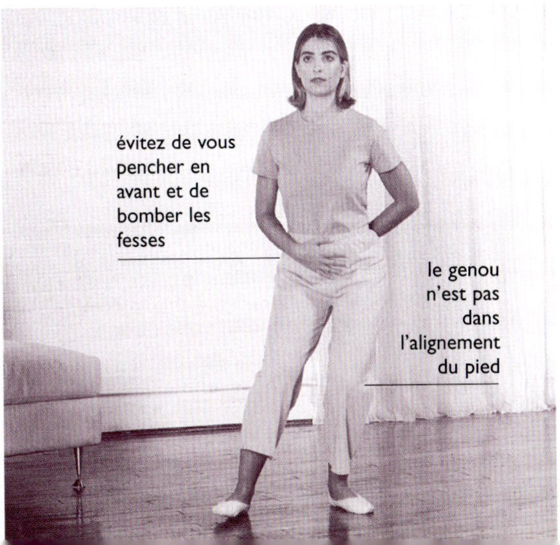
évitez de vous
pencher en
avant et de
bomber les
fesses
le genou
n'est pas
dans
l'alignement
du pied

RAPPEL

- **Maintenez** le corps à la verticale et le dos droit. Si vous avez tendance à vous pencher en avant, vous avez probablement les muscles de l'aine tendus – effectuez en plus l'exercice *Rassembler les étoiles* (*pp. 44-45*) pour vous aider à détendre ces muscles.
- **Maintenez** le genou de la jambe d'appui dans l'alignement du pied, de façon à ce qu'il ne dépasse pas les orteils.
- **Évitez** de vous déhancher.

RASSEMBLER LES ÉTOILES

Au mouvement pivotant de *Stable et ouvert* s'ajoute ici la gestuelle expressive des bras. Entraînez-vous à coordonner la respiration et les bras : inspirez en les ouvrant, et expirez en les fermant.

BIENFAITS Aligne les vertèbres de la nuque ; muscle les bras et le buste ; le mouvement d'ouverture des bras procure un sentiment de bien-être ; aide à sentir le qi dans le mouvement.

CONSEIL En ouvrant les bras, imaginez que vous attrapez les étoiles.

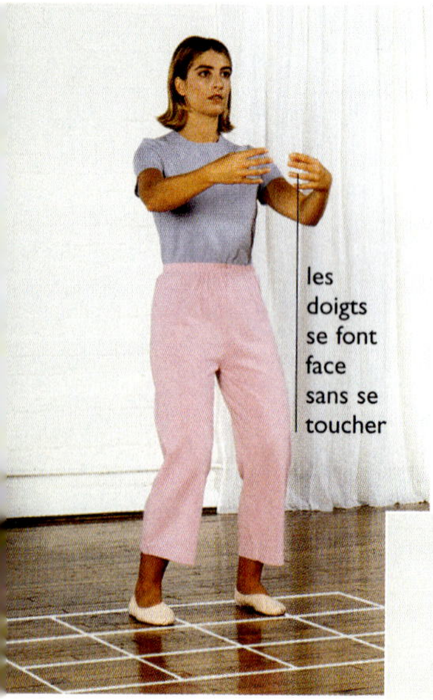
les doigts se font face sans se toucher

1 Mettez-vous en ***position du cavalier***, les pieds écartés à la largeur des hanches, les genoux souples, et les bras devant vous en position ***Tenir la lune*** (*voir p. 23*). Respirez lentement et profondément.

2 Sur l'expiration, portez tout le poids du corps sur la jambe gauche.

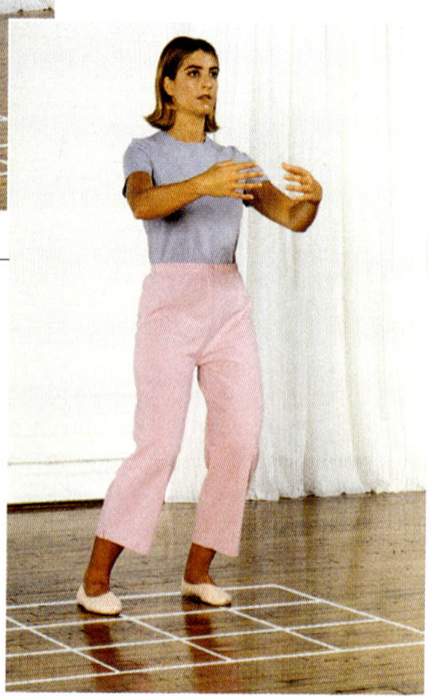

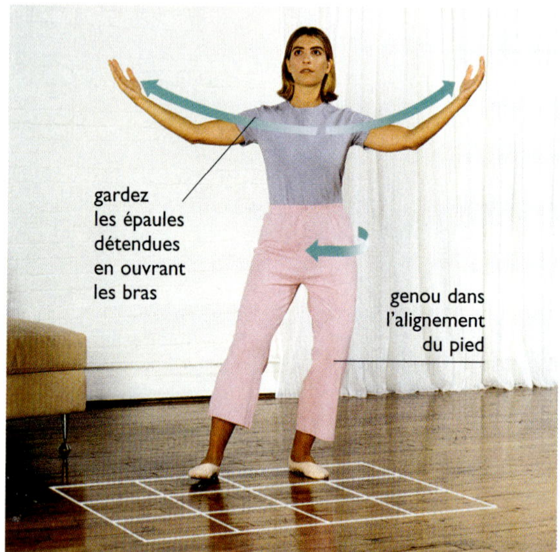
gardez les épaules détendues en ouvrant les bras
genou dans l'alignement du pied

3 En gardant tout le poids sur la jambe gauche, mettez-vous en position ***Stable et ouvert***. Pour cela, tournez le bassin, le torse, la jambe et le pied droits de 45° vers l'extérieur, en pivotant sur le talon. Simultanément, inspirez lentement et ouvrez les bras.

D'un coup d'œil

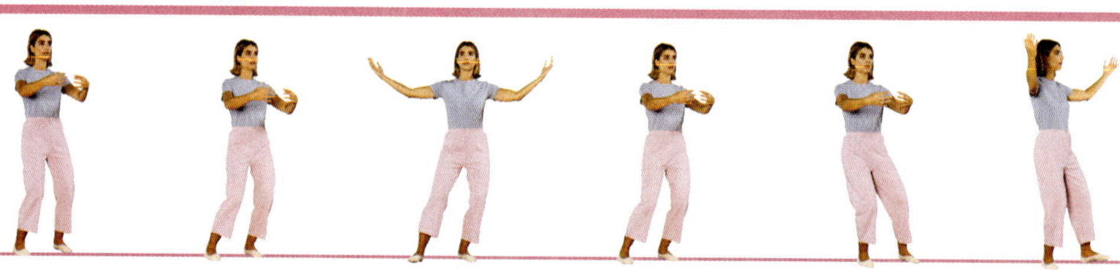

Respirez naturellement...Expirez...Inspirez en ouvrant les bras...Expirez en les fermant...

4 En gardant le poids du corps sur le pied gauche, tournez le bassin, le torse et la jambe droite vers l'intérieur afin que les deux pieds soient parallèles, à plat sur le sol. En laissant venir l'expiration, ramenez les bras dans la position *Tenir la lune.*

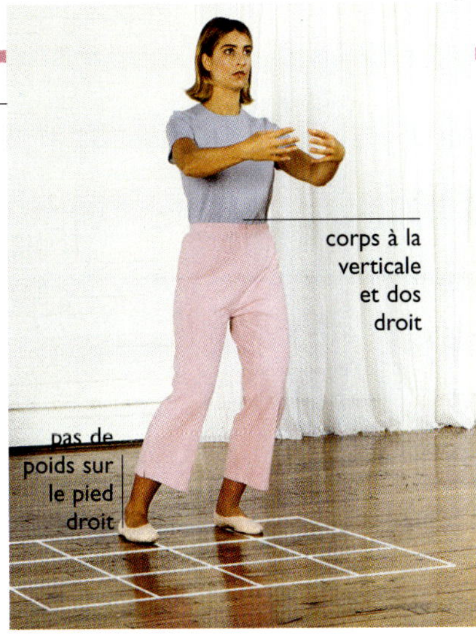
corps à la
verticale
et dos
droit
pas de
poids sur
le pied
droit

5 Toujours sur l'expiration, transférez le poids du corps sur le pied droit. Les bras restent en position *Tenir la lune.*

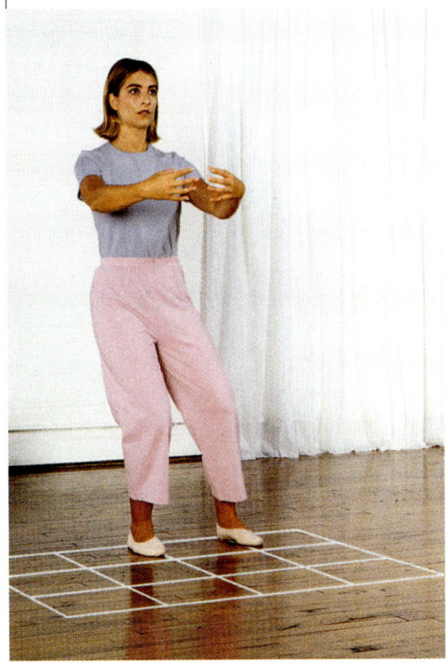

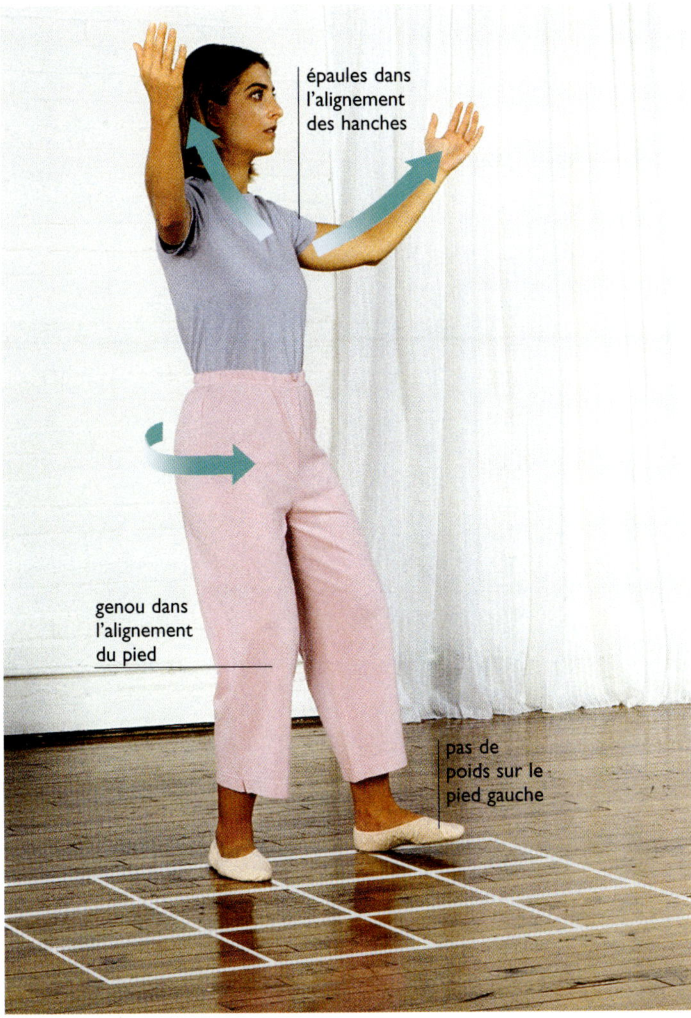
épaules dans
l'alignement
des hanches
genou dans
l'alignement
du pied
pas de
poids sur le
pied gauche

6 Passez en position ***Stable et ouvert*** : tournez le bassin, le torse, la jambe et le pied gauches de 45° vers l'extérieur, en pivotant sur le talon. Sur l'inspiration, ouvrez lentement les bras. Répétez 5 fois de chaque côté, puis remettez-vous en ***position du cavalier***, les bras le long du corps.

PAS CARRÉ

Caractéristique du style Yang, ce mouvement est une base indispensable à la pratique du taï chi qui permet d'optimiser la stabilité lors du transfert de poids. On l'appelle également la position 70/30 : lorsque le poids est sur l'avant, il est à 70 % sur le pied de devant et à 30 % sur le pied arrière. À l'inverse, lorsqu'il est sur l'arrière, c'est le pied de derrière qui porte tout le poids.

BIENFAITS Muscle les cuisses ; améliore l'équilibre ; assouplit les chevilles ; allonge les muscles des mollets.

CONSEIL Exercez-vous à tenir en équilibre dans cette position dans le bus, le métro ou sur un bateau.

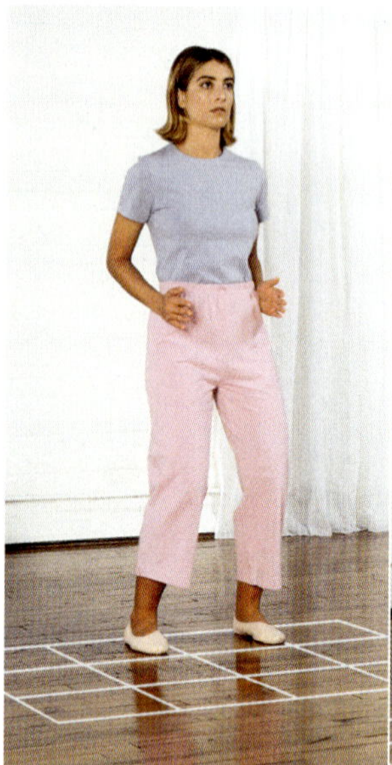

1 Mettez-vous en ***position du cavalier***, les pieds écartés à la largeur des hanches, les genoux souples. Placez vos mains sur les hanches, les doigts pointés vers l'avant.

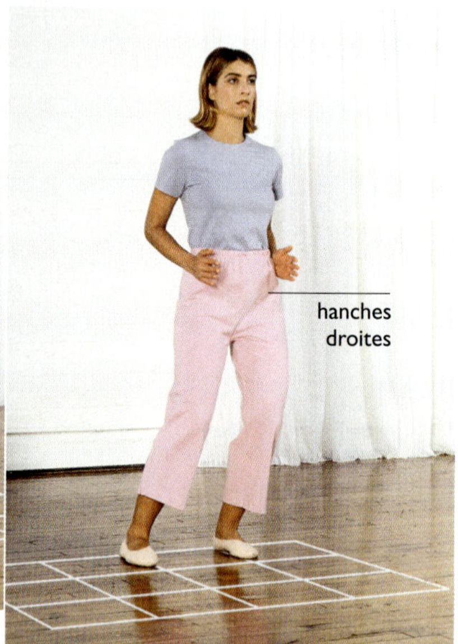

2 Transférez lentement le poids du corps sur la jambe gauche, en gardant le genou fléchi à la verticale de la pointe des pieds.

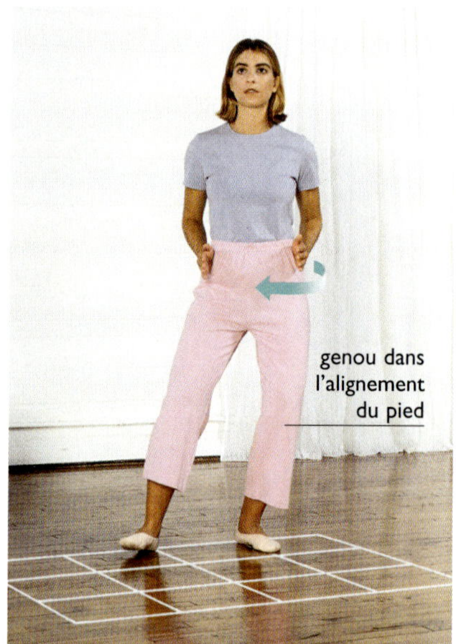

3 Passez en position ***Stable et ouvert*** : tournez le bassin, le torse, la jambe et le pied droits de 45° vers l'extérieur, en pivotant sur le talon. Ne cambrez pas le dos.

D'un coup d'œil

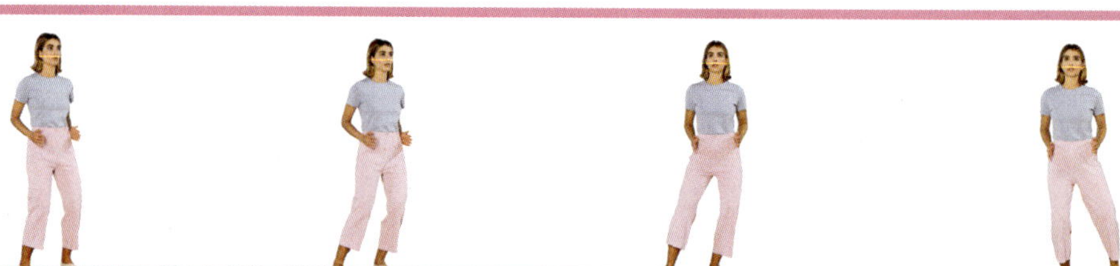

Poids du corps au centre...Transférez votre poids à gauche...Tournez à droite...Transférez votre poids à droite...

4 Transférez tout le poids du corps sur le pied droit, tourné dans la diagonale.

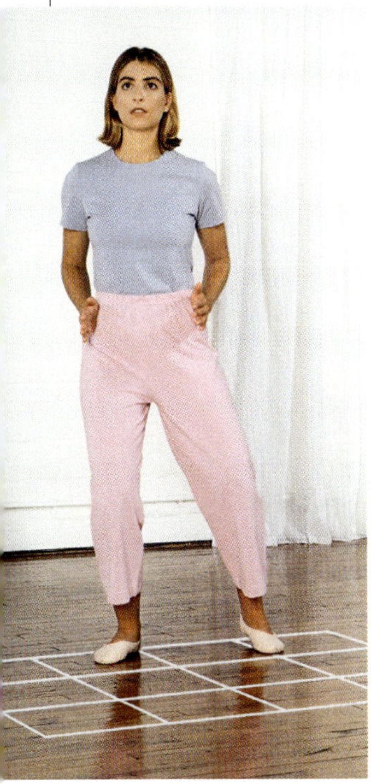

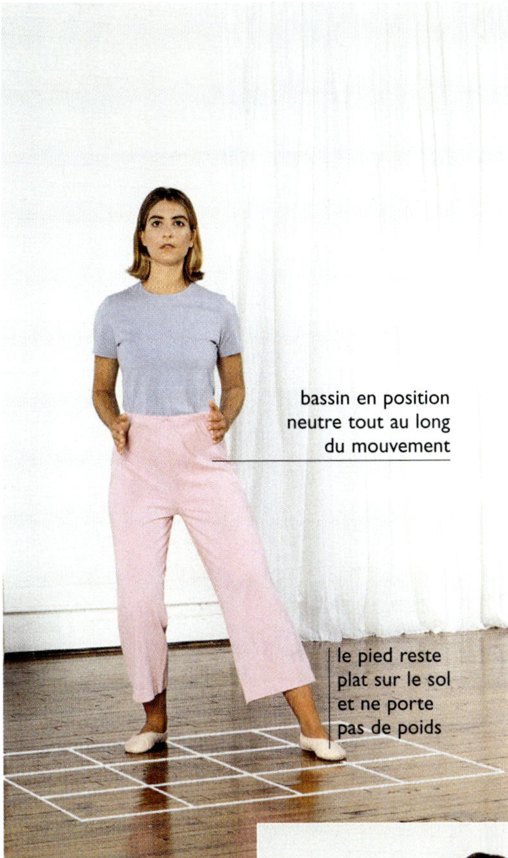
bassin en position neutre tout au long du mouvement
le pied reste plat sur le sol et ne porte pas de poids

5 En gardant le poids du corps sur le pied droit, faites un pas en avant avec le pied gauche, en partant du talon, pour vous mettre en *Pas carré arrière*. Les pieds doivent être écartés de la largeur des hanches.

6 Transférez 70 % du poids du corps vers l'avant, sur le pied gauche, en gardant le genou dans l'alignement du pied. Tournez simultanément le torse et le bassin vers l'avant. Vous êtes en position *Pas carré avant*. Recommencez 3 ou 4 fois, jusqu'à ce que vous maîtrisiez le mouvement. Puis faites un pas en arrière, retournez dans la position de départ, et exercez-vous de l'autre côté. Enfin, remettez-vous en ***position du cavalier***, les bras le long du corps.

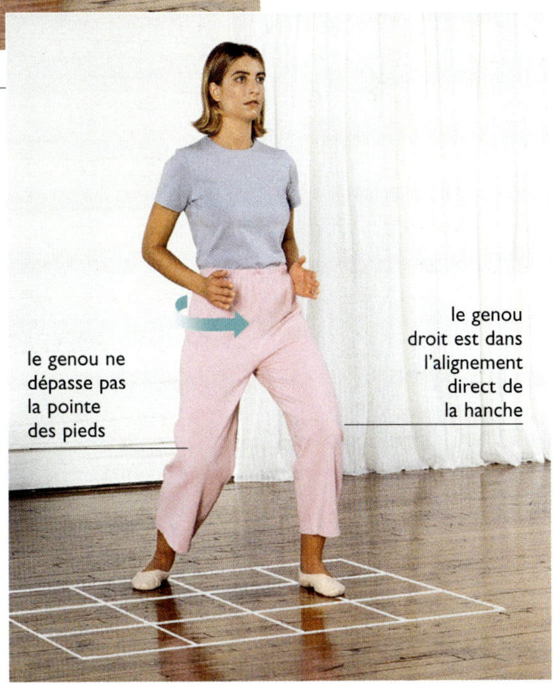
le genou ne dépasse pas la pointe des pieds
le genou droit est dans l'alignement direct de la hanche

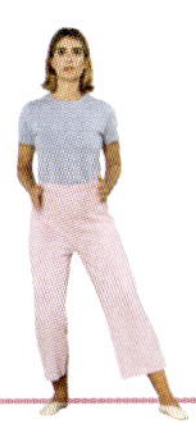

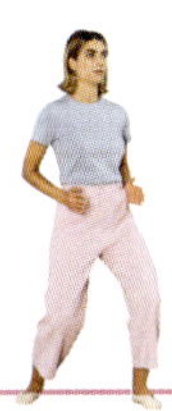

Un pas en avant...Transférez/Tournez...

L'OURS BOUGE AVEC DES BRAS DE GRUE

Cet exercice vous apprend à déplacer le poids du corps de l'avant vers l'arrière dans la position *Pas carré.* Gardez le corps droit et les pieds à plat sur le sol en transférant le poids, et cherchez à maintenir le corps à la même hauteur tout au long du mouvement. Entraînez-vous à synchroniser la respiration avec le mouvement des bras.

BIENFAITS Les mouvements de bras améliorent le système cardio-vasculaire ; la concordance des bras et de la respiration énergétise le corps.

CONSEIL Gardez les bras souples pour mieux sentir le qi dans les extrémités des doigts.

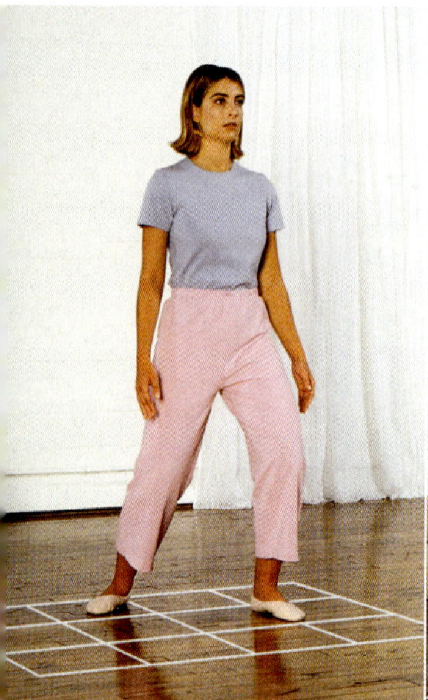

1 Mettez-vous en *Pas carré avant,* 70 % du poids du corps vers l'avant sur le pied gauche, les bras le long du corps. Respirez.

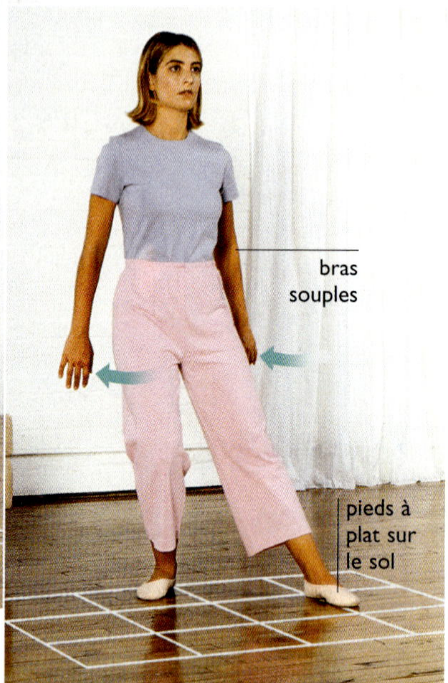

2 Passez en *Pas carré arrière,* en transférant tout le poids du corps sur le pied de derrière. Sur l'expiration, balancez les bras en arrière.

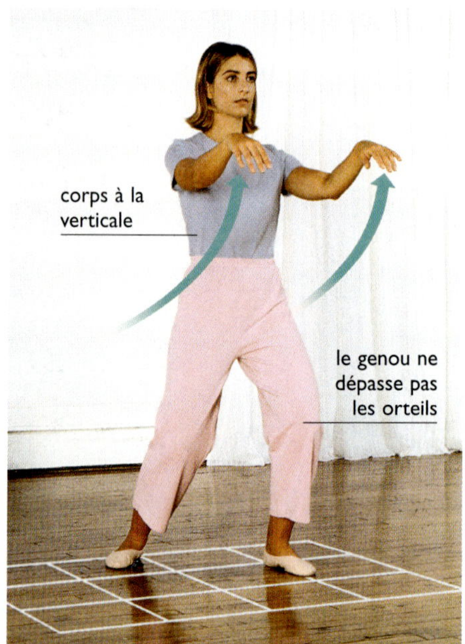

3 Passez en *Pas carré avant,* en transférant 70 % du poids du corps sur le pied de devant. En même temps, inspirez lentement et balancez les bras en avant, à hauteur des épaules.

D'un coup d'œil

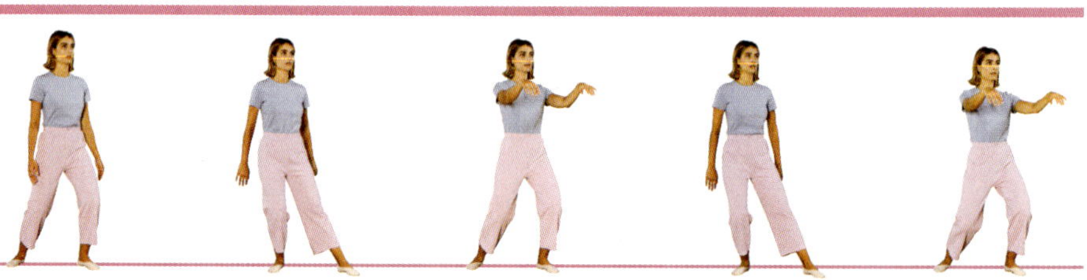

Respirez naturellement...Inspirez en levant les bras...Expirez en les baissant...

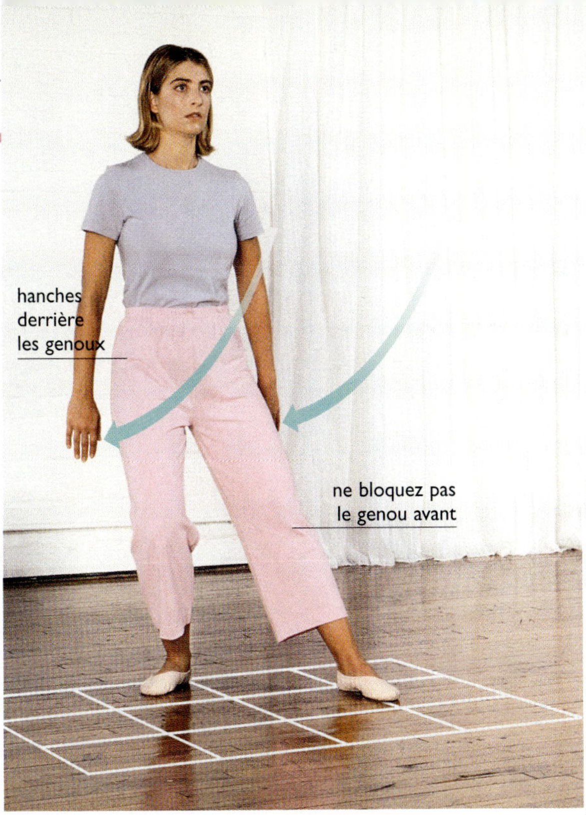
hanches
derrière
les genoux
ne bloquez pas
le genou avant

4 Sur l'expiration, mettez-vous en ***Pas carré arrière,*** en transférant tout le poids du corps sur le pied de derrière tout en balançant les bras en arrière. Gardez le corps à la même hauteur.

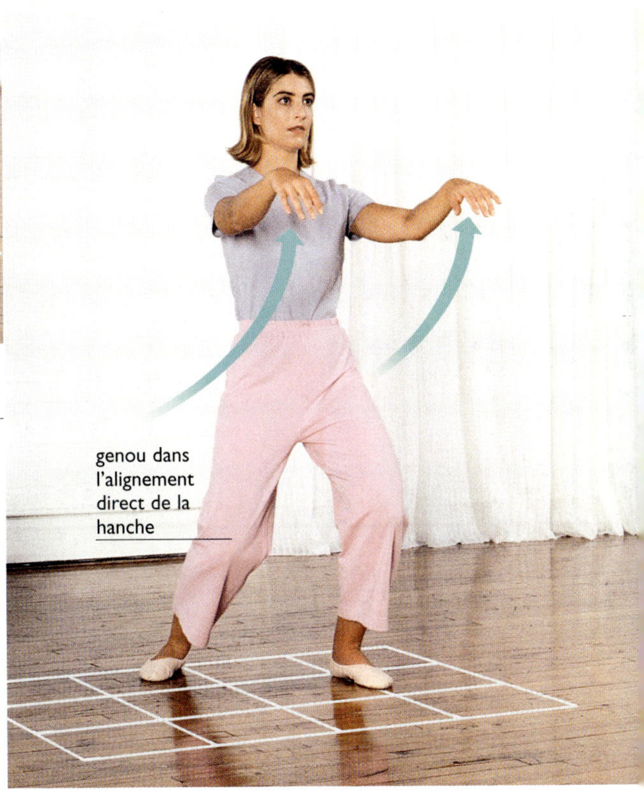
genou dans
l'alignement
direct de la
hanche

5 Remettez-vous en *Pas carré avant* : transférez 70 % du poids du corps sur le pied de devant, tout en inspirant doucement, et en levant les bras devant vous au niveau des épaules. Recommencez 4 ou 5 fois, puis exercez-vous avec le pied gauche devant. Pour finir, ramenez les pieds parallèles, et détendez-vous.

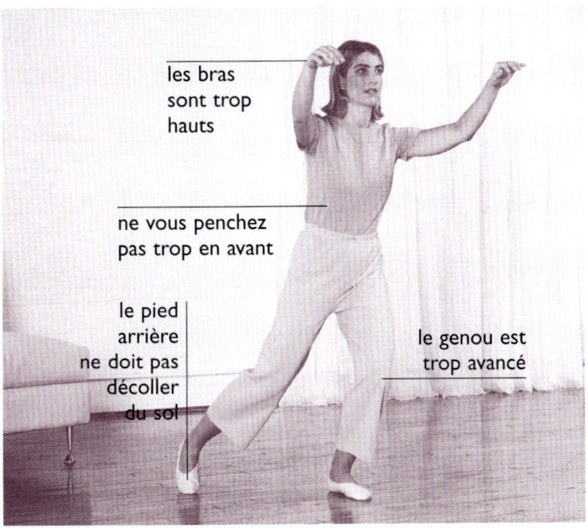

RAPPEL

- **Ne vous penchez pas trop** quand le poids du corps est sur l'avant, car vous risquez de perdre l'équilibre.
- **Gardez** le genou avant dans l'alignement du pied d'appui, sinon vous risquez de vous le tordre.
- **Ne levez pas** les bras plus haut que les épaules. Ne crispez pas les épaules.

PAS CARRÉ, TRANSITION AVANT

Le mouvement suivant est un bon exercice pour s'entraîner à faire une *Transition avant*, tout en maintenant la base solide de la position *Pas carré*. Avancez le plus possible vers l'avant, le corps d'aplomb et le poids du corps reposant entièrement sur le pied arrière.

BIENFAITS Excellent pour garder le corps aligné et stable dans un mouvement ample.

CONSEIL À combiner avec le mouvement des bras et de transfert du poids du corps de ***L'ours bouge avec des bras de grue*** (*pp. 48-49*).

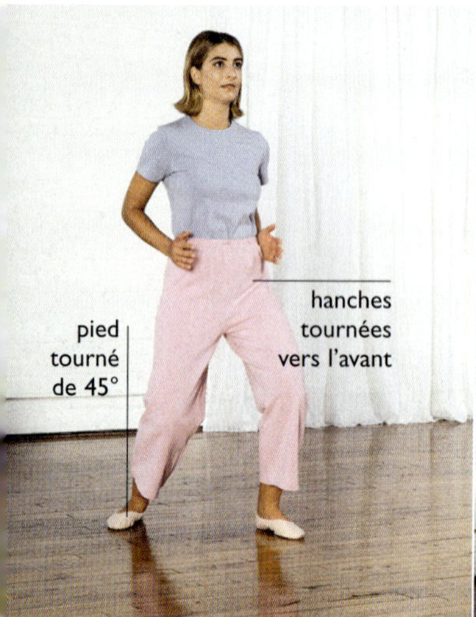

1 Mettez-vous en *Pas carré avant*, en transférant 70 % du poids du corps vers l'avant sur le pied gauche, les mains sur les hanches, les doigts pointés vers l'avant. Le pied droit (arrière) est tourné de 45° vers l'extérieur.

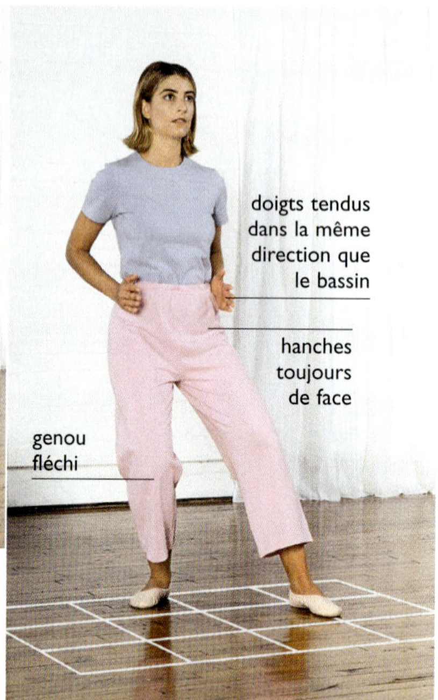

2 Mettez-vous en *Pas carré arrière*, en transférant tout le poids du corps vers l'arrière, sur le pied droit.

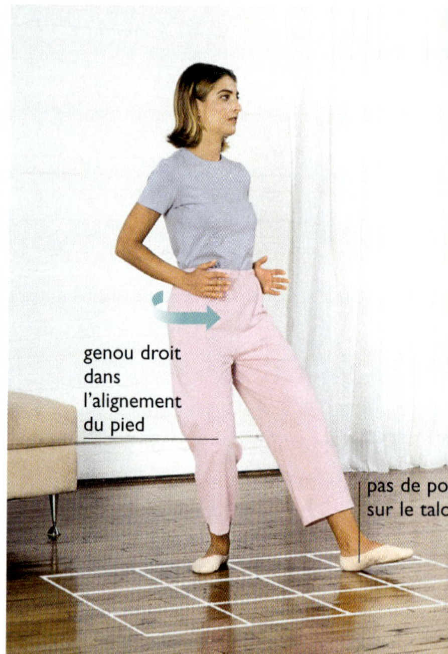

3 En gardant le poids du corps sur le pied droit, tournez le bassin, le torse, la jambe et le pied gauches de 45° vers l'extérieur, en pivotant sur le talon.

D'un coup d'œil

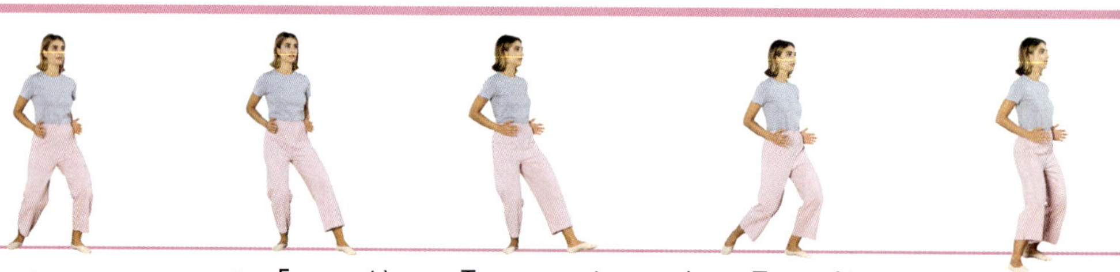

Poids du corps en avant...En arrière...Tournez à gauche...Transférez votre poids e avant...Un pas en avant...

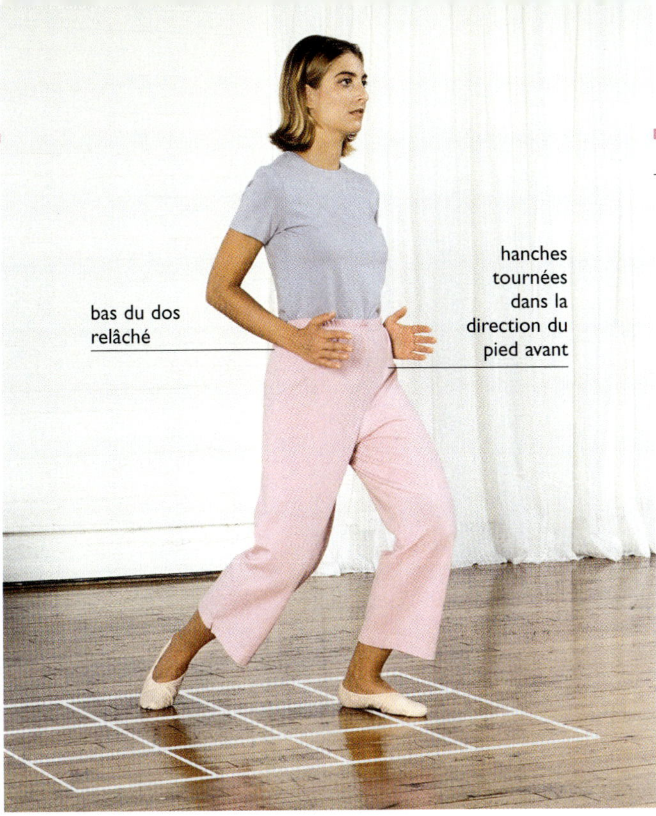
bas du dos
relâché
hanches
tournées
dans la
direction du
pied avant

4 Transférez tout le poids du corps vers l'avant sur le pied gauche, pour vous mettre en ***Transition avant.***

5 En gardant tout le poids du corps sur le pied gauche, faites un pas en avant avec le pied droit pour vous mettre en ***Pas carré.*** Le torse reste dans la même direction que le pied gauche (arrière).

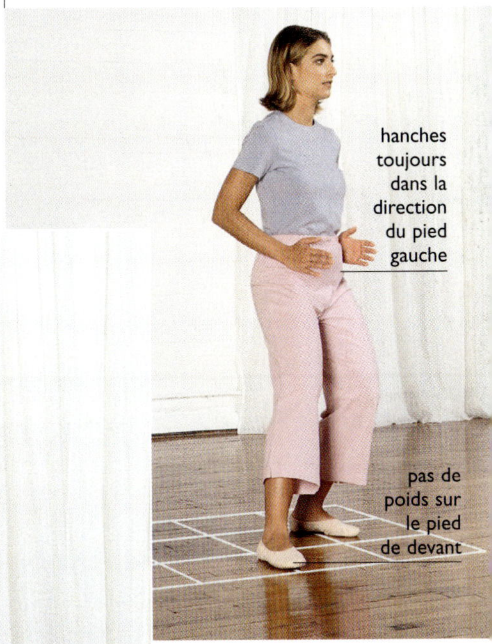
hanches
toujours
dans la
direction
du pied
gauche
pas de
poids sur
le pied
de devant

6 Passez en ***Pas carré avant*** : placez le genou droit dans l'alignement du pied droit, puis transférez 70 % du poids du corps vers l'avant sur le pied droit, tout en tournant le bassin et le torse de face. Continuez à avancer en répétant le mouvement de l'étape 2 à l'étape 6 de l'autre côté. Recommencez le tout 3 ou 4 fois, jusqu'à ce que vous soyez à l'aise dans le mouvement. Puis ramenez les pieds parallèles et reposez-vous.

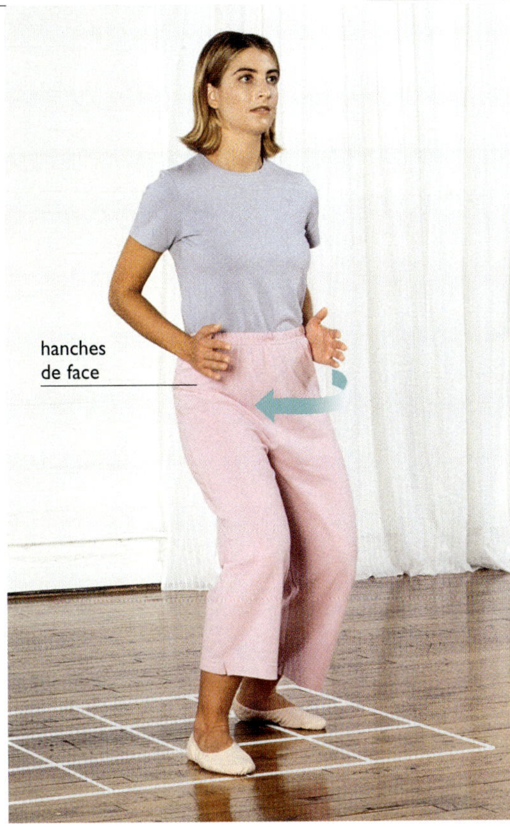
hanches
de face

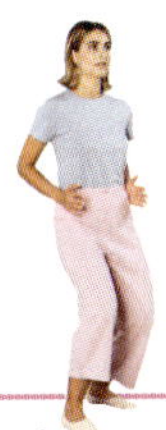

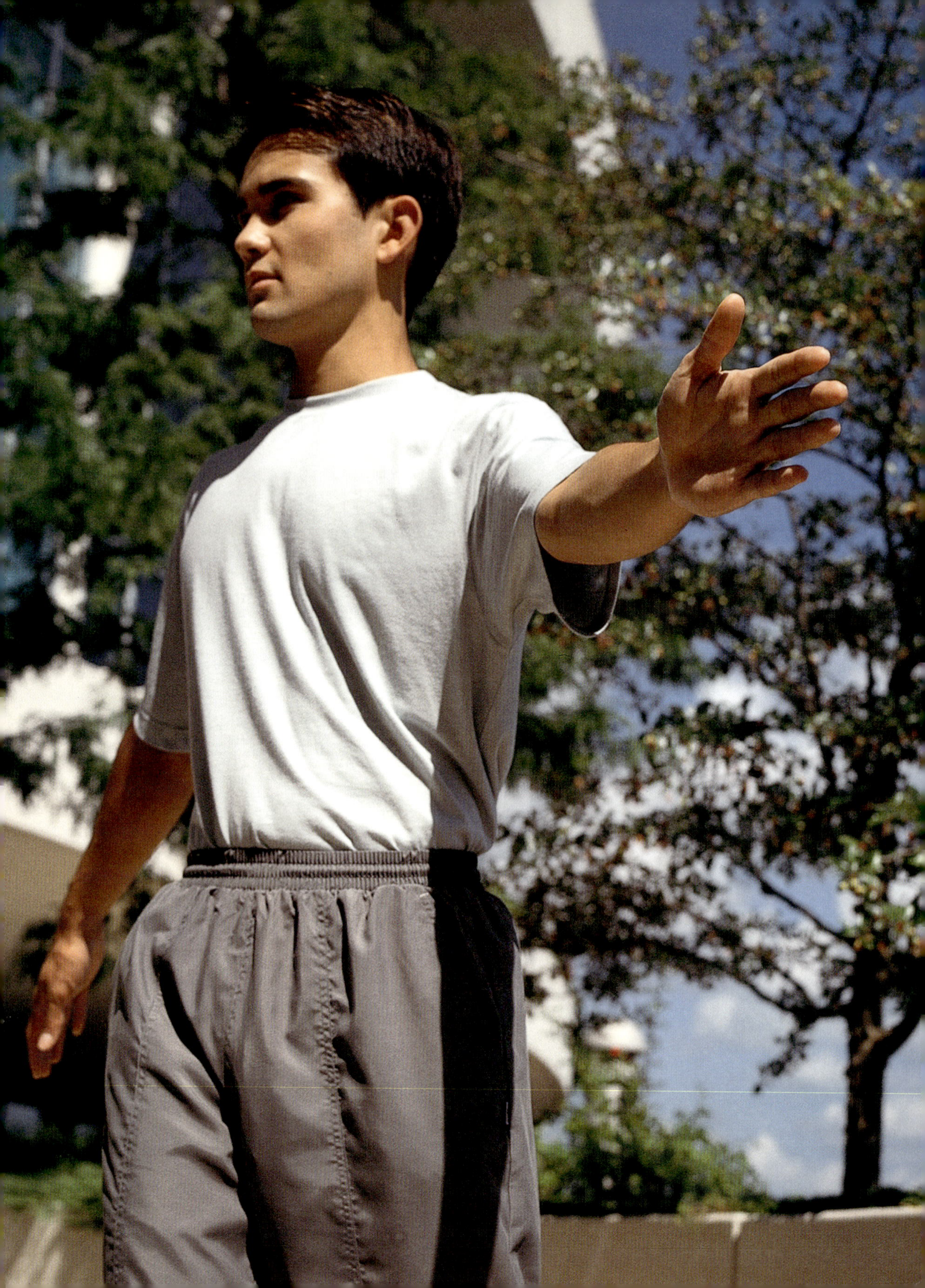

MOUVEMENTS DE BASE

DEUXIÈME PARTIE

À partir des acquis de la première partie, ce chapitre introduit des mouvements que vous retrouverez dans le deuxième volet de la Forme. Vous apprendrez ici le *Pli Taï Chi*, un puissant mouvement de propulsion impliquant la rotation du bassin et du torse. Mais nous nous attarderons aussi sur des exercices de jeu de jambes plus complexes. Assimilez tous ces exercices avant de passer à la deuxième partie de la Forme. Gardez le corps aligné, centré et stable, tout en effectuant des mouvements circulaires, doux et souples.

LE PLI TAÏ CHI

Le *Pli Taï Chi* est un mouvement de propulsion effectué naturellement lorsqu'on lance ou qu'on pousse quelque chose, ou qu'on pratique le tennis ou le golf. Il implique essentiellement la rotation du bassin et du torse. Vous verrez, en portant des habits amples, qu'un plissement en diagonale – ou *kwa* – apparaîtra à la jointure des hanches.

BIENFAITS Améliore la flexibilité des hanches ; entraîne à positionner correctement le corps dans les mouvements pousser, tirer, frapper, lancer et bloquer.

CONSEIL Pliez légèrement les genoux pour pouvoir exécuter le mouvement correctement.

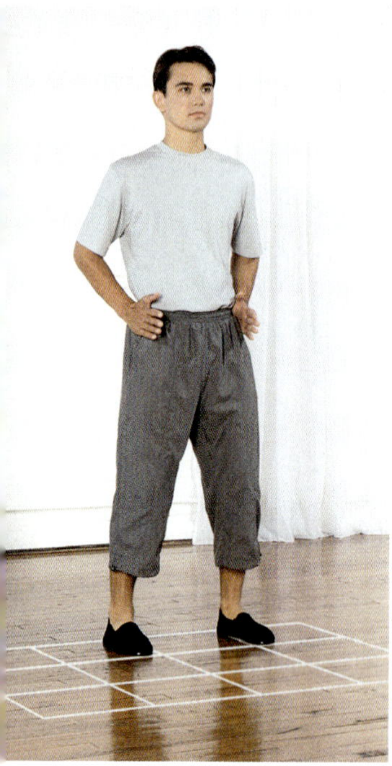

1 Mettez-vous en ***position du cavalier,*** les pieds écartés à la largeur des hanches, les genoux légèrement fléchis, les mains sur les hanches, les doigts pointés vers l'avant.

2 Portez lentement tout le poids du corps sur le pied gauche, et répartissez-le bien sur toute la plante du pied.

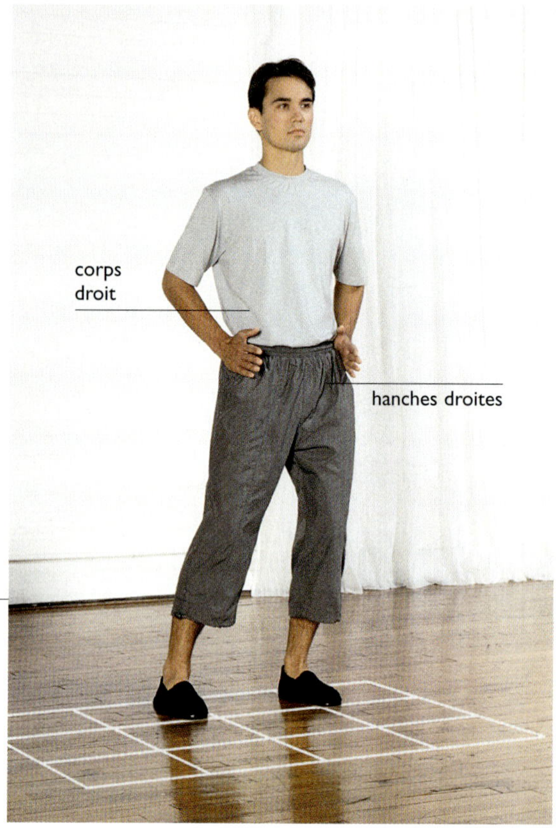

D'un coup d'œil

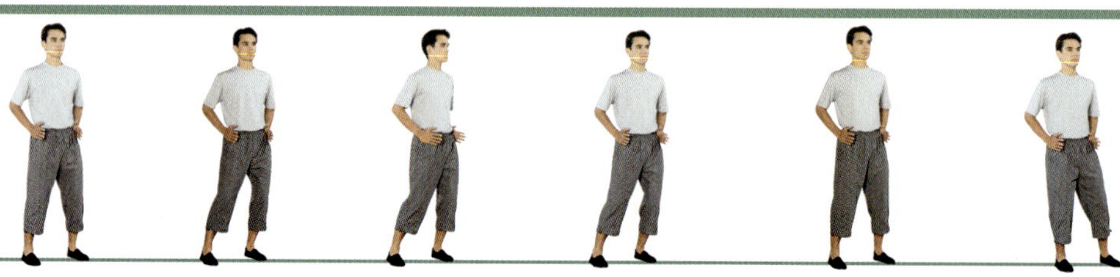

Poids du corps au centre...Transférez votre poids à gauche...Tournez à gauche...
Tournez vers le centre...Ramenez votre poids au centre...Transférez votre poids à droite...

3 En gardant tout le poids du corps sur le pied gauche, pivotez le bassin et le torse vers la gauche. Gardez les deux pieds à plat sur le sol. Ce mouvement s'appelle le *Pli Taï Chi.*

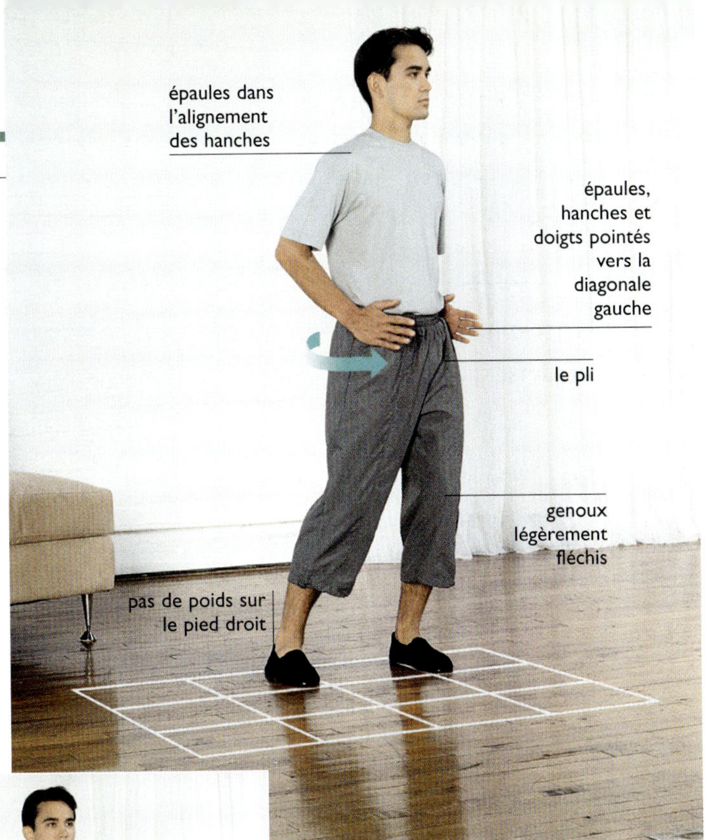

épaules dans l'alignement des hanches
épaules, hanches et doigts pointés vers la diagonale gauche
le pli
genoux légèrement fléchis
pas de poids sur le pied droit

4 En gardant le poids du corps sur le pied gauche, le corps bien droit, tournez le bassin et le torse de face.

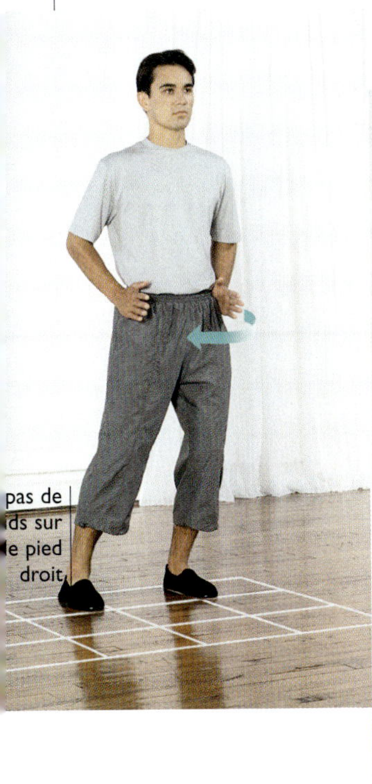

pas de
ds sur
e pied
droit

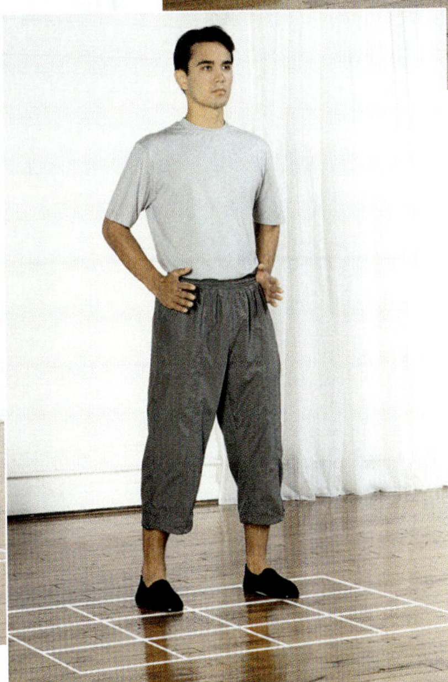

RAPPEL

- **Gardez** le corps bien droit ; ne vous penchez pas en avant.
- **Gardez** les deux pieds bien à plat sur le sol tout au long du mouvement.
- **Maintenez** les hanches droites.
- **Bougez** le torse et le bassin comme s'ils ne faisaient qu'un.

5 Replacez le poids du corps au centre de façon à le répartir également sur chaque pied en ***position du cavalier***. Répétez l'enchaînement 4 à 5 fois de chaque côté, puis remettez-vous en ***position du cavalier***, les bras le long du corps.

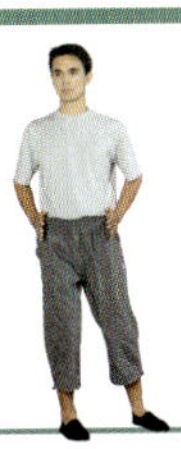

Tournez à droite...

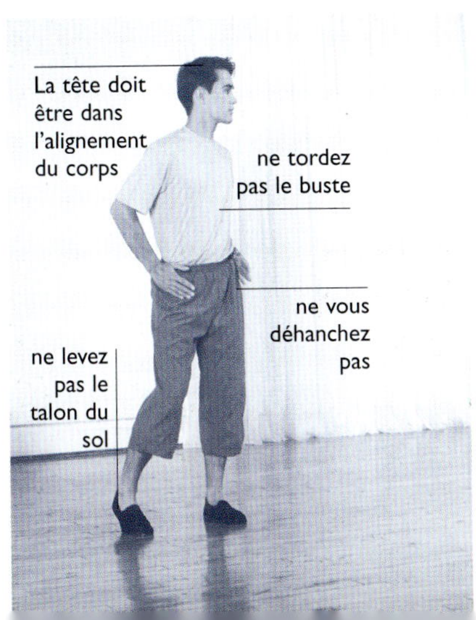

La tête doit être dans l'alignement du corps
ne tordez pas le buste
ne vous déhanchez pas
ne levez pas le talon du sol

DÉPLACER LA LUNE

En alliant le *Pli Taï Chi* au mouvement de bras *Tenir la lune*, cet exercice vous entraîne à garder les épaules dans l'alignement des hanches lorsque vous exécutez le *Pli Taï Chi*. Veillez à ne pas bouger les bras ou les épaules indépendamment des hanches et du torse, et gardez les mains à hauteur de la poitrine.

BIENFAITS Prévient les douleurs dorsales lors de mouvements de rotation ; développe la force musculaire des épaules et des bras.

CONSEILS Faites cet exercice comme un mouvement de qigong dynamique ; gardez les doigts alignés dans la position ***Tenir la lune*** pour maintenir la circulation du qi.

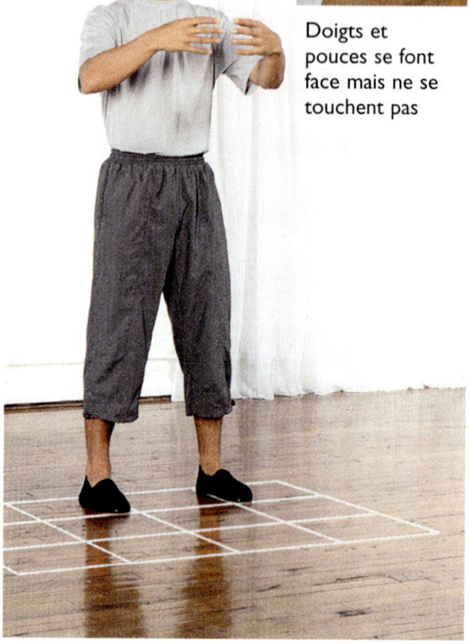

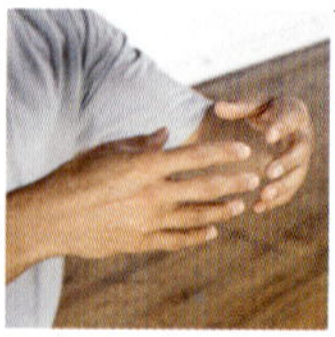

Doigts et pouces se font face mais ne se touchent pas

1 Mettez-vous en *position du cavalier,* les pieds écartés à la largeur des hanches, les genoux souples. Levez les bras devant vous comme si vous teniez un gros ballon, les doigts et les pouces se font face, vous êtes en position *Tenir la lune* (*voir p. 23*).

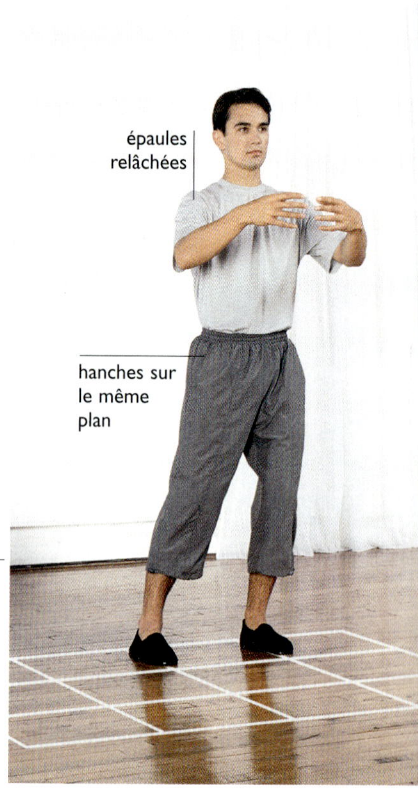

2 Transférez tout le poids du corps sur le pied gauche, en gardant les hanches droites et le bas du dos relâché.

D'un coup d'œil

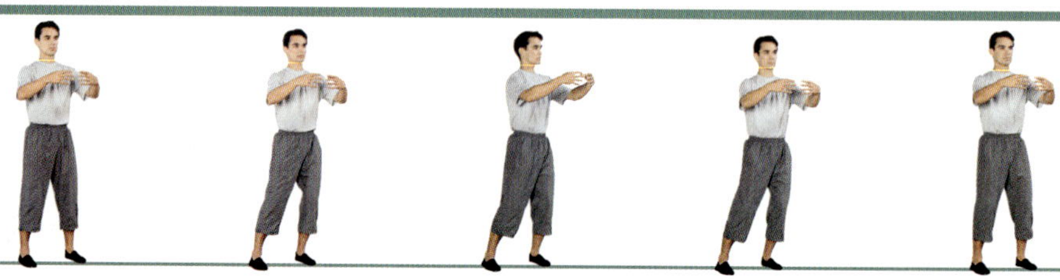

Poids du corps au centre... Transférez votre poids à gauche... Tournez à gauche... Tournez vers le centre... Ramenez votre poids au centre...

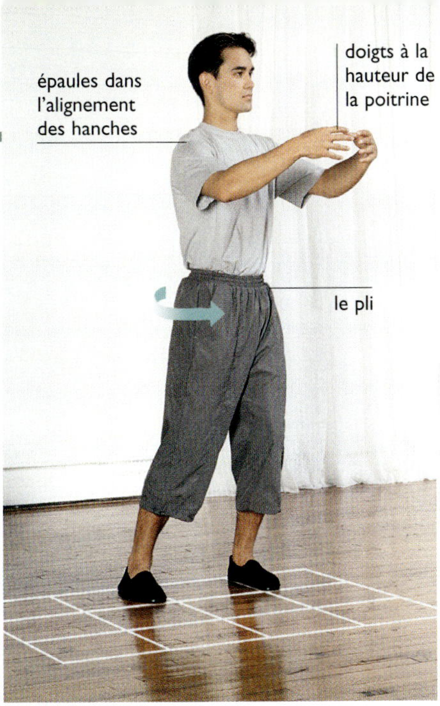

3 Pivotez en tournant le bassin et le torse à gauche, tout en portant le poids du corps sur la jambe gauche. Gardez les bras devant vous, dans la même position.

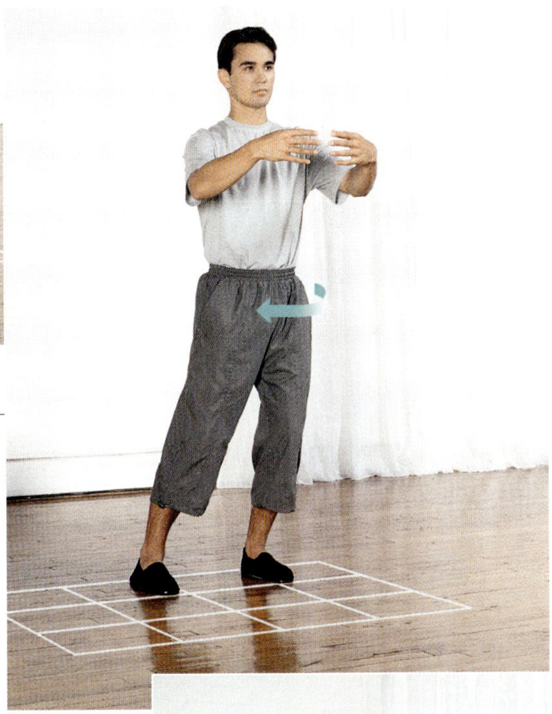

4 En gardant le poids du corps sur la jambe gauche, tournez le bassin et le torse de face, les bras dans la même position. Les épaules et les coudes sont détendus et lourds.

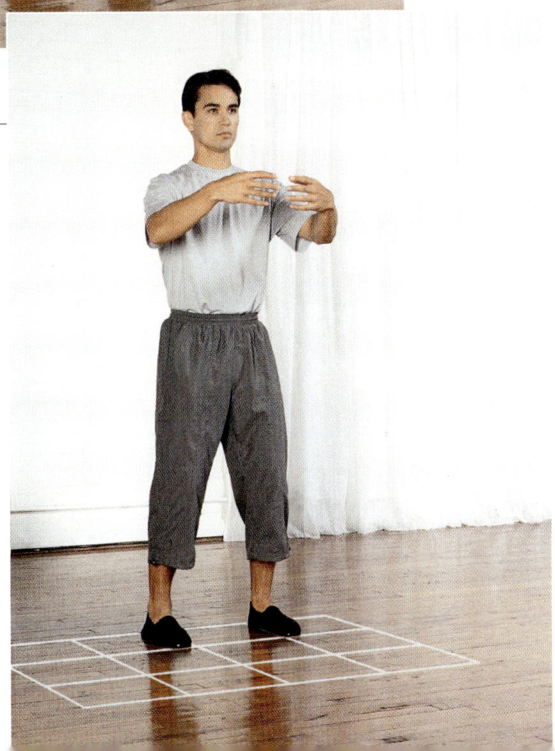

5 Ramenez le poids du corps au centre, et retournez à la *position du cavalier*, le poids également réparti sur chaque pied. Gardez les bras dans la même position. Puis portez le poids sur le pied droit, et faites l'exercice à droite. Recommencez 4 à 5 fois de chaque côté. Enfin, remettez-vous en *position du cavalier*, les bras le long du corps.

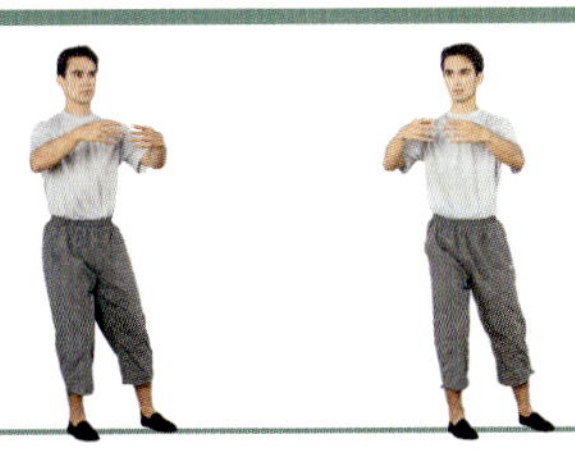

Transférez votre poids à droite...
Tournez à droite...

MOUVEMENT DE L'OURS

Il s'agit de l'exercice d'échauffement le plus courant en taï chi. Il apprend à transférer le poids du corps et à simultanément pivoter en position *Pli Taï Chi*, tout en effectuant un mouvement circulaire avec les bras. Pour sentir la vitesse de ce mouvement, gardez les bras relâchés.

BIENFAITS Améliore la flexibilité des hanches ; favorise la circulation du sang dans les articulations des hanches.

CONSEIL Imaginez que la tête et le torse forment une colonne droite qui pivote.

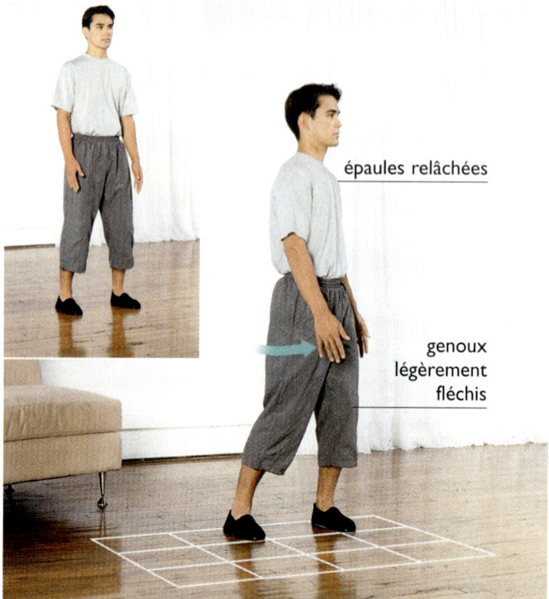
épaules relâchées
genoux légèrement fléchis

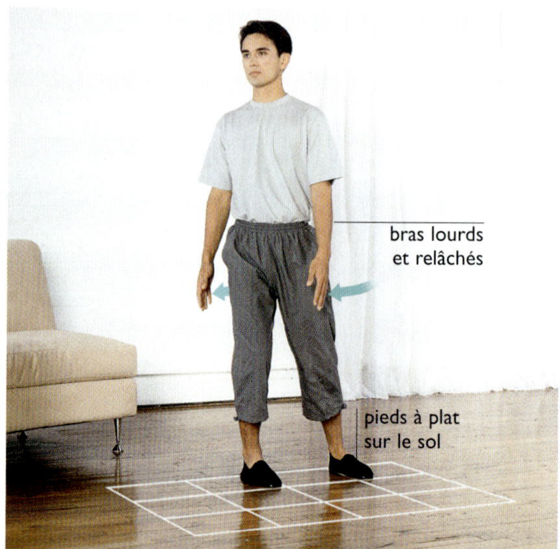
bras lourds et relâchés
pieds à plat sur le sol

1 Mettez-vous en ***position du cavalier***, les pieds écartés à la largeur des hanches, les genoux légèrement fléchis, les bras relâchés de chaque côté du corps. Pivotez en tournant le bassin et le torse à gauche, tout en transférant le poids du corps sur le pied gauche. Balancez simultanément les bras vers la gauche en décrivant un mouvement circulaire.

2 Pivotez en tournant le bassin et le torse à droite, tout en transférant le poids du corps sur le pied droit. Balancez simultanément les bras vers la droite en décrivant un mouvement circulaire. Répétez l'exercice 7 à 8 fois, puis remettez-vous en ***position du cavalier***, les bras le long du corps.

D'un coup d'œil

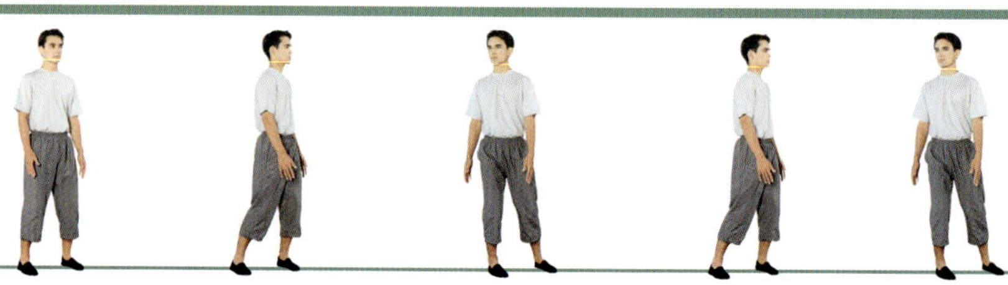

Bras le long du corps... Rotation à gauche... À droite... À gauche... À droite...

MARCHER/GLISSER

Tout comme le *Mouvement de l'ours,* cet exercice combine la rotation et l'enracinement sur la jambe d'appui dans un enchaînement naturel et fluide. Le mouvement de spirale descendante et ascendante s'apparente à l'action de lancer une balle.

BIENFAITS Assouplit les articulations ; améliore la coordination.

CONSEILS Variez la vitesse du mouvement. Pour sentir le qi jusque dans le bout des doigts, gardez les épaules détendues et les bras lourds.

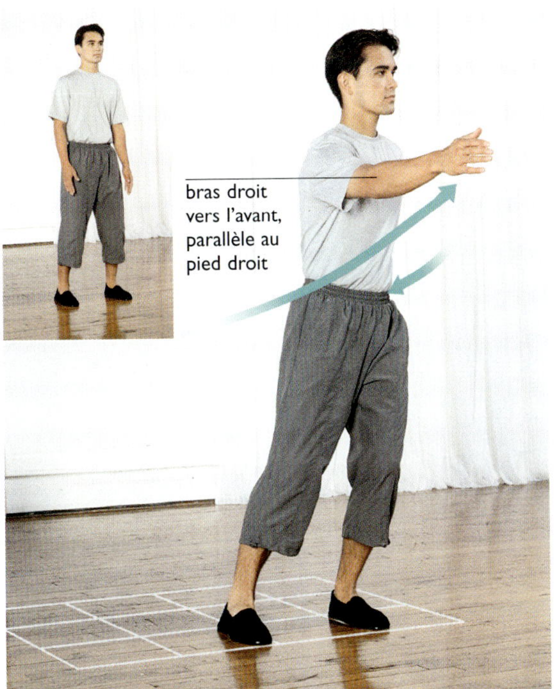
bras droit vers l'avant, parallèle au pied droit

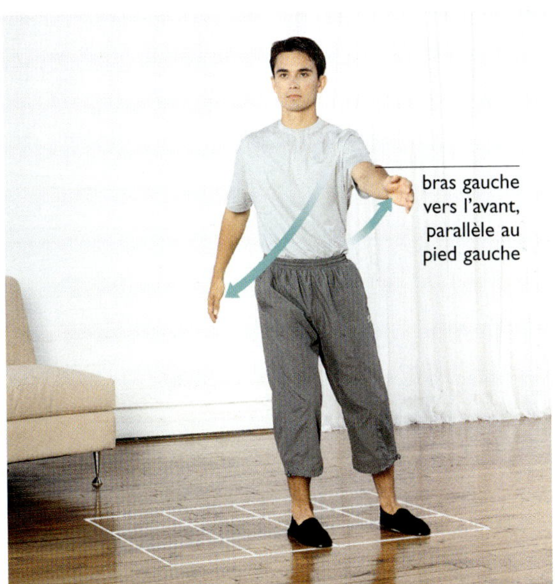
bras gauche vers l'avant, parallèle au pied gauche

1 Mettez-vous en ***position du cavalier,*** les pieds écartés à la largeur des hanches, les genoux souples, les bras relâchés le long du corps. Pivotez en tournant le bassin et le torse à gauche, tout en portant le poids du corps sur le pied gauche. En même temps, balancez le bras gauche en arrière et le bras droit en avant.

2 Pivotez en tournant le bassin et le torse à droite, tout en transférant le poids du corps sur le pied droit. Balancez simultanément le bras droit en arrière et le gauche en avant. Recommencez 7 à 8 fois, puis remettez-vous en ***position du cavalier,*** les bras le long du corps.

D'un coup d'œil

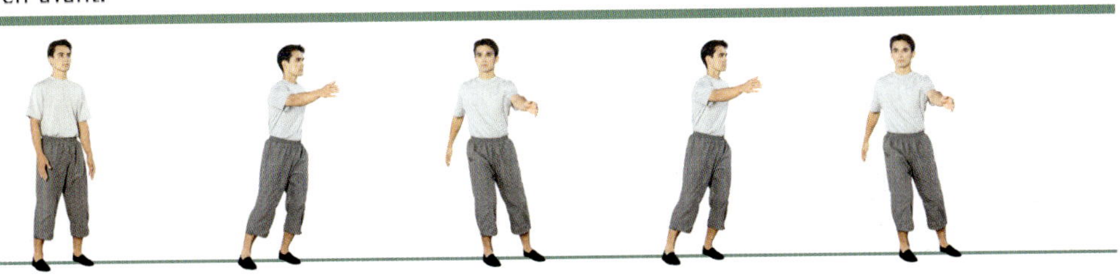

Bras le long du corps... Balancez en avant... En arrière... En avant... En arrière...

RECULER AVEC LE PLI TAÏ CHI

La rotation et le transfert du poids du corps sur le pied arrière crée un mouvement de spirale utilisé dans les arts martiaux pour battre en retraite. Faites de petits pas en arrière pour éviter de cambrer le dos et pour maintenir le corps centré et en équilibre.

BIENFAITS Assouplit les chevilles ; allonge les muscles des mollets ; améliore la flexibilité des hanches.

CONSEIL Pour vous aider à garder les pieds à plat sur le sol, concentrez-vous sur le bord externe du pied quand vous reculez.

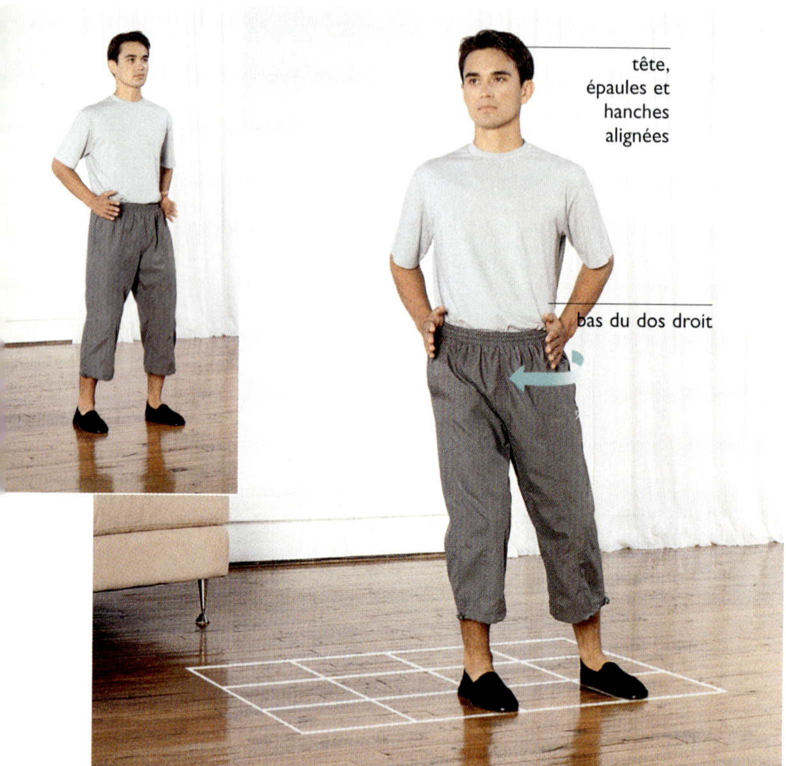
tête, épaules et hanches alignées
bas du dos droit

1 Mettez-vous en *position du cavalier*, les pieds écartés à la largeur des hanches, les genoux fléchis, les mains sur les hanches, les doigts pointés vers l'avant. Pivotez en tournant le bassin et le torse à droite, tout en transférant le poids du corps sur le pied droit.

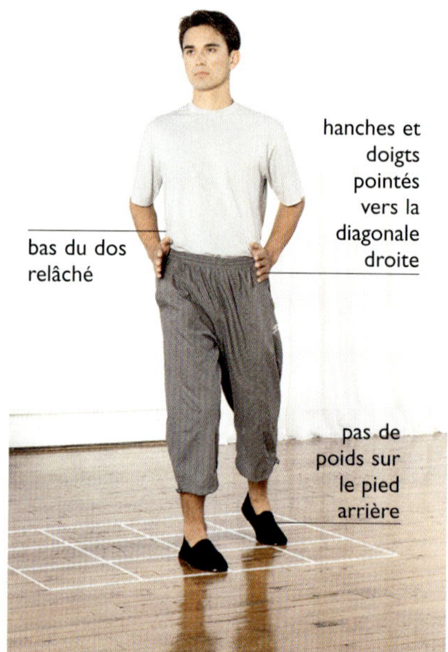
hanches et doigts pointés vers la diagonale droite
bas du dos relâché
pas de poids sur le pied arrière

2 En gardant tout le poids du corps sur le pied droit, faites un pas en arrière avec le pied gauche, en vous appuyant sur les orteils.

D'un coup d'œil

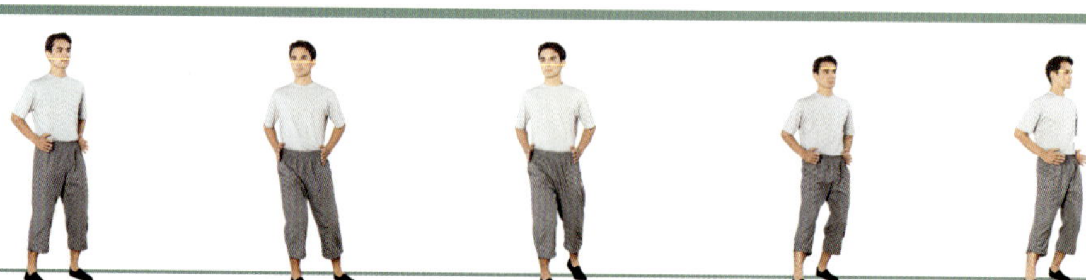

Poids du corps au centre... Pivotez à droite... Pas en arrière... Transférez votre poids/tournez... Pivotez à gauche...

3 Transférez tout le poids du corps sur le pied gauche, et tournez le bassin et le torse de face.

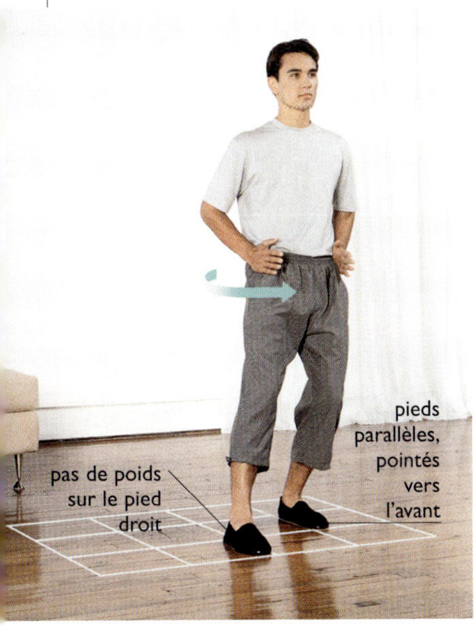

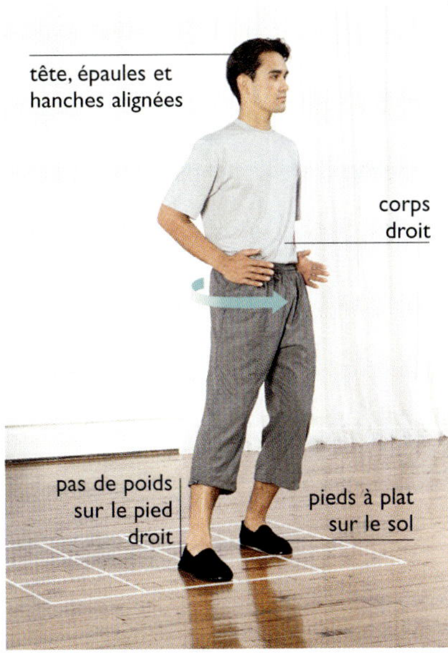

4 En gardant tout le poids sur le pied gauche, pivotez en tournant le bassin et le torse à gauche.

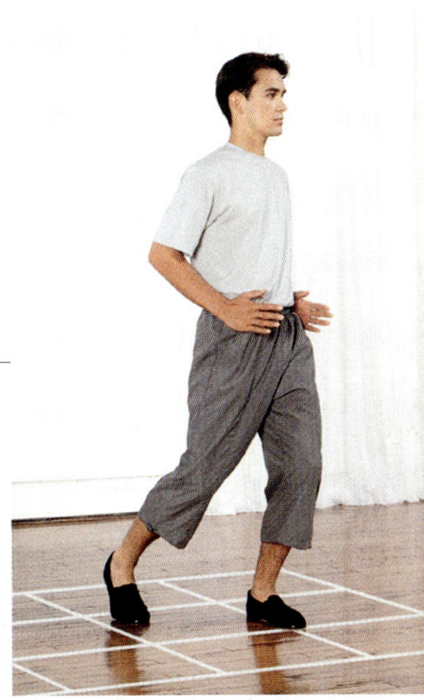

5 En gardant toujours le poids du corps sur le pied gauche, faites un pas en arrière avec le pied droit, en partant de la pointe du pied.

6 Transférez le poids du corps sur le pied droit, tout en ramenant le bassin et le torse de face. Continuez de reculer avec le ***Pli Taï Chi*** 3 ou 4 fois, jusqu'à ce que vous maîtrisiez le jeu de jambes. Enfin, retournez en ***position du cavalier***, les bras le long du corps.

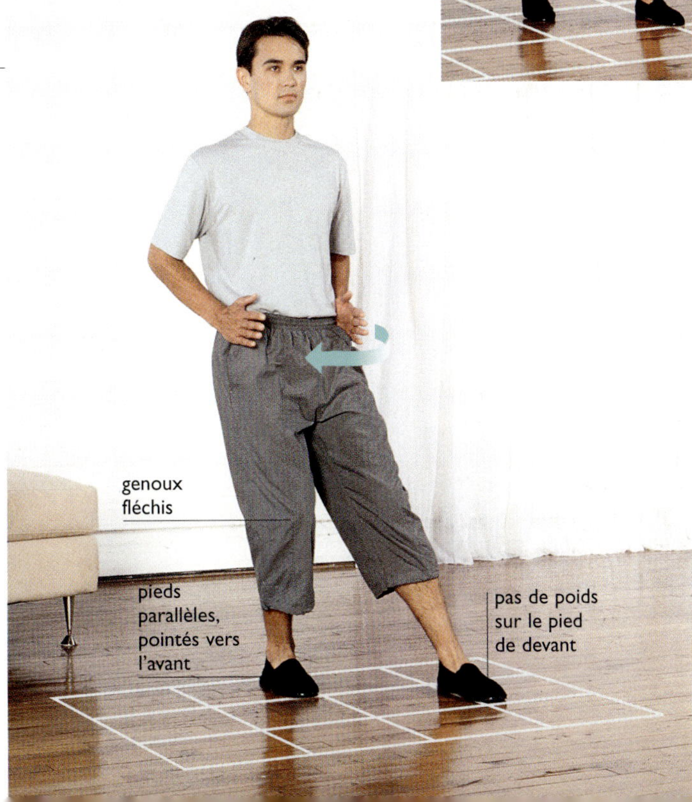

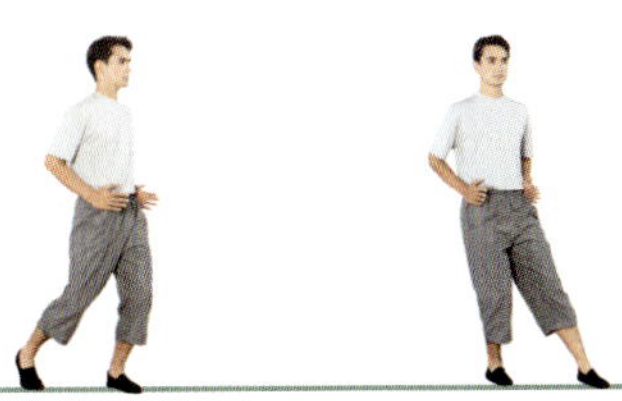

Pas en arrière...
Tournez vers le centre

PAS DE CÔTÉ AVEC LE PLI TAÏ CHI

Ce mouvement de transition vous apprendra à vous déplacer de côté tout en maintenant une base stable. Pensez à garder les pieds parallèles à plat sur le sol.

BIENFAITS Renforce les muscles de la partie extérieure des hanches et des jambes ; fortifie et assouplit les chevilles.

CONSEILS Pour vous aider à garder les pieds à plat sur le sol, concentrez-vous sur le bord externe du pied quand vous avancez ; entraînez-vous à faire glisser vos pieds sur les côtés.

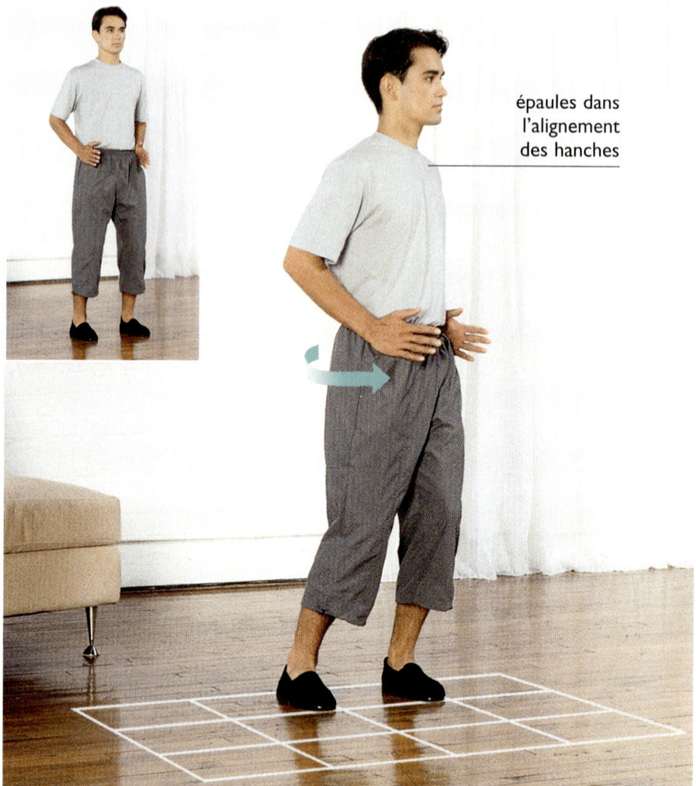
épaules dans l'alignement des hanches

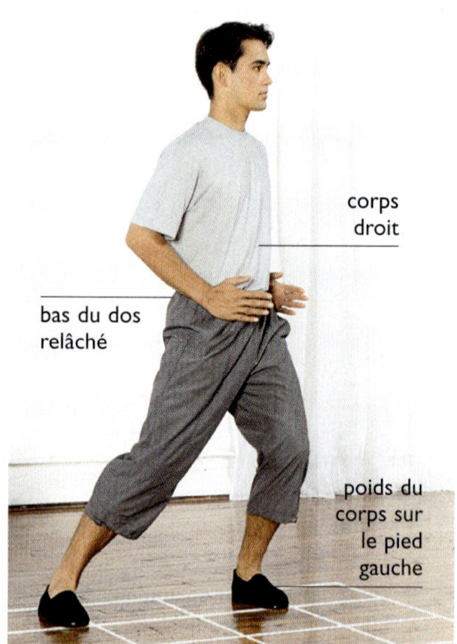
corps droit
bas du dos relâché
poids du corps sur le pied gauche

1 Vous êtes en ***position du cavalier***, les pieds écartés à la largeur des hanches, les genoux fléchis, les mains posées sur les hanches. Transférez le poids du corps sur le pied gauche, tout en pivotant et en tournant le bassin et le torse à gauche.

2 Faites un pas de côté à droite, les pieds toujours parallèles, mais écartés d'une distance supérieure à la largeur des hanches.

D'un coup d'œil

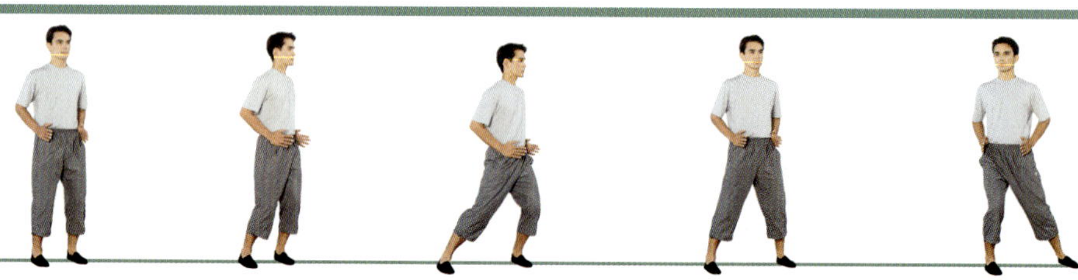

Poids du corps au centre...Pivotez à gauche...Pas de côté... Ramenez poids au centre...Pivotez à droite...

3 Ramenez le poids du corps au centre tout en tournant le bassin et le torse de face.

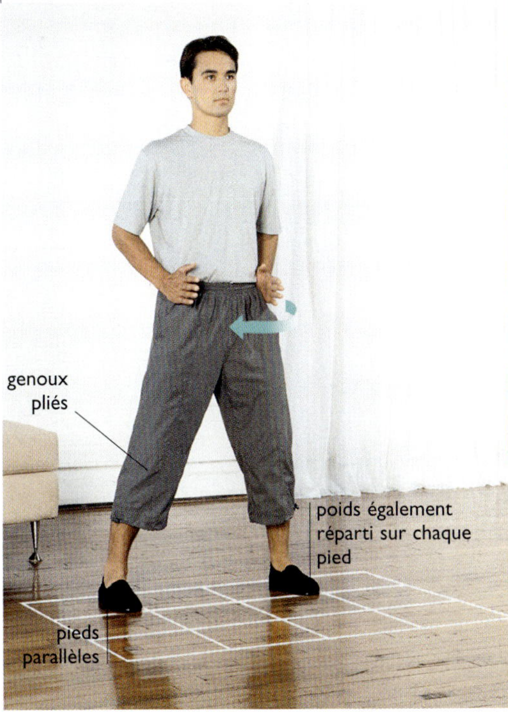

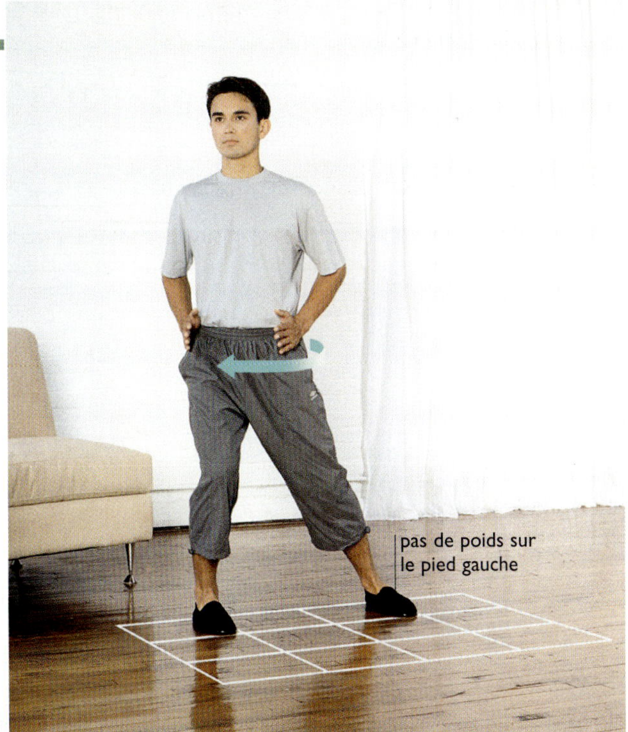

4 Transférez le poids du corps sur le pied droit, tout en pivotant et en tournant le bassin et le torse à droite.

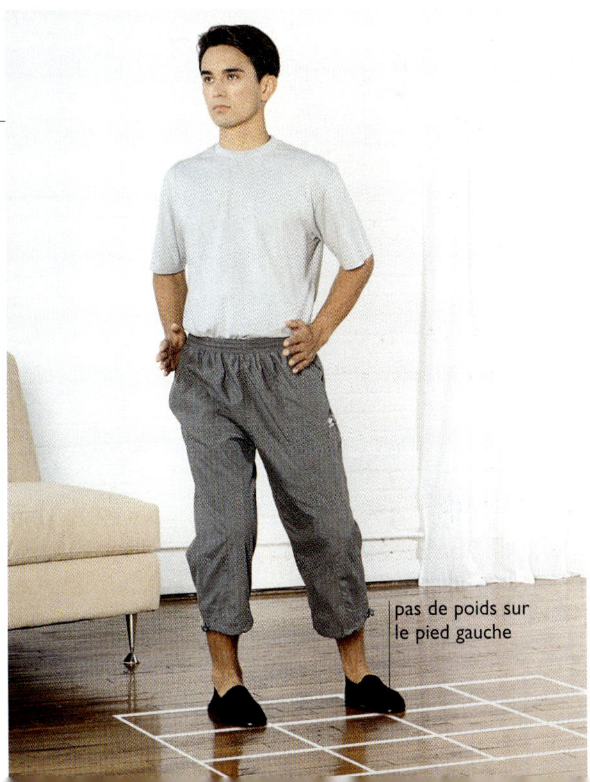

5 Restez tourné vers la droite, et rapprochez le pied gauche pour que les deux pieds soient parallèles, écartés de la largeur des hanches. Puis ramenez le poids du corps au centre en tournant le bassin et le torse de face. Répétez l'exercice 3 ou 4 fois, ou même plus, puis entraînez-vous du côté droit. Enfin, retournez à la ***position du cavalier***, les bras le long du corps.

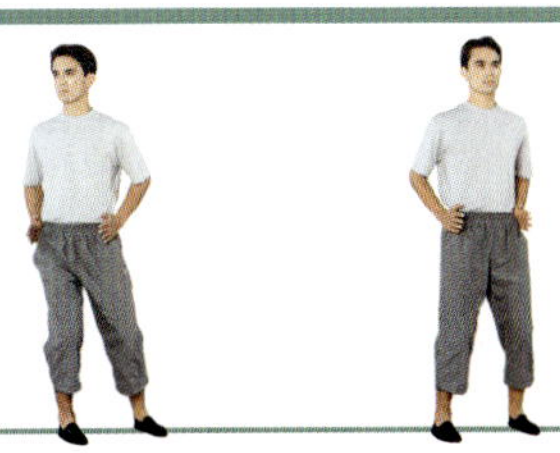

Ramenez pied gauche...
Revenez au centre...

DE LA POSITION DU CAVALIER AU PAS CARRÉ

Le *Pli Taï Chi* est ici utilisé pour changer de direction et se déplacer entre deux positions taï chi classiques. En pivotant avec le Pli et s'enracinant sur la jambe d'appui, sentez le mouvement en spirale qui entraîne la rotation du torse. Gardez bien les genoux fléchis pendant tout l'exercice.

BIENFAITS Entraîne à maintenir le corps aligné et à garder l'équilibre dans le mouvement *Pli Taï Chi* (*voir pp. 54-55*).

CONSEILS Détendez-vous ; respirez profondément ; gardez le corps à la verticale et le bassin relâché ; entraînez-vous à combiner cet exercice avec le mouvement *Du Pas carré à la position du cavalier* (*voir pp. 80-81*).

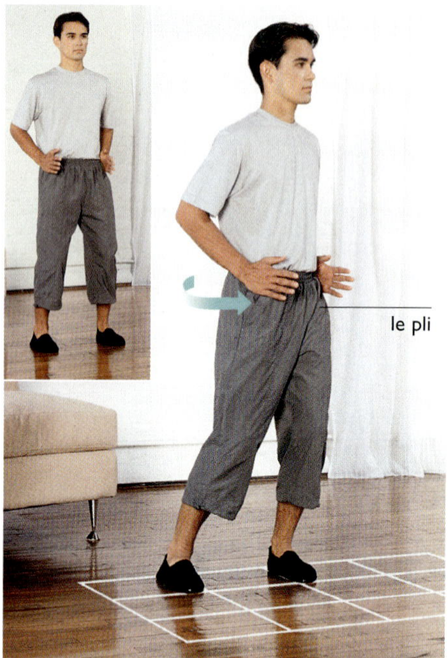
le pli

1 Mettez-vous en ***position du cavalier***, les pieds écartés à la largeur des hanches, les genoux fléchis, les mains sur les hanches, et les doigts pointés vers l'avant. Transférez le poids du corps sur le pied gauche, tout en pivotant et en tournant le bassin et le torse à gauche.

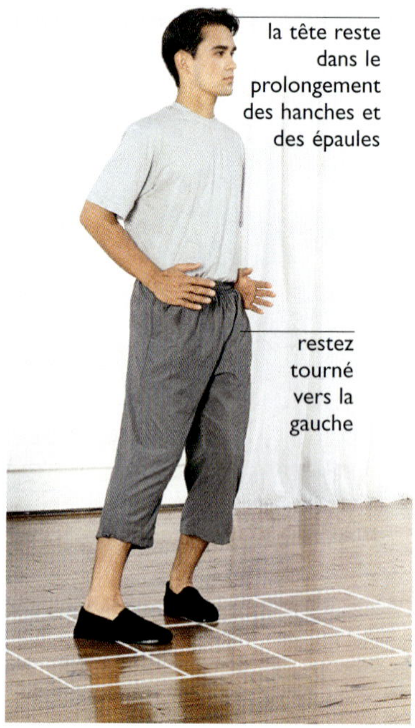
la tête reste dans le prolongement des hanches et des épaules
restez tourné vers la gauche

2 En gardant tout le poids du corps sur le pied gauche, faites un pas en avant avec le pied droit, et tournez-le de 45° vers l'intérieur.

D'un coup d'œil

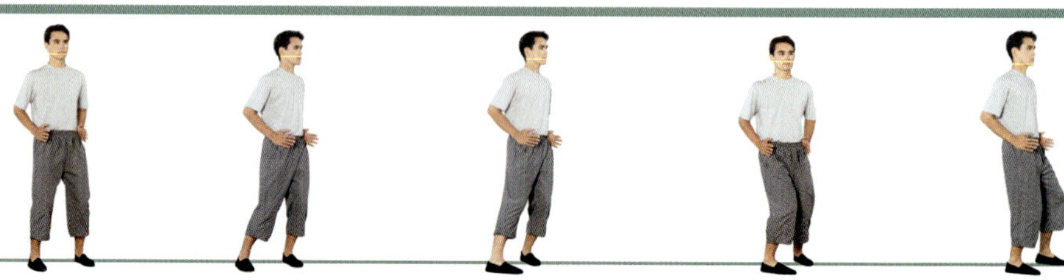

Poids du corps au centre... Pivotez à gauche... Pas en avant... Pivotez à droite... Tournez vers le centre...

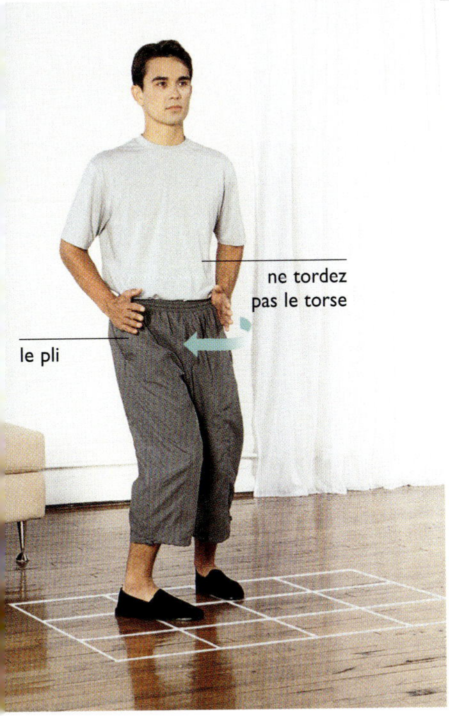
ne tordez pas le torse
le pli

3 Transférez le poids du corps sur le pied droit, tout en pivotant et en tournant le bassin et le torse à droite.

4 En gardant le poids du corps sur le pied droit, tournez le bassin et le torse dans la même direction que le pied droit, en pivotant sur l'avant du pied gauche. Puis faites un pas en avant avec le pied gauche pour vous mettre en position *Pas carré arrière*.

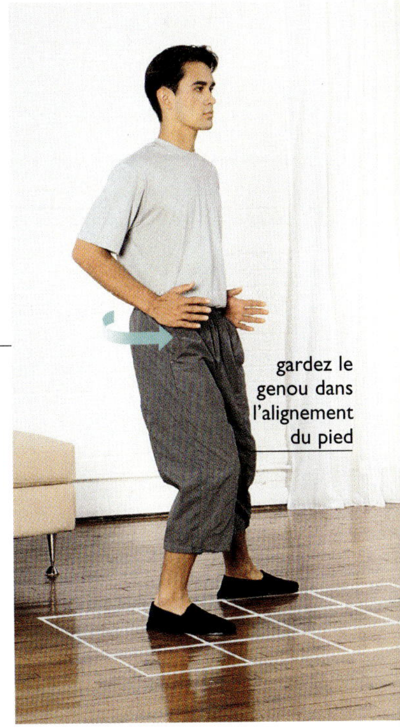
gardez le genou dans l'alignement du pied

5 Transférez 70 % du poids du corps vers l'avant sur le pied gauche. Simultanément, tournez le bassin et le torse dans la même direction que le pied gauche pour vous mettre en *Pas carré avant*. Recommencez 3 ou 4 fois. Puis exercez-vous de l'autre côté, en commençant par pivoter à droite. Enfin, ramenez les pieds parallèles et reposez-vous.

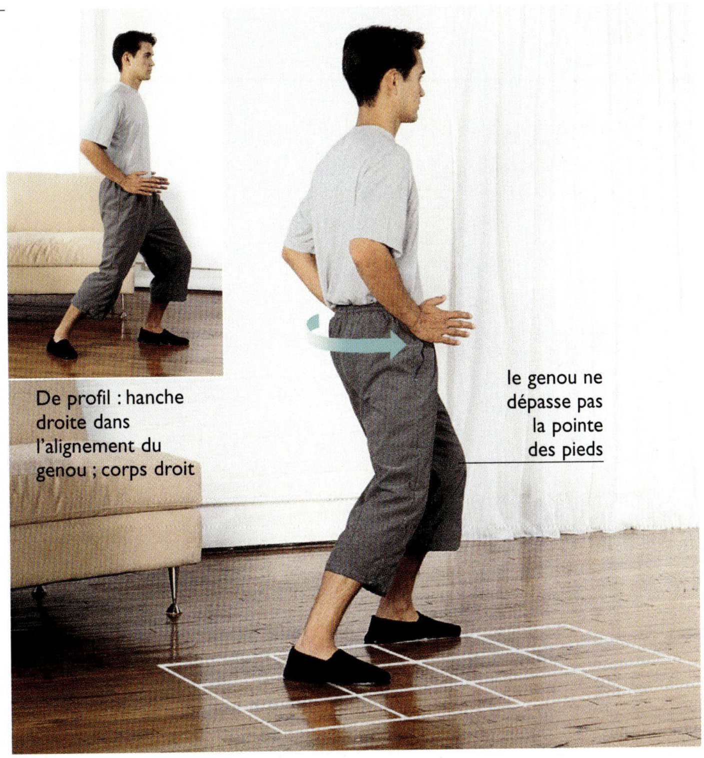
De profil : hanche droite dans l'alignement du genou ; corps droit
le genou ne dépasse pas la pointe des pieds

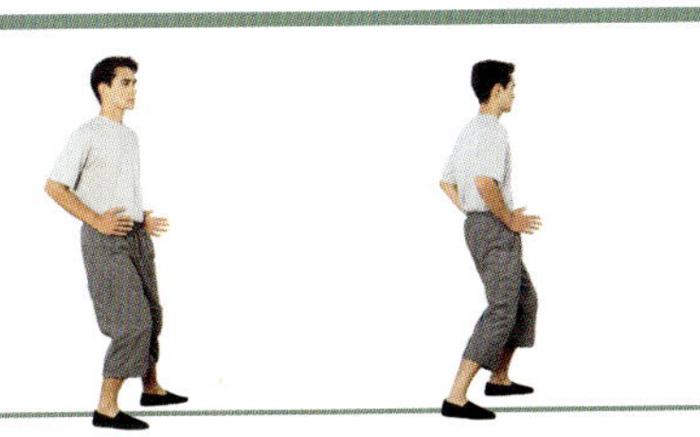

Pas en avant...
Transférez votre poids/Tournez

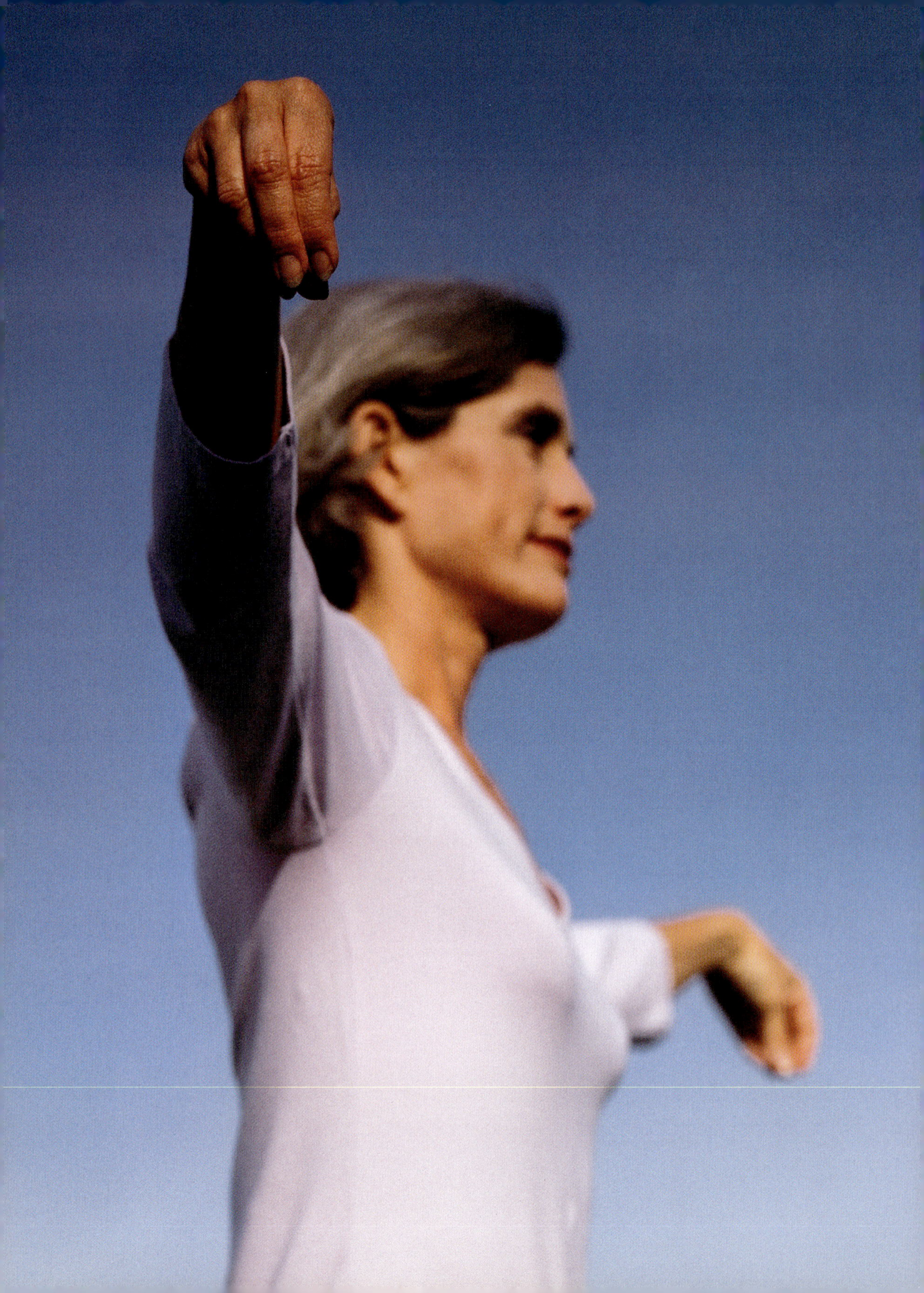

MOUVEMENTS DE BASE

TROISIÈME PARTIE

Basés sur les acquis des deux premières parties, ces exercices sont les plus complexes en matière d'équilibre et de coordination. Ils préparent aux mouvements développés dans la troisième partie de la Forme, d'une difficulté encore supérieure.

Vous apprendrez ici à vous mouvoir en ouvrant grand les bras tout en tenant en équilibre sur une jambe, et à explorer le mouvement à partir de positions amples et solides. Entraînez-vous à être à la fois enraciné dans le sol, flexible et fluide.

N'oubliez pas que vous pouvez travailler les trois parties des Mouvements de base et les pratiquer comme un enchaînement à part entière.

LEVER DE GENOU

Les arts martiaux utilisent ce mouvement pour frapper. Entraînez-vous à garder le genou levé aussi longtemps que possible, puis essayez avec l'autre jambe. Pensez à maintenir les épaules et les hanches droites tout au long de l'exercice.

BIENFAITS Améliore l'équilibre ; muscle les cuisses ; assouplit les hanches et les chevilles ; renforce les mollets.

CONSEIL Détendez vos jambes : debout, agrippez votre cuisse par-dessous et levez-la. Tenez la position, puis laissez-la retomber.

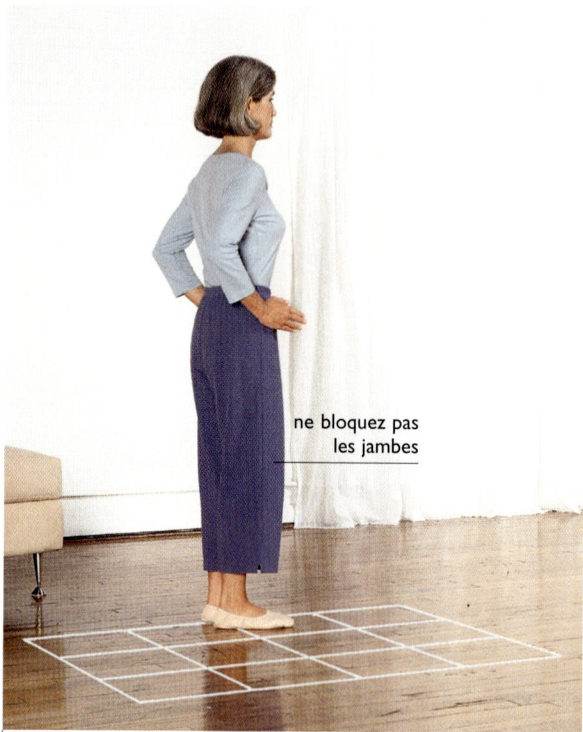
ne bloquez pas
les jambes

1 Tenez-vous droit, les talons réunis, les pointes de pied tournées vers l'extérieur en forme de V, et les genoux souples. Posez les mains sur les hanches.

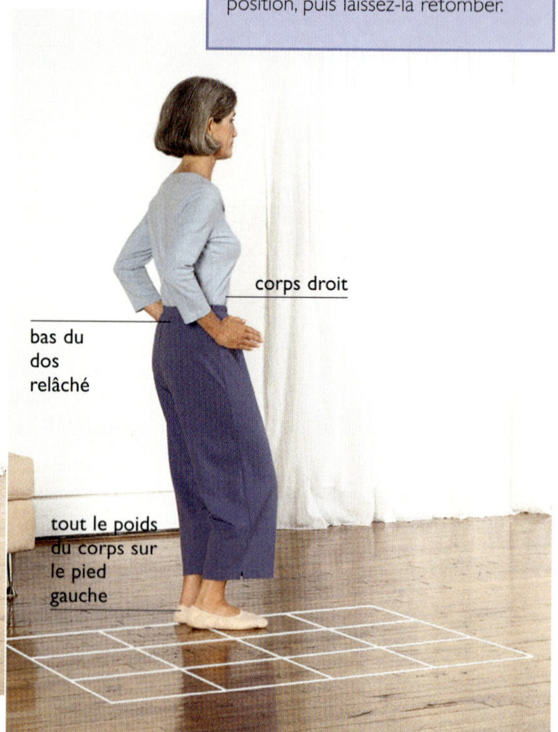
corps droit
bas du dos relâché
tout le poids du corps sur le pied gauche

2 Pliez les genoux, et transférez le poids du corps sur le pied gauche tout en soulevant légèrement le talon droit du sol.

D'un coup d'œil

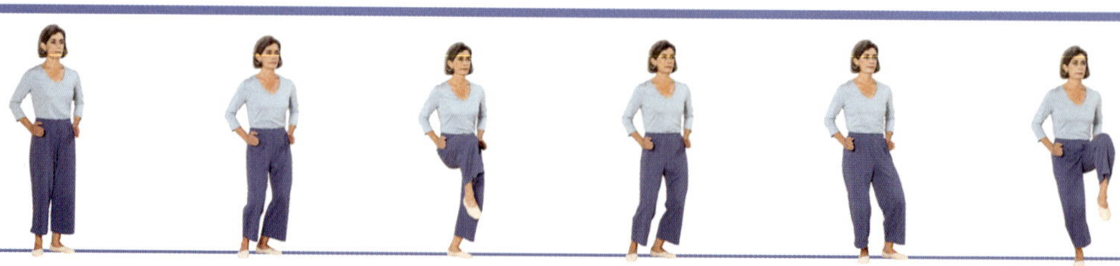

Poids du corps au centre...Transférez à gauche...Levez le genou...Baissez-le... Poids du corps à droite...Levez le genou...

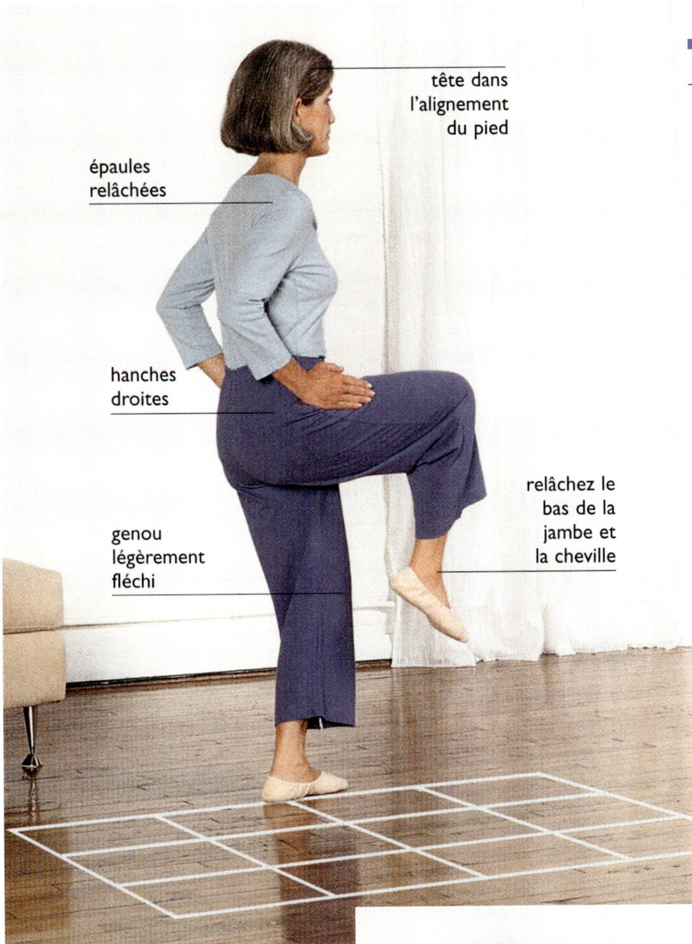
tête dans
l'alignement
du pied
épaules
relâchées
hanches
droites
relâchez le
bas de la
jambe et
la cheville
genou
légèrement
fléchi

3 Levez le genou droit devant vous, à hauteur des hanches. Gardez les mollets et les chevilles détendus – laissez pendre le bas de la jambe. Si vous avez du mal à tenir en équilibre, abaissez la jambe droite et posez les orteils sur le sol pour vous stabiliser.

RAPPEL

- **Tenez-vous droit.** Ne vous penchez pas en arrière ou sur le côté, et ne vous déhanchez pas, vous risqueriez de perdre l'équilibre.
- **Gardez** la jambe d'appui pliée pour éviter de vous tordre le genou.

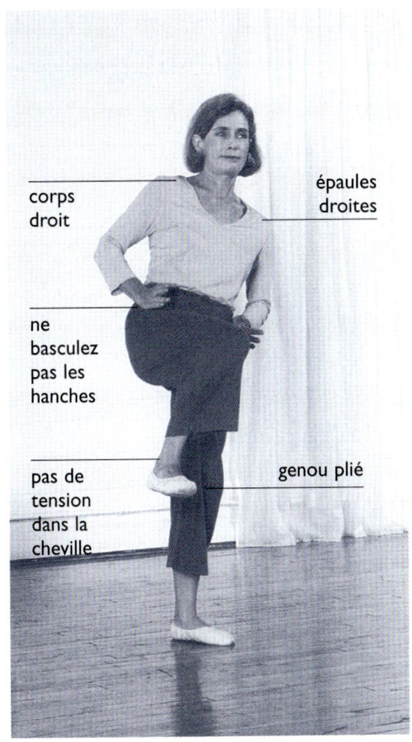

4 Descendez doucement la jambe et remettez-vous dans la position de départ, les pieds en forme de V. Puis portez le poids du corps sur le pied droit, et recommencez l'exercice de l'autre côté. Répétez 3 ou 4 fois sur chaque jambe, puis retournez à la position de départ.

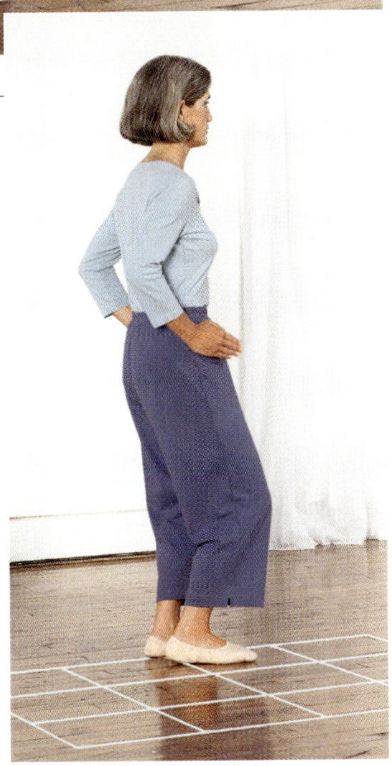

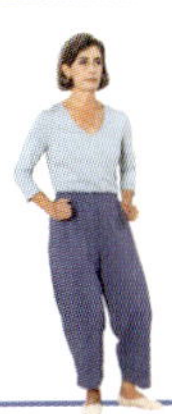

Baissez le genou...

LE VOL DE LA GRUE

Ce mouvement gracieux s'obtient en tenant en équilibre sur un pied tout en transférant continuellement le poids du corps. Il associe le *Lever de genou* à une gestuelle des bras similaire à *L'envol de la grue*. La clé pour le réussir est de rester stable et fluide tout au long du mouvement, particulièrement lorsque vous portez le poids du corps sur la jambe d'appui. Exercez-vous à synchroniser la respiration avec les mouvements de bras.

BIENFAITS Assouplit les épaules et muscle les bras ; développe la coordination ; favorise la diffusion du qi grâce à la synchronisation de la respiration avec des mouvements souples.

CONSEIL Imaginez que vous volez gracieusement au-dessus des nuages, telle une grue.

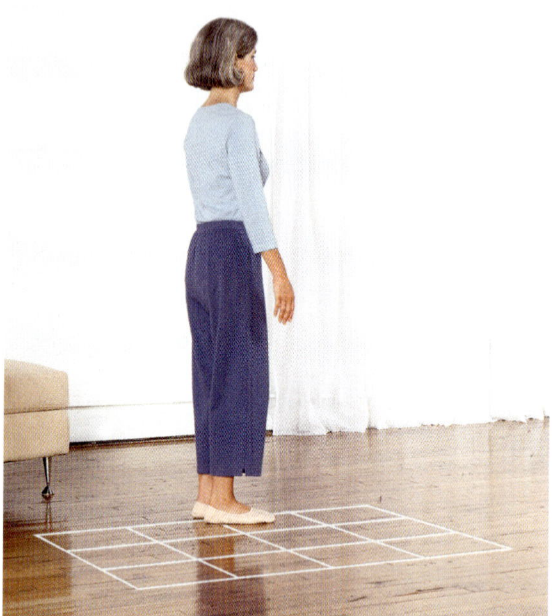

1 Tenez-vous droit, les talons réunis, les doigts de pied tournés vers l'extérieur en forme de V, et les genoux souples. Les bras sont relâchés de chaque côté du corps. Respirez lentement et profondément.

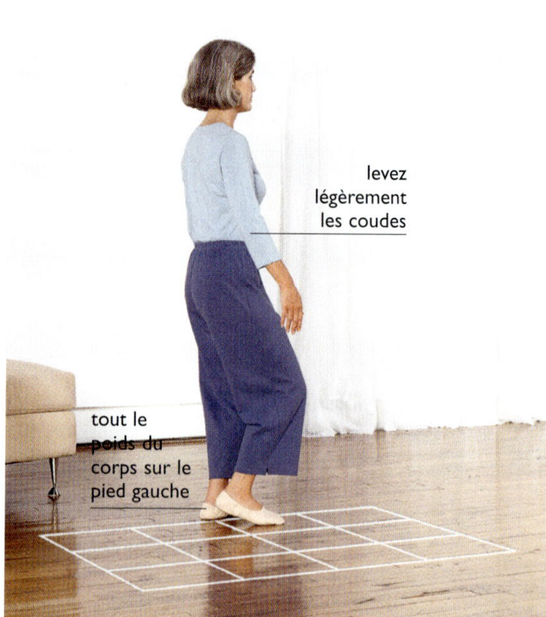

2 En expirant, pliez les genoux, transférez tout le poids du corps sur le pied gauche, et soulevez légèrement le talon droit du sol. Commencez simultanément à lever les coudes sur les côtés.

D'un coup d'œil

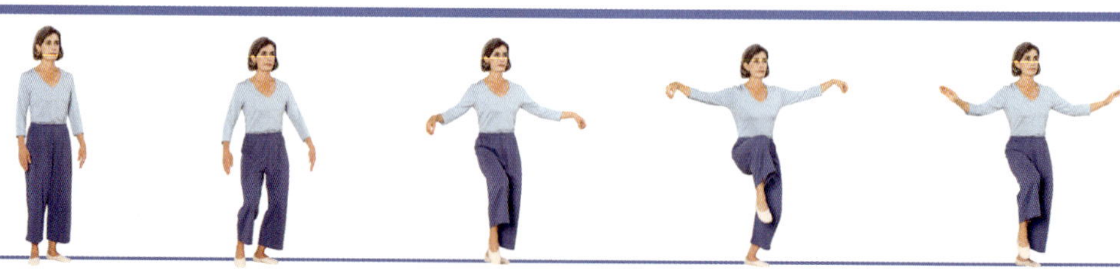

Respirez naturellement..........Expirez.........Inspirez en levant les bras...

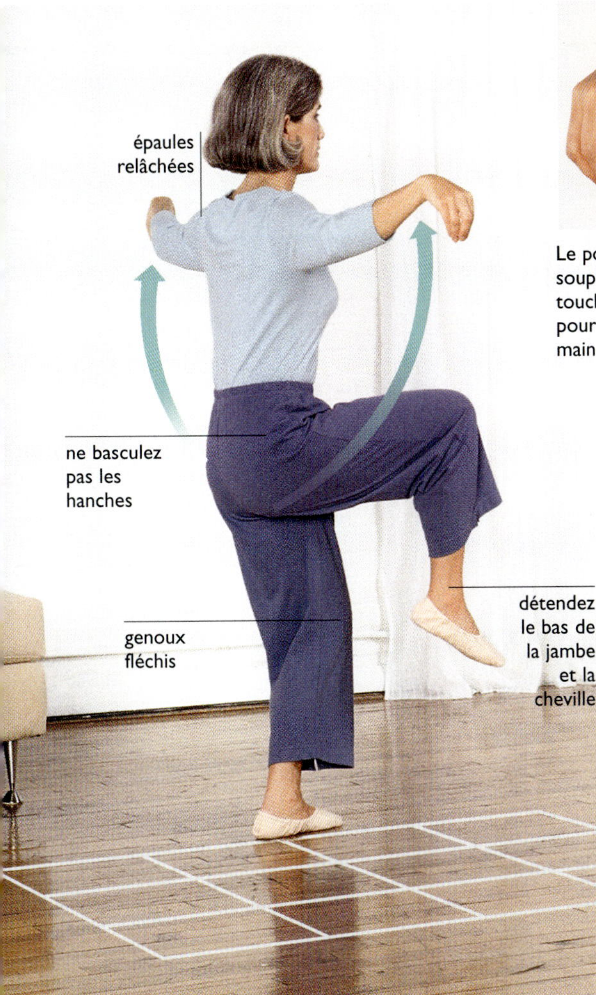
épaules relâchées
ne basculez pas les hanches
genoux fléchis
détendez le bas de la jambe et la cheville

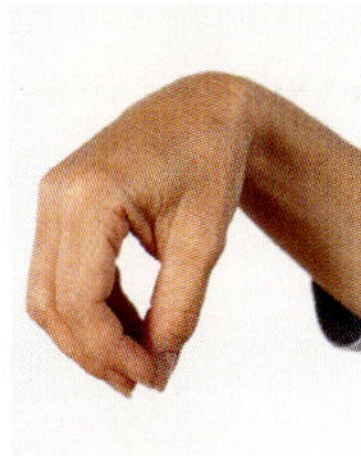

Le poignet est souple, les doigts touchent le pouce pour former la main *Bec de grue*.

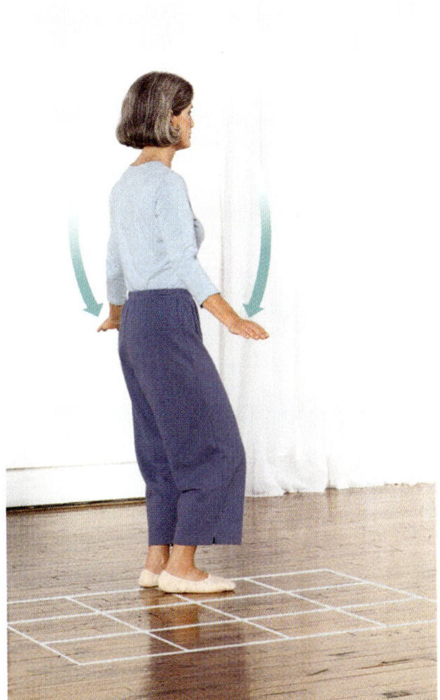

3 Levez le genou droit devant vous, à hauteur des hanches, en gardant le bas de la jambe et la cheville détendus. Sur l'inspiration, levez les bras sur les côtés au niveau des épaules, en partant des poignets, et positionnez les mains en *Bec de grue*. Si vous avez du mal à tenir en équilibre, abaissez la jambe droite et posez les orteils sur le sol pour vous stabiliser.

4 Sur l'expiration, descendez doucement le pied droit et les bras, en partant du poignet, pour retrouver la position de départ. Transférez ensuite le poids du corps sur le pied droit et recommencez de l'autre côté. Répétez 3 ou 4 fois l'exercice sur chaque jambe, puis remettez-vous dans la position du début.

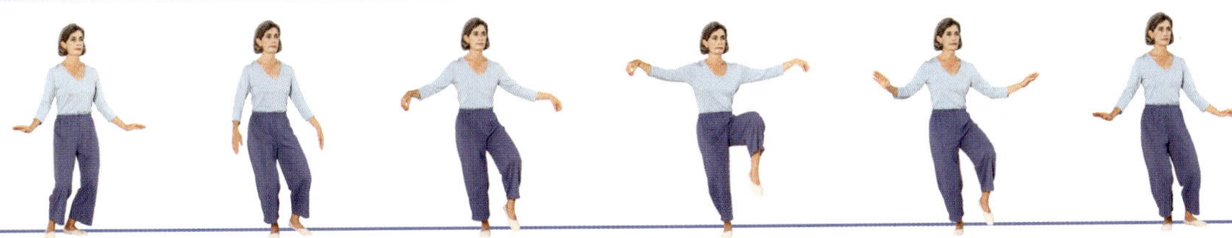

Expirez en les descendant......Inspirez en les levant.....Expirez en les descendant

COUP DE PIED

Ce coup de pied en diagonale fait appel à la force des jambes et à la souplesse des hanches. Pensez à lever la jambe et le pied dans le même élan. Entraînez-vous à tenir cette position aussi longtemps que vous le pouvez. Prenez garde à ce que les hanches soient bien droites durant tout l'exercice.

BIENFAITS Améliore la flexibilité des hanches et des muscles de l'aine ; développe l'équilibre ; fortifie les jambes et les hanches.

CONSEIL Si vous ne tenez pas en équilibre, prenez appui sur un mur ou une chaise pour vous stabiliser, ou bien baissez la jambe qui exécute le coup de pied, en posant les orteils sur le sol.

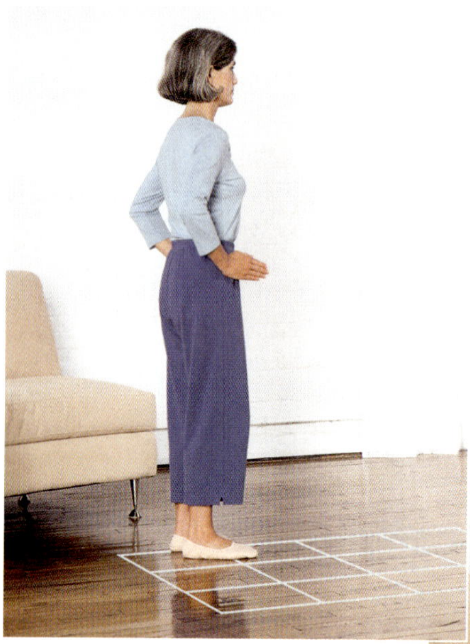

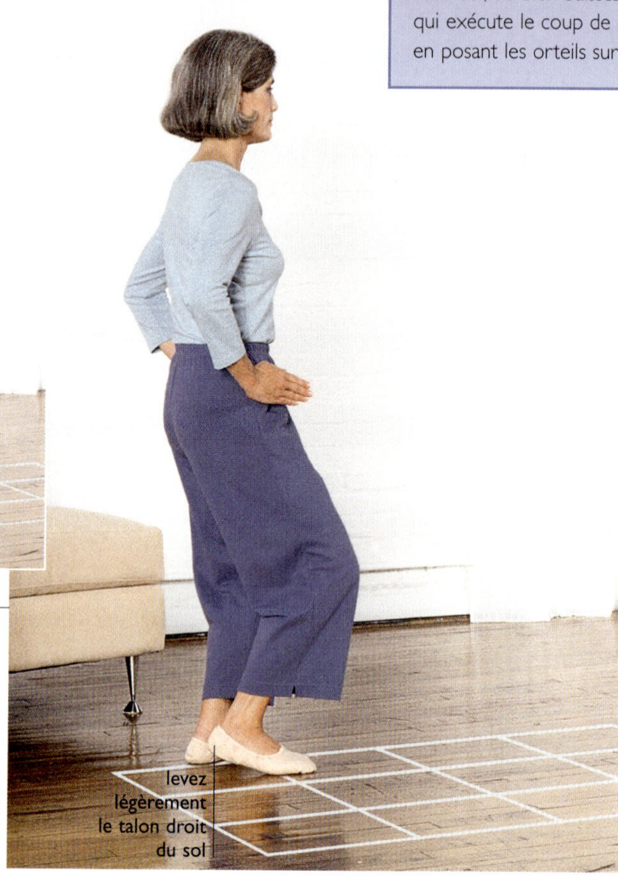

1 Tenez-vous droit, les talons réunis, les pointes de pied tournées vers l'extérieur en forme de V, et les genoux souples. Posez les mains sur les hanches. Puis pliez les genoux et transférez tout le poids du corps sur le pied gauche.

D'un coup d'œil

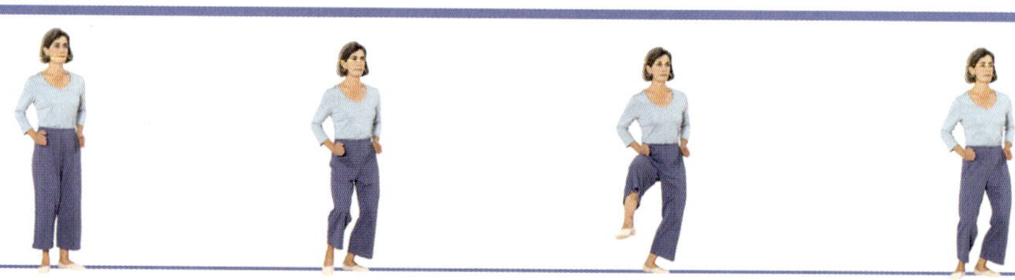

Poids du corps au centre... Transférez votre poids à gauche... Levez la jambe... Baissez la jambe...

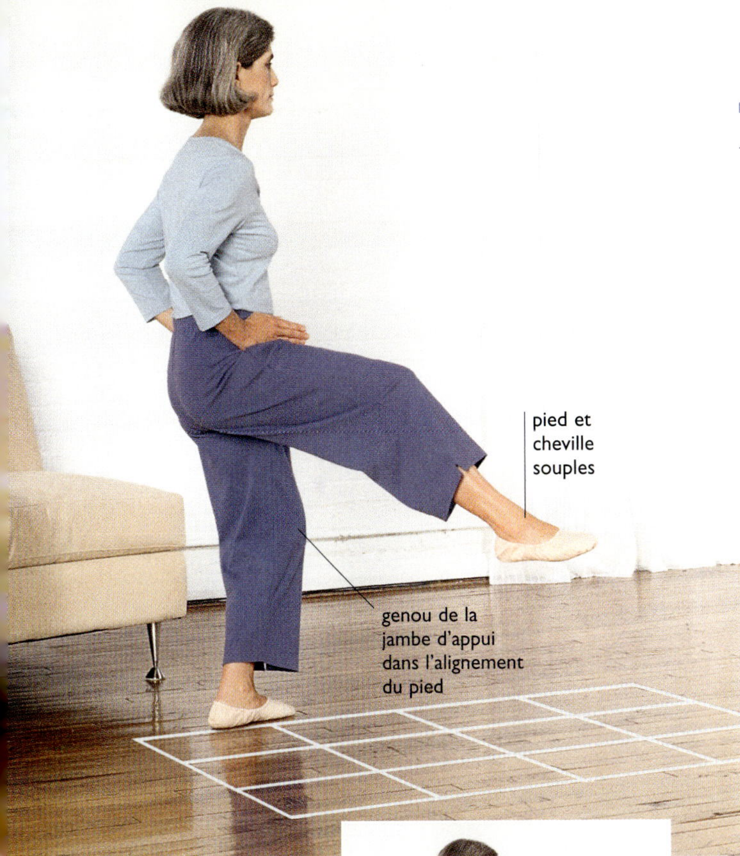
pied et
cheville
souples
genou de la
jambe d'appui
dans l'alignement
du pied

2 En gardant le genou gauche fléchi, levez le pied droit dans la diagonale droite, jusqu'à ce que le genou soit au niveau des hanches, les chevilles détendues. Gardez le corps à la verticale et assurez-vous que les hanches sont droites et qu'elles sont positionnées de face. Si vous avez du mal à tenir en équilibre, abaissez la jambe droite et posez les orteils sur le sol pour vous stabiliser.

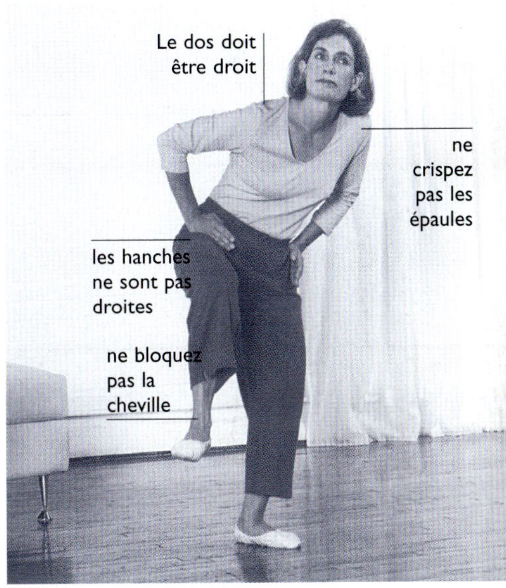
Le dos doit
être droit
ne
crispez
pas les
épaules
les hanches
ne sont pas
droites
ne bloquez
pas la
cheville

3 Descendez lentement la jambe droite et remettez-vous dans la position de départ, les pieds en forme de V. Puis transférez le poids du corps sur le pied droit, et répétez l'exercice de l'autre côté. Recommencez 3 ou 4 fois sur chaque jambe, puis replacez-vous dans la position de départ.

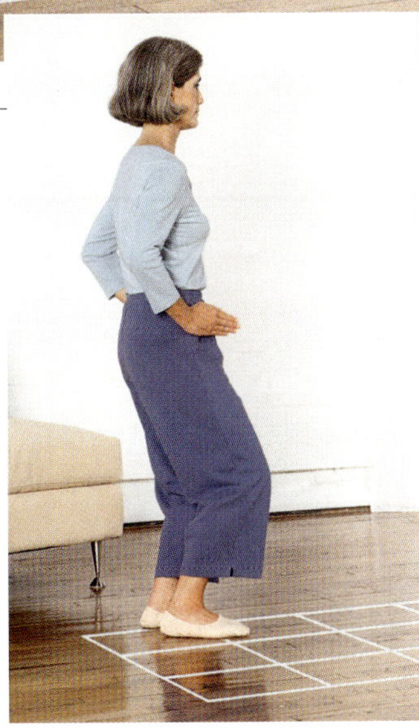

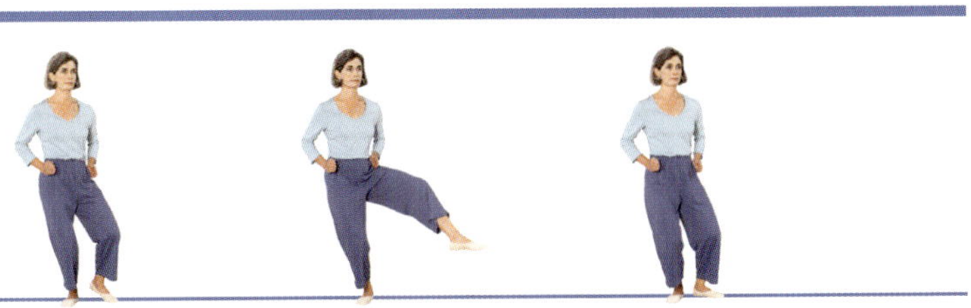

Transférez votre poids à droite...
Levez la jambe...Baissez-la...

RAPPEL

- **Gardez** le corps droit, la tête, les épaules et les hanches alignées, et le dos droit. Aidez-vous des mains pour vérifier le positionnement des hanches.
- **Ne vous penchez** pas en avant.
- **Détendez** le cou et les épaules.
- **N'inclinez pas** la tête.
- **Relâchez** la cheville et le bas de la jambe qui frappe.

LA DANSE DE LA GRUE

Cet exercice allie le *Coup de pied* au mouvement des bras de *Rassembler les étoiles*. Entraînez-vous à tenir les positions du début et de la fin, puis enchaînez les mouvements de manière continue.

BIENFAITS Ouvre la poitrine et améliore la posture du corps ; développe l'équilibre ; les mouvements de bras sont bénéfiques pour le système cardio-vasculaire ; la coordination de la respiration et des gestes procure un bien-être émotionnel.

CONSEILS Coordonnez la respiration au mouvement : inspirez quand vous ouvrez, expirez quand vous fermez. En même temps, concentrez-vous sur les paumes de mains et les doigts, car cela augmente la circulation du qi dans le corps.

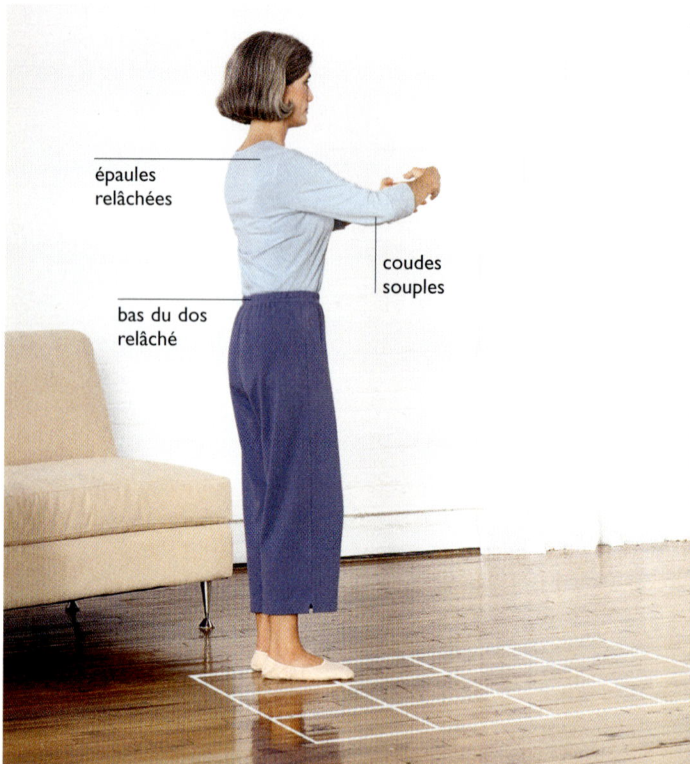

1 Tenez-vous droit, les talons joints, les pointes de pied tournées vers l'extérieur en forme de V, et les genoux souples. Levez les bras devant vous, comme si vous teniez un gros ballon, les doigts et les pouces se font face dans la position *Tenir la lune* (*voir p. 23*). Respirez lentement et profondément.

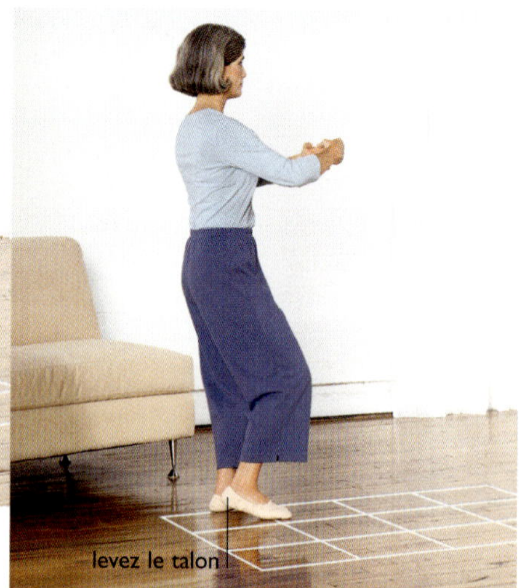

2 En expirant, pliez les genoux et transférez tout le poids du corps sur le pied gauche.

D'un coup d'œil

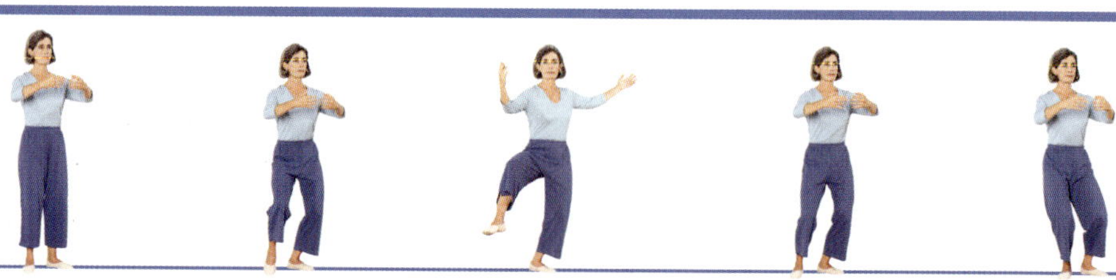

Respirez naturellement...Expirez...Inspirez en ouvrant.......Expirez en fermant..

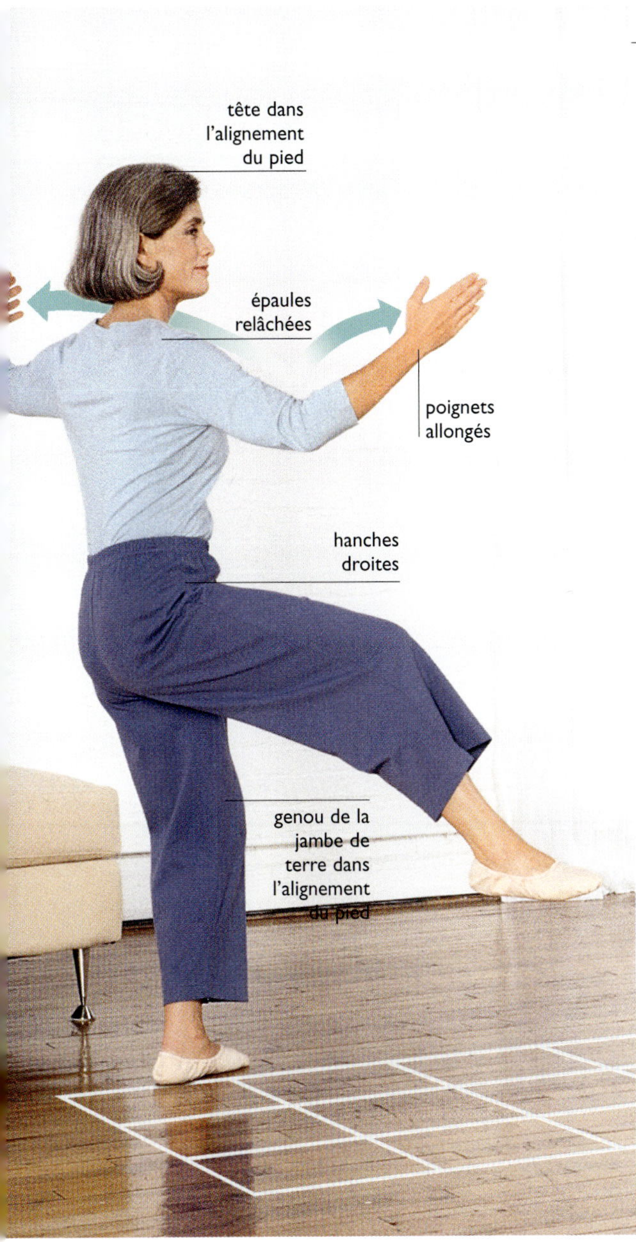
tête dans
l'alignement
du pied
épaules
relâchées
poignets
allongés
hanches
droites
genou de la
jambe de
terre dans
l'alignement
du pied

3 Gardez le genou gauche fléchi, et inspirez en levant le pied droit dans la diagonale droite, le genou à hauteur des hanches, les chevilles souples. En même temps, ouvrez les bras et tournez légèrement la tête vers la droite. Si vous avez du mal à tenir en équilibre, baissez le genou droit et posez les orteils sur le sol.

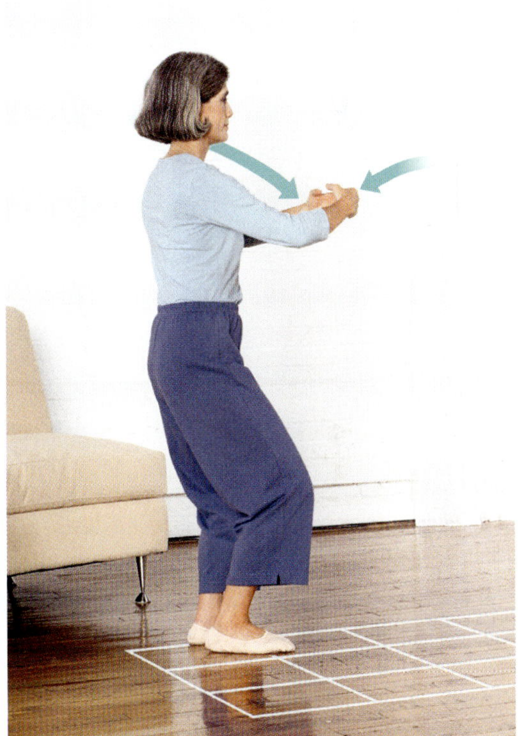

4 En expirant, baissez lentement la jambe droite, retrouvez la position de départ, les pieds en forme de V, et ramenez les bras dans la position *Tenir la lune*. Puis transférez le poids du corps sur le pied droit et répétez l'exercice de l'autre côté. Recommencez 3 ou 4 fois de chaque côté, puis remettez-vous dans la position de départ.

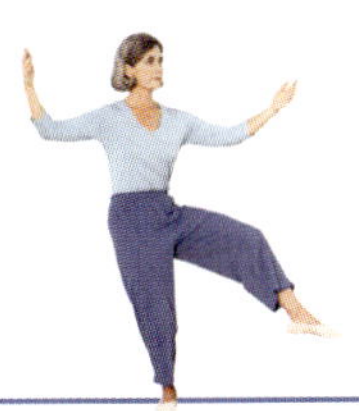
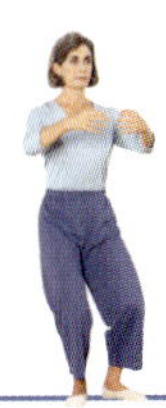

........Inspirez...............Expirez...

PAS CARRÉ AVEC LE PLI

Dans ce mouvement, vous apprenez à combiner la base solide de la position *Pas carré* et le mouvement de propulsion du *Pli Taï Chi*, un schéma caractéristique du taï chi. Il faut transférer le poids du corps en tournant simultanément le bassin et le torse.

BIENFAITS Identiques à ceux du *Pas carré* (*voir pp. 46-47*) et du *Pli Taï Chi* (*voir pp. 54-55*). Assouplit et muscle les hanches et les jambes ; améliore l'équilibre du corps à partir d'une position ample.

CONSEIL Gardez les genoux fléchis et le corps à la même hauteur tout au long du mouvement.

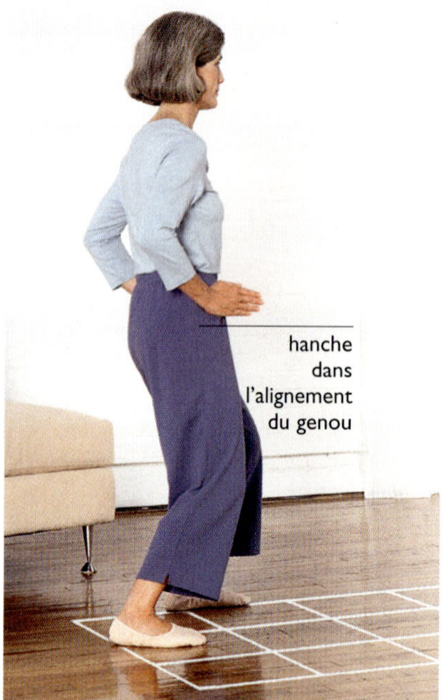

1 Mettez-vous en *Pas carré avant*, en transférant 70 % du poids du corps vers l'avant sur le pied gauche. Le pied droit (arrière) est tourné de 45° vers l'extérieur. Le bassin est dans la direction du pied de devant. Posez les mains sur les hanches.

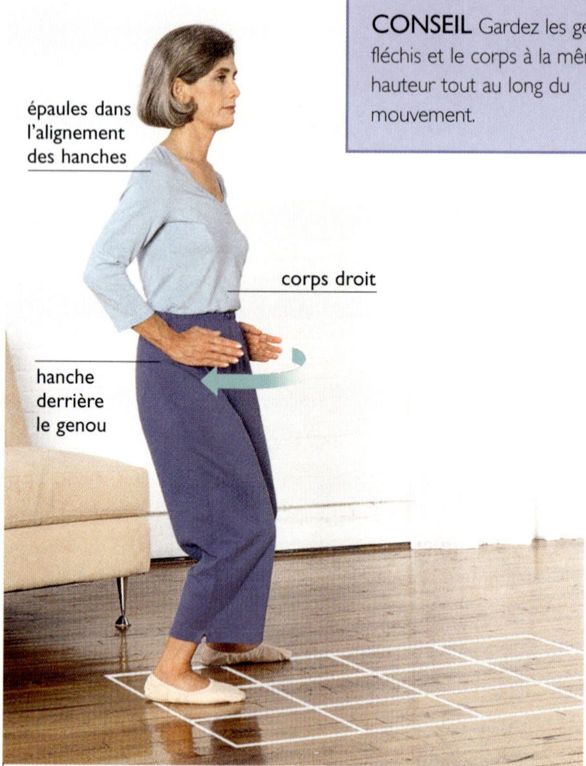

2 Transférez le poids du corps en arrière sur le pied droit, et pivotez simultanément à droite en tournant le bassin et le torse vers la jambe droite arrière. Vous avez fait le mouvement *Pas carré avec le Pli.*

D'un coup d'œil

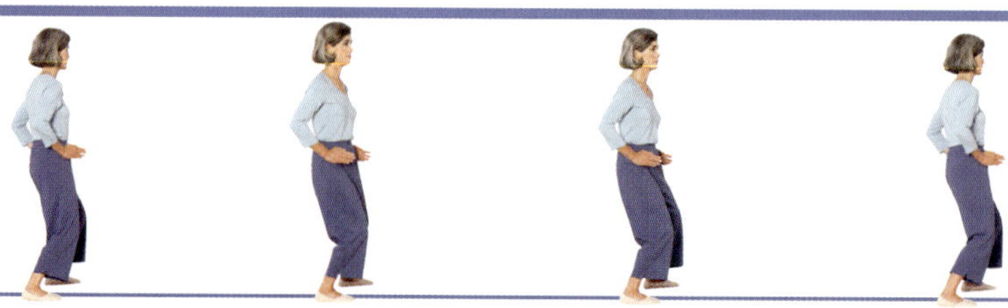

Poids du corps en avant...Pivotez à droite...Alignez le genou...Transférez votre poids/Tournez...

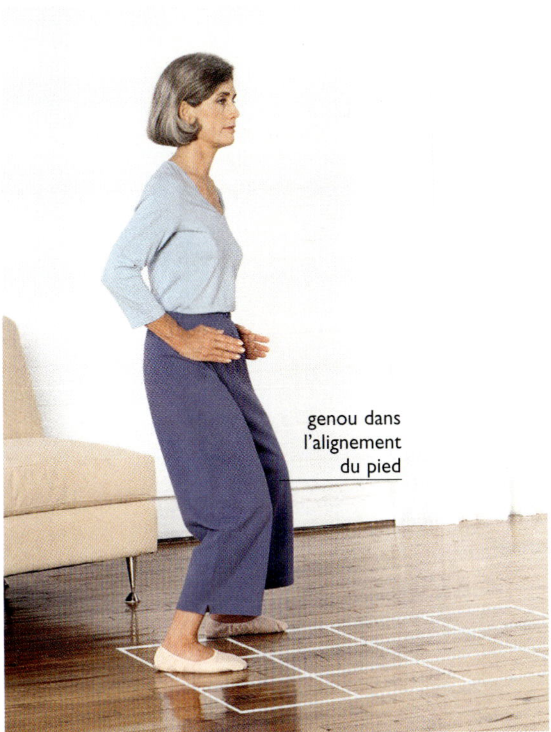

3 Pliez le genou gauche au-dessus du centre du pied gauche. N'oubliez pas de relâcher l'articulation de la hanche quand vous sentez que le poids du corps s'installe sur le pied gauche.

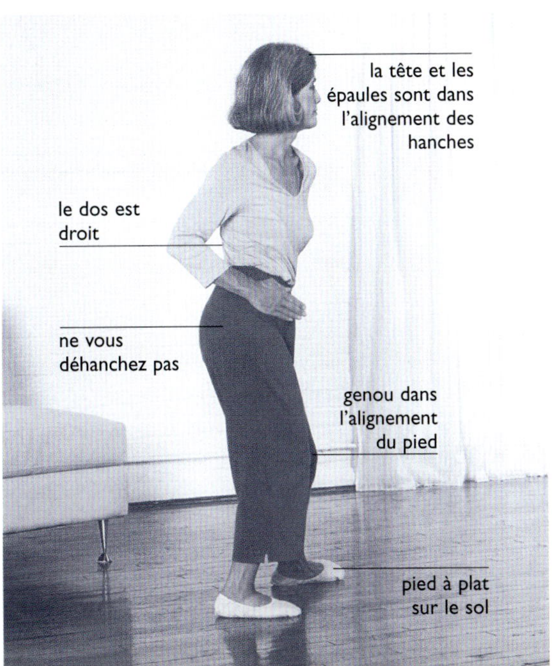

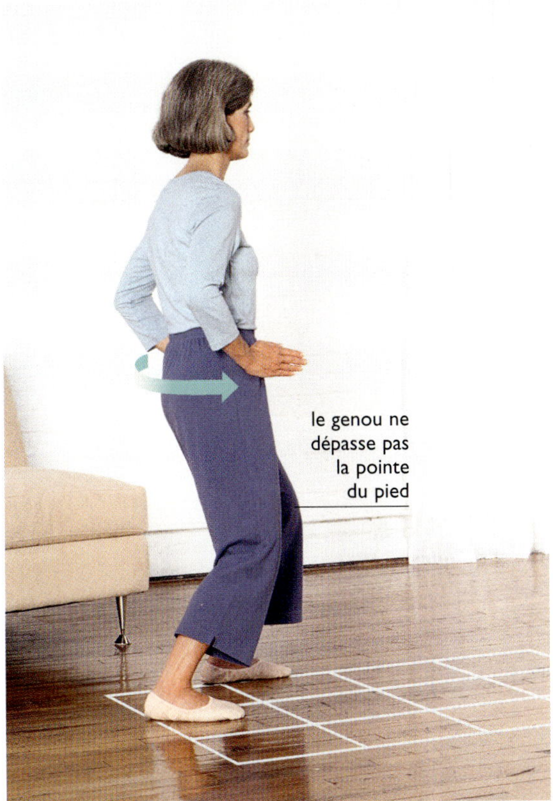

4 Transférez 70 % du poids du corps vers l'avant sur le pied gauche, en tournant simultanément le bassin et le torse de face, dans la direction de la jambe avant, pour vous remettre en *Pas carré avant*. Répétez 3 ou 4 fois, jusqu'à ce que vous soyez à l'aise dans le mouvement. Puis entraînez-vous avec le pied droit devant. Enfin, ramenez les pieds parallèles et reposez-vous.

RAPPEL

- **Tournez** le torse et le bassin en même temps – ne commencez pas le mouvement de rotation par les épaules et ne tordez pas le buste.
- **Gardez** le corps à la verticale, et ne cambrez pas le dos.
- **Ne basculez** pas les hanches, maintenez-les droites.
- **Gardez bien** le genou avant dans l'alignement du pied pour ne pas vous le tordre.

MOUVEMENT DE PROPULSION

Le transfert du poids en arrière accompagné du mouvement de rotation produit une impulsion qui pousse les bras en avant. Faites les exercices *Mouvement de l'ours* et *Marcher/glisser* pour perfectionner vos mouvements de bras.

BIENFAITS .Permet d'acquérir une puissance maximale avec un minimum d'effort

CONSEILS Selon le ***Traité du Taï Chi***, « L'énergie prend racine dans les pieds, se développe dans les jambes, est commandée par le torse et se manifeste dans les doigts ». Imaginez que vous lancez une balle par-dessous.

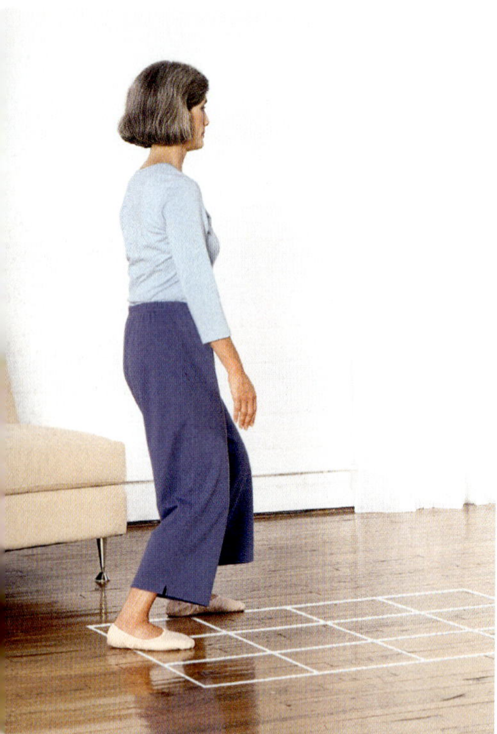

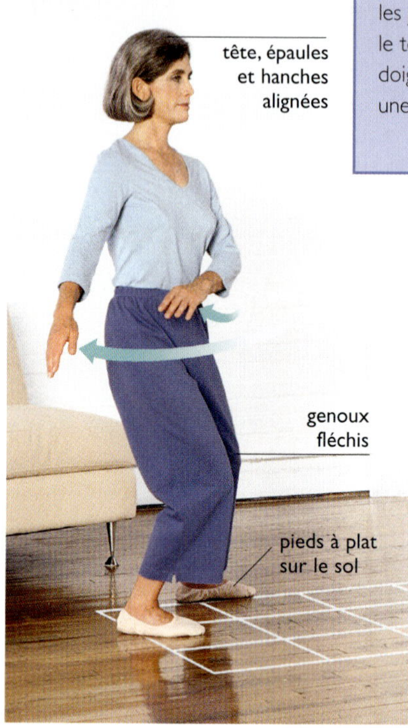
tête, épaules et hanches alignées
genoux fléchis
pieds à plat sur le sol

1 Mettez-vous en *Pas carré avant*, en transférant 70 % du poids du corps vers l'avant sur le pied gauche. Le pied droit (arrière) est tourné de 45° vers l'extérieur. Le bassin est tourné dans la direction du pied de devant. Relâchez les bras le long du corps.

2 Transférez tout le poids du corps en arrière sur le pied droit, tout en tournant le bassin et le torse dans la même direction pour être en *Pas carré avec le Pli*. Simultanément, laissez le bras gauche se balancer en un mouvement circulaire devant vous (vers la droite), pendant que la main droite se balance en arrière et prend son élan comme si elle allait jeter une balle par-dessous ou lancer une boule de bowling.

D'un coup d'œil

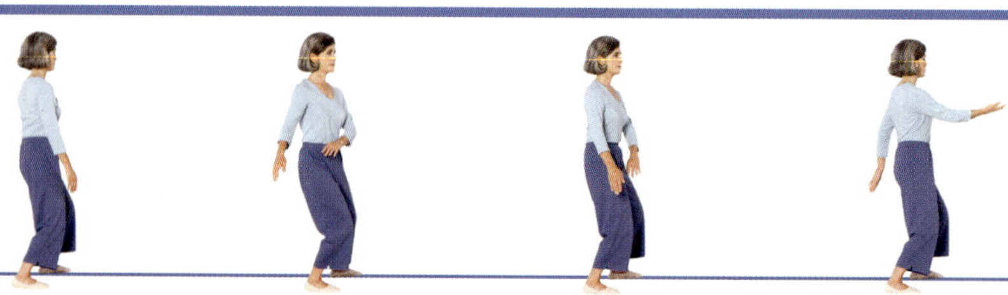

Bras le long du corps...Rotation et balancement vers la droite...Rotation et balancement vers l'avant...

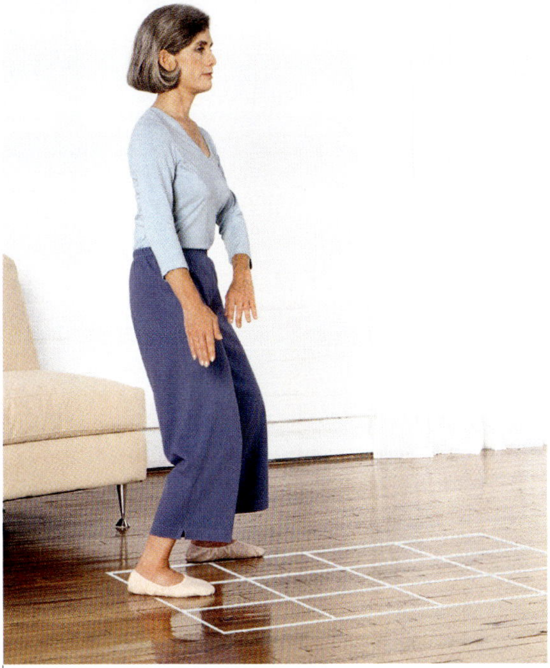

3 Pliez le genou gauche dans l'axe du centre du pied gauche. Commencez à balancer le bras droit devant vous.

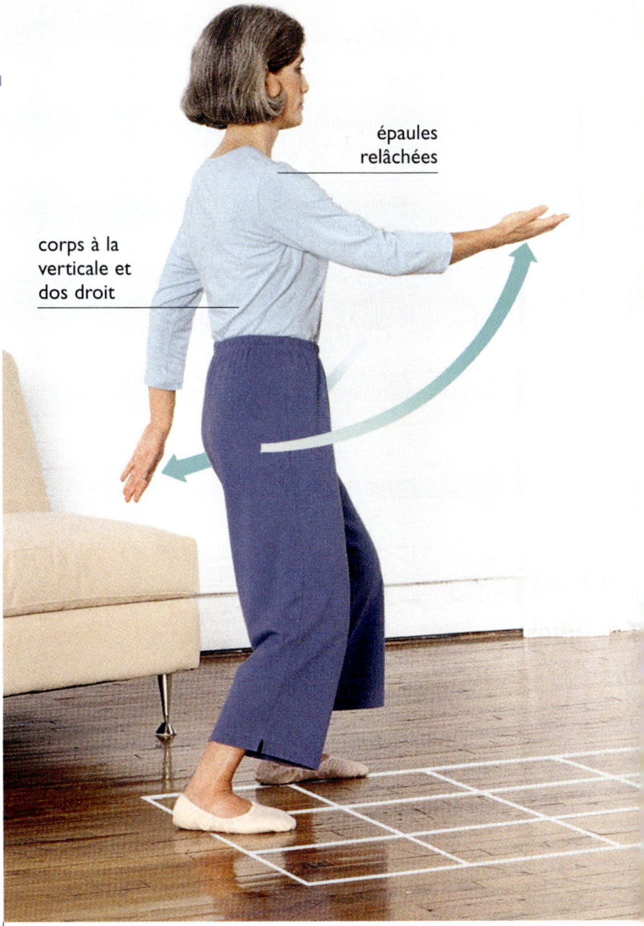
épaules
relâchées
corps à la
verticale et
dos droit

4 Transférez 70 % du poids du corps en avant sur le pied gauche, et tournez simultanément le bassin et le torse de face dans la direction de la jambe avant, pour vous mettre en *Pas carré avant.* En même temps, balancez le bras droit en avant et le bras gauche en arrière. Répétez 3 ou 4 fois l'exercice, jusqu'à ce que vous soyez à l'aise dans le mouvement, puis entraînez-vous avec le pied droit devant. Enfin, ramenez les pieds parallèles et reposez-vous.

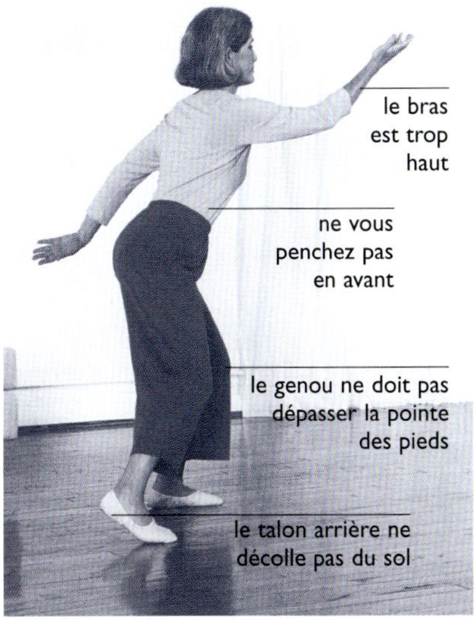
le bras
est trop
haut
ne vous
penchez pas
en avant
le genou ne doit pas
dépasser la pointe
des pieds
le talon arrière ne
décolle pas du sol

RAPPEL

- **Ne vous penchez pas** en avant et ne cambrez pas le dos.
- **Les deux pieds** restent bien à plat sur le sol pour former une base solide.
- **Relâchez** les bras en les balançant. Restez dans les limites de vos capacités physiques, et ne forcez pas.

DU PAS CARRÉ À LA POSITION DU CAVALIER

Ce mouvement essentiel de transition vous apprend à changer de direction lorsque vous vous déplacez entre ces deux positions classiques du taï chi. N'oubliez pas de toujours garder le corps droit et d'utiliser vos mains pour vous aider à positionner correctement le bassin et le torse.

BIENFAITS Accroît la flexibilité et la force des hanches et des jambes ; améliore l'équilibre et la coordination ; le mouvement de rotation du pied vers l'intérieur assouplit les chevilles et les mollets.

CONSEIL Associez cet exercice au mouvement ***De la position du cavalier au Pas carré*** (*voir pp. 64-65*).

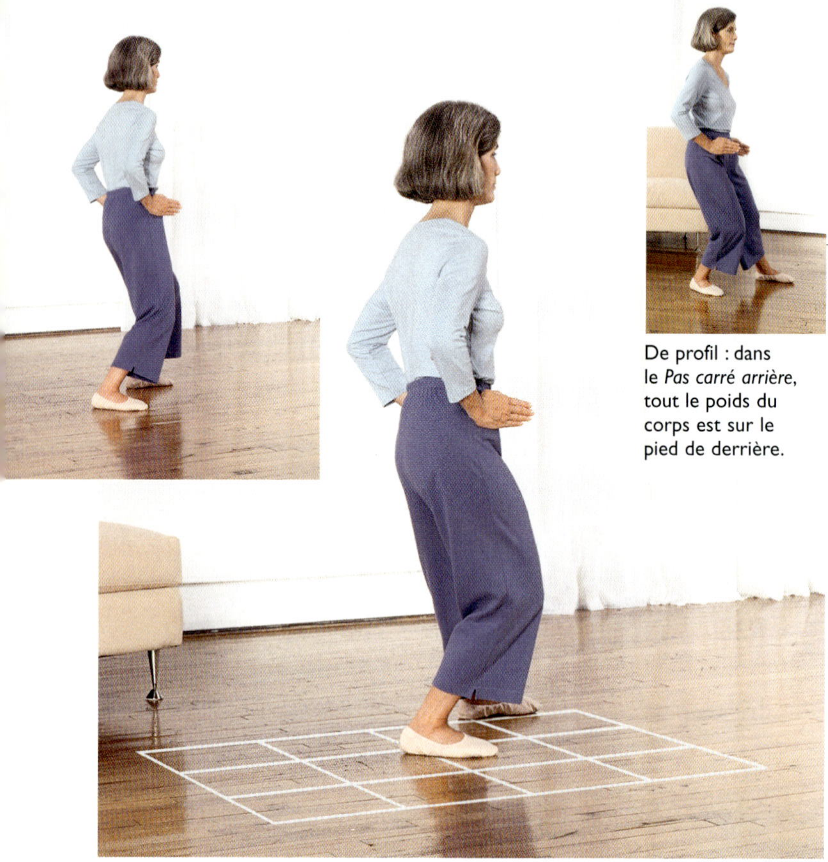

De profil : dans le *Pas carré arrière*, tout le poids du corps est sur le pied de derrière.

1 Mettez-vous en *Pas carré avant*, en transférant 70 % du poids du corps vers l'avant sur le pied gauche, et posez les mains sur les hanches. Puis passez en *Pas carré arrière*, en transférant tout le poids du corps vers l'arrière sur le pied droit.

D'un coup d'œil

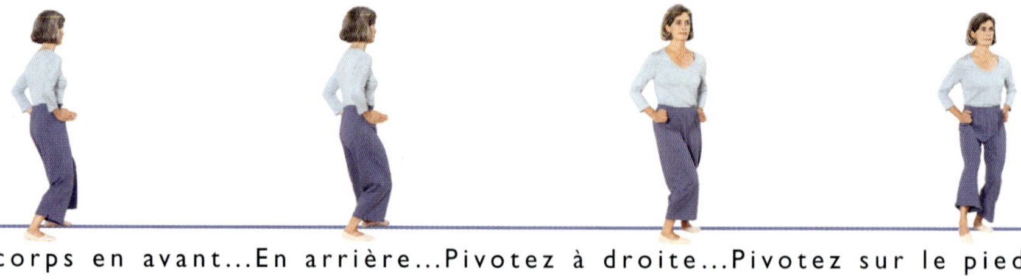

Poids du corps en avant...En arrière...Pivotez à droite...Pivotez sur le pied avant...

2 En gardant tout le poids du corps sur le pied droit, pivotez en tournant le bassin et le torse à droite. Tournez simultanément la jambe et le pied gauches de 90° vers l'intérieur en pivotant sur le talon.

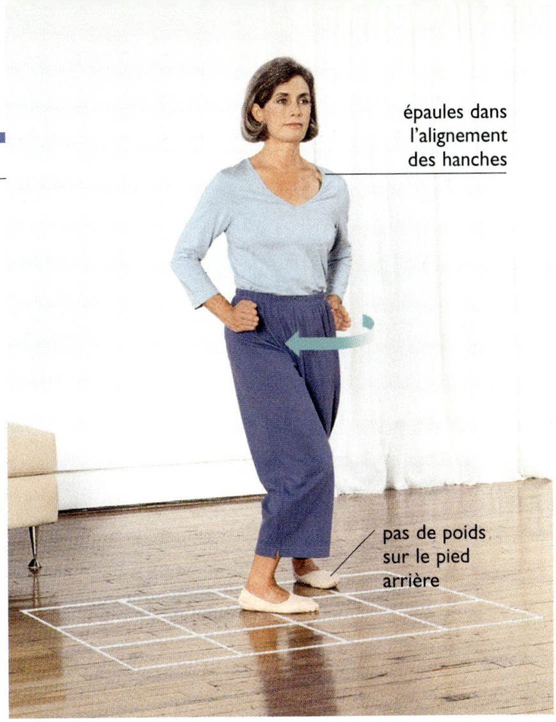

épaules dans l'alignement des hanches
pas de poids sur le pied arrière

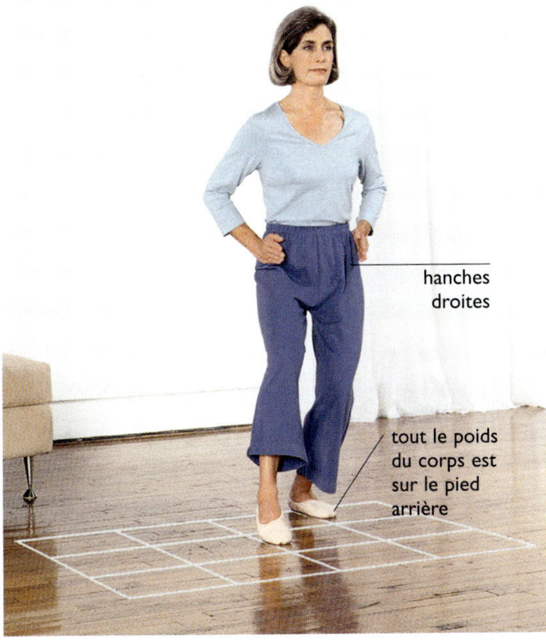

hanches droites
tout le poids du corps est sur le pied arrière

3 Transférez le poids du corps sur le pied gauche, en pivotant sur les orteils du pied droit, de façon à ce que le bassin, le torse et les deux pieds soient de face.

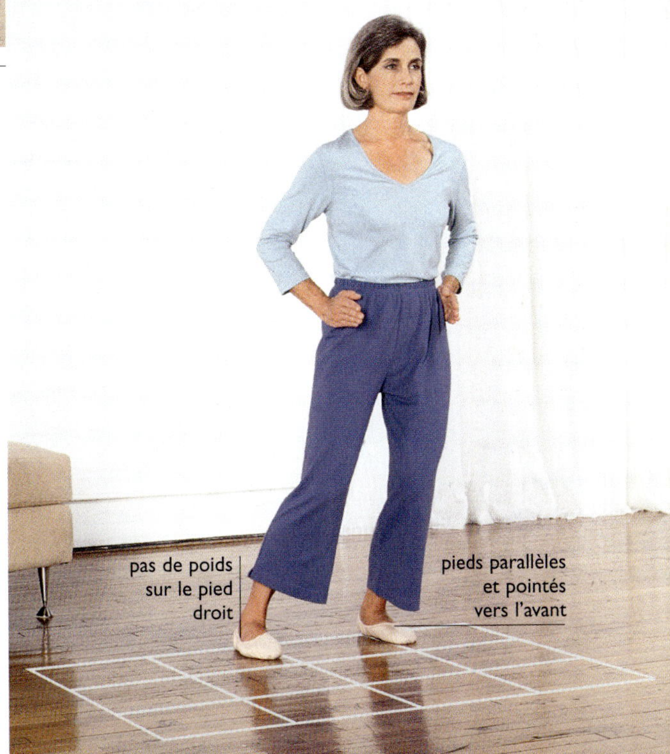

pas de poids sur le pied droit
pieds parallèles et pointés vers l'avant

4 En gardant le poids du corps sur le pied gauche, faites un pas en arrière avec le pied droit pour mettre les pieds parallèles, écartés de la largeur des hanches. Puis ramenez le poids du corps au centre et mettez-vous en ***position du cavalier***. Répétez l'exercice 3 ou 4 fois, jusqu'à ce que vous soyez à l'aise. Puis exercez-vous en commençant avec le pied droit devant. Pour finir, retrouvez la ***position du cavalier***, les bras le long du corps.

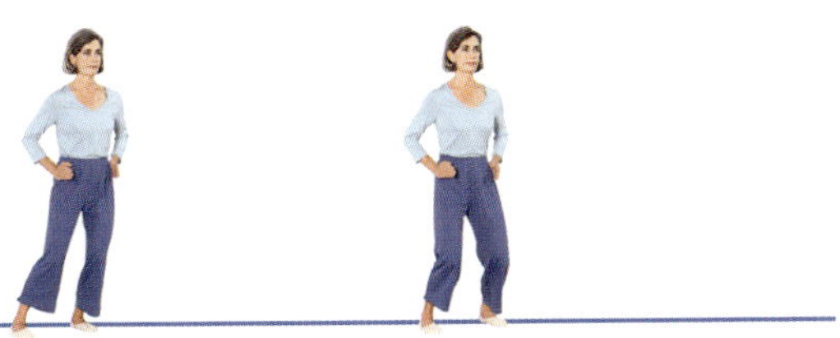

Pas en arrière... Ramenez poids du corps au centre...

RÉCAPITULATIF DES MOUVEMENTS DE BASE

Servez-vous de ce récapitulatif comme une référence pour tous les mouvements de base présentés dans cet ouvrage. Lorsque vous maîtrisez bien ces mouvements, reportez-vous à ce résumé pour vous rappeler l'ordre des exercices de chaque section et pour les enchaîner en une seule séquence. N'oubliez pas avant chaque séance de vous échauffer (*voir pp. 24–29*) et de vous entraîner à sentir le qi (*voir pp. 20–23*). Vous pouvez conclure avec les exercices « faire circuler et rassembler le qi » (*voir pp. 148–153*).

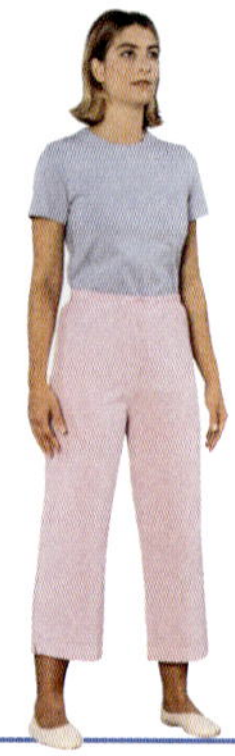

Position du cavalier
p. 34

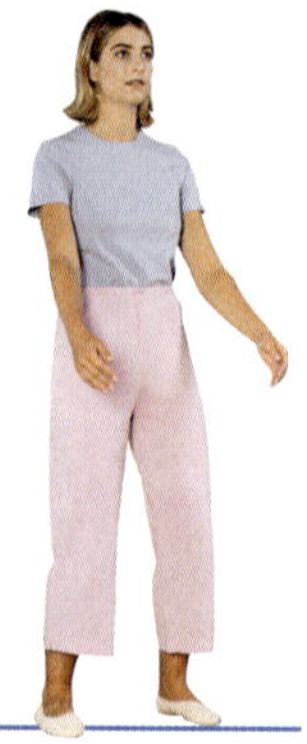

Bras lourds
p. 35

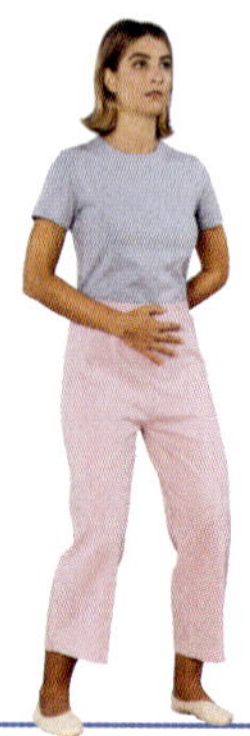

À cheval
pp. 36-37

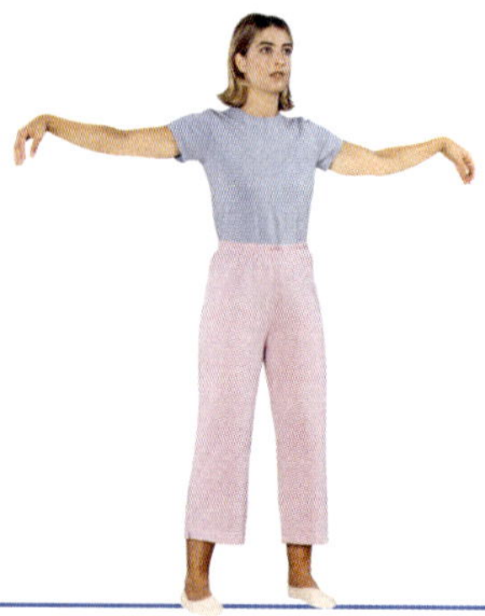

L'envol de la grue
pp. 38-39

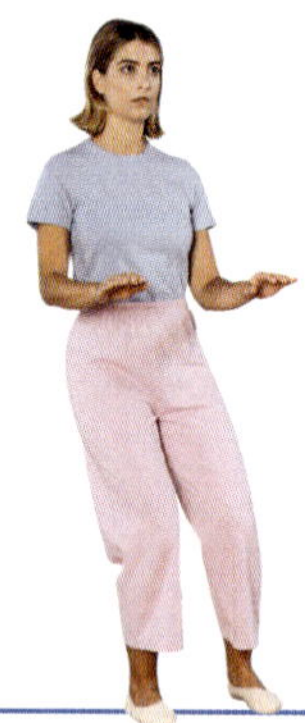

L'ours prend racine sur une jambe *pp. 40-41*

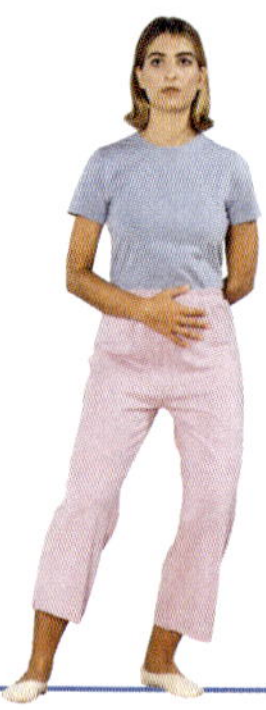

Stable et ouvert
pp. 42-43

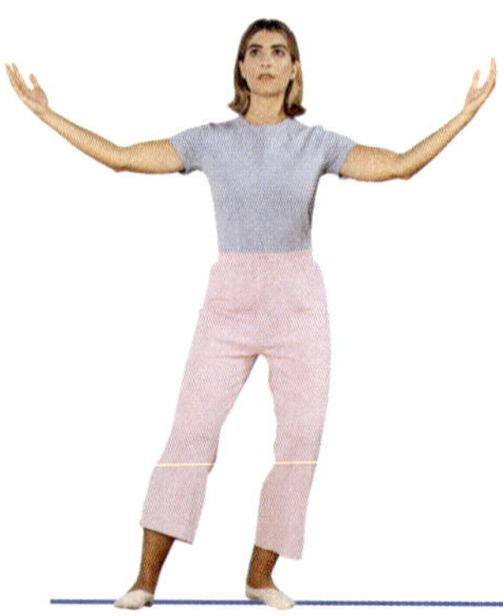

Rassembler les étoiles
pp. 44-45

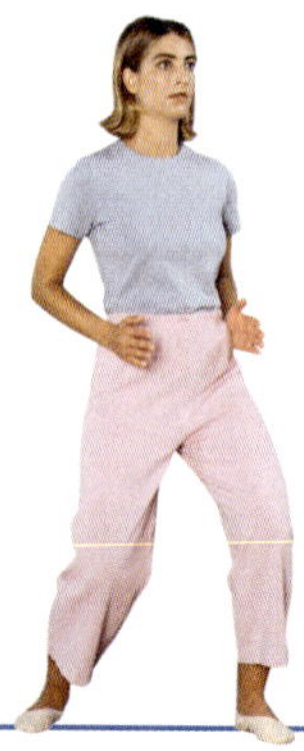

Pas carré
pp. 46-47

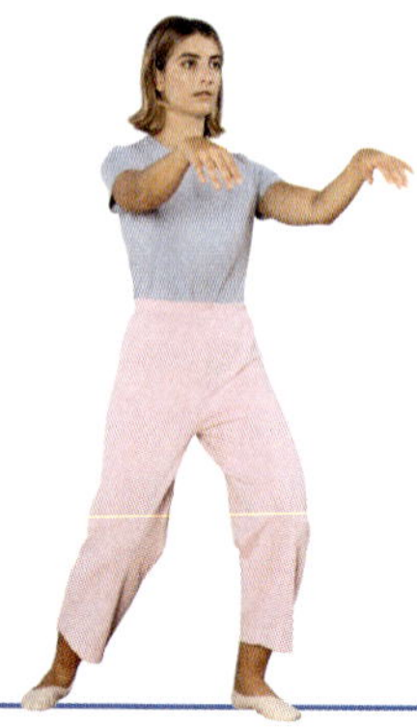

L'ours bouge avec des bras de grue
pp. 48-49

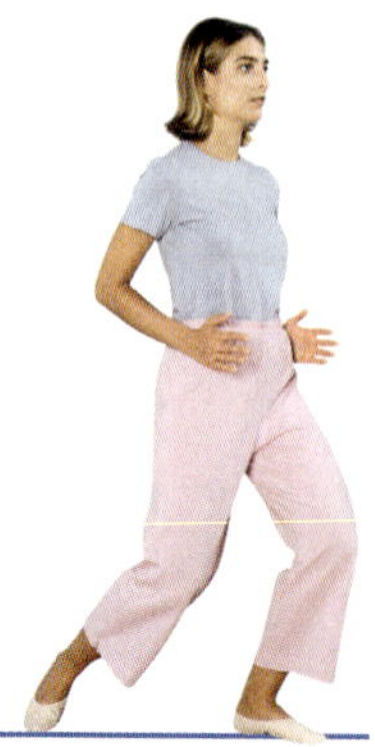

Pas carré, transition avant
pp. 50-51

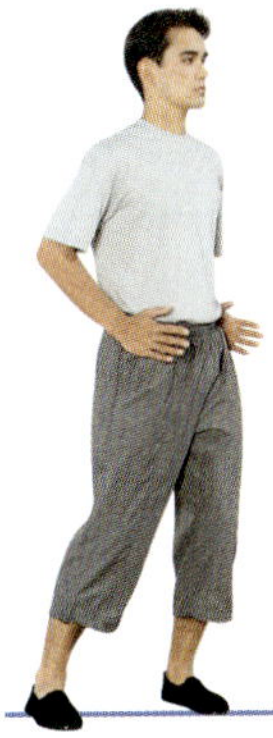

Le Pli Taï Chi
pp. 54-55

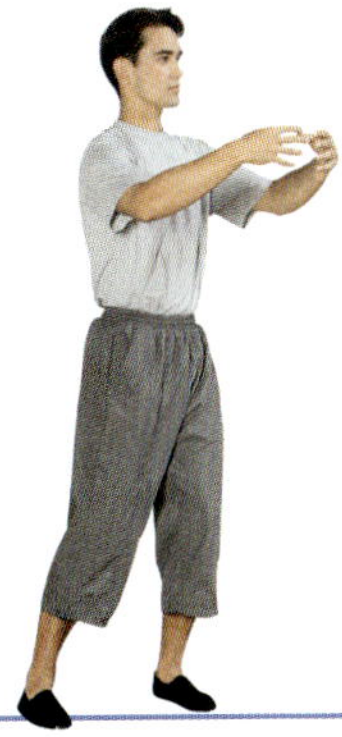

Déplacer la lune
pp. 56-57

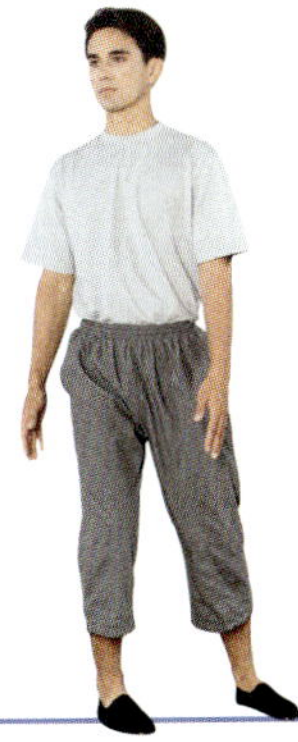

Mouvement de l'ours
p. 58

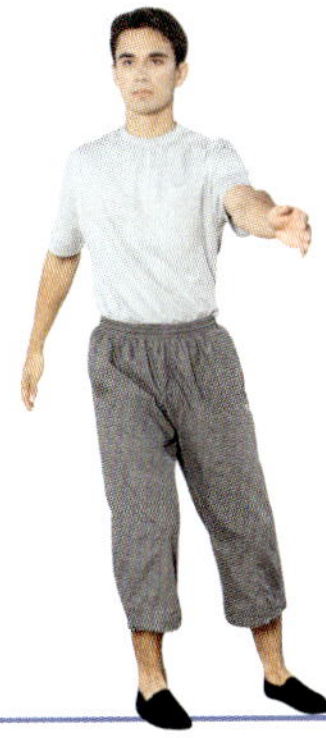

Marcher/glisser
p. 59

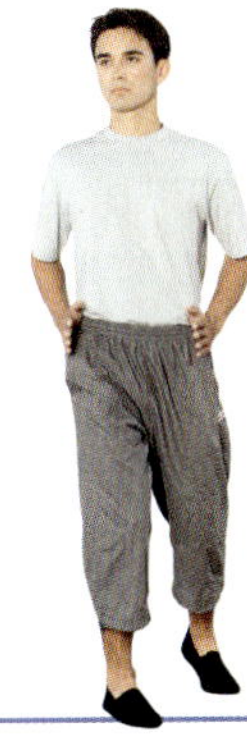

Reculer avec le Pli
pp. 60-61

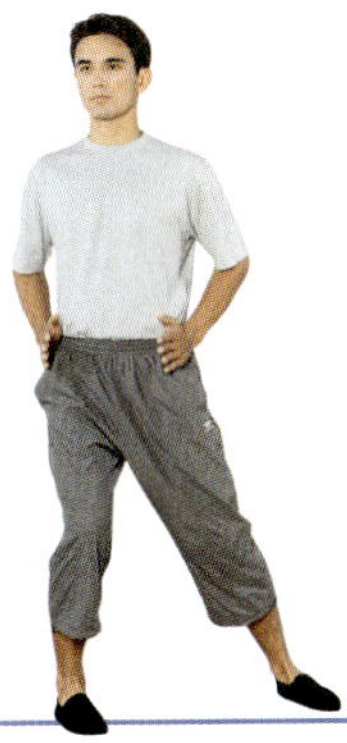

Pas de côté avec le Pli
pp. 62-63

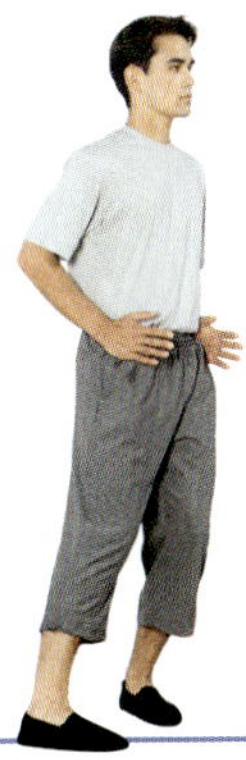

De la position du cavalier au Pas carré
pp. 64-65

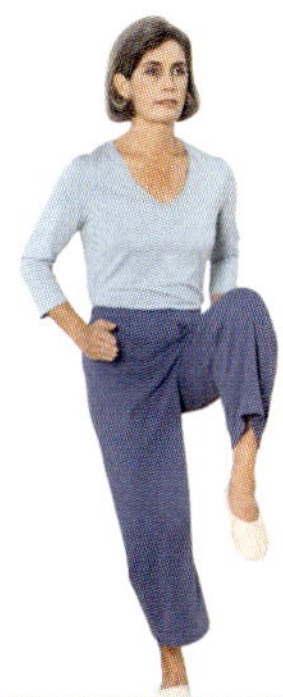

Lever de genou
pp. 68-69

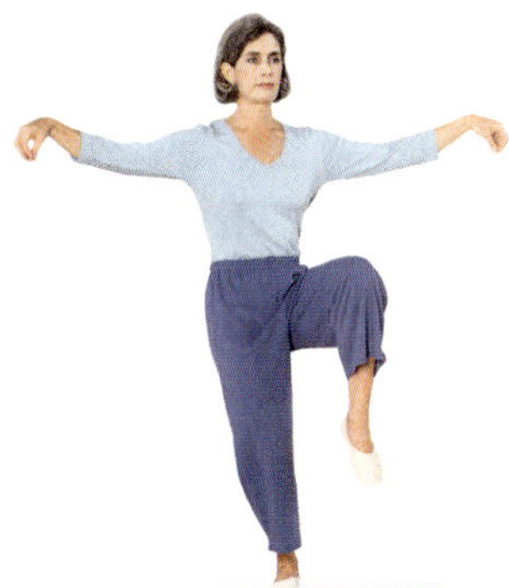

Le vol de la grue
pp. 70-71

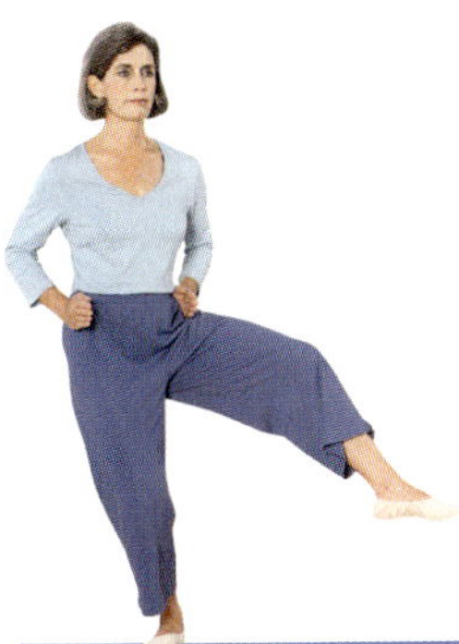

Coup de pied
pp. 72-73

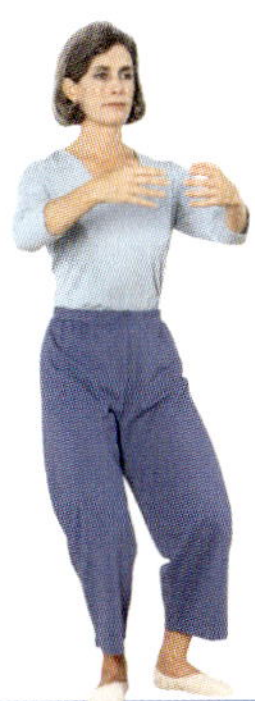

La danse de la grue
pp. 74-75

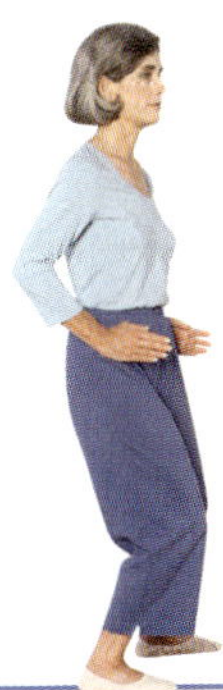

Pas carré avec le Pli
pp. 76-77

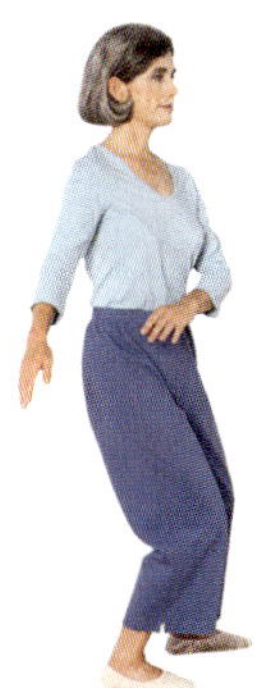

Mouvement de propulsion
pp. 78-79

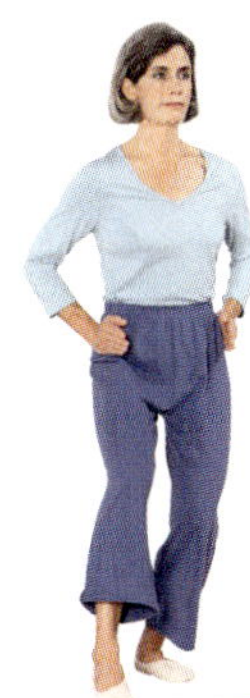

Du Pas carré à la position du cavalier
pp. 80-81

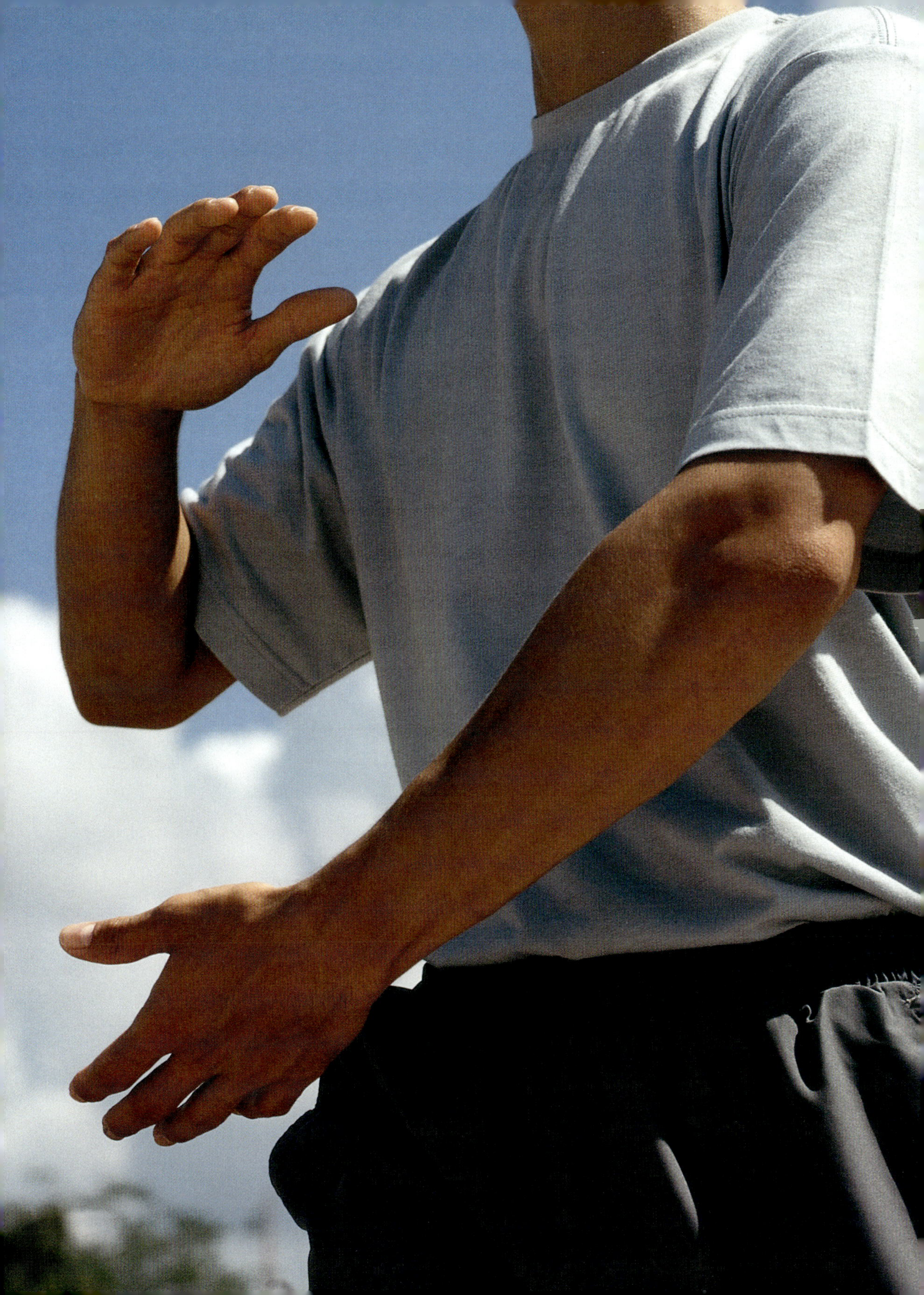

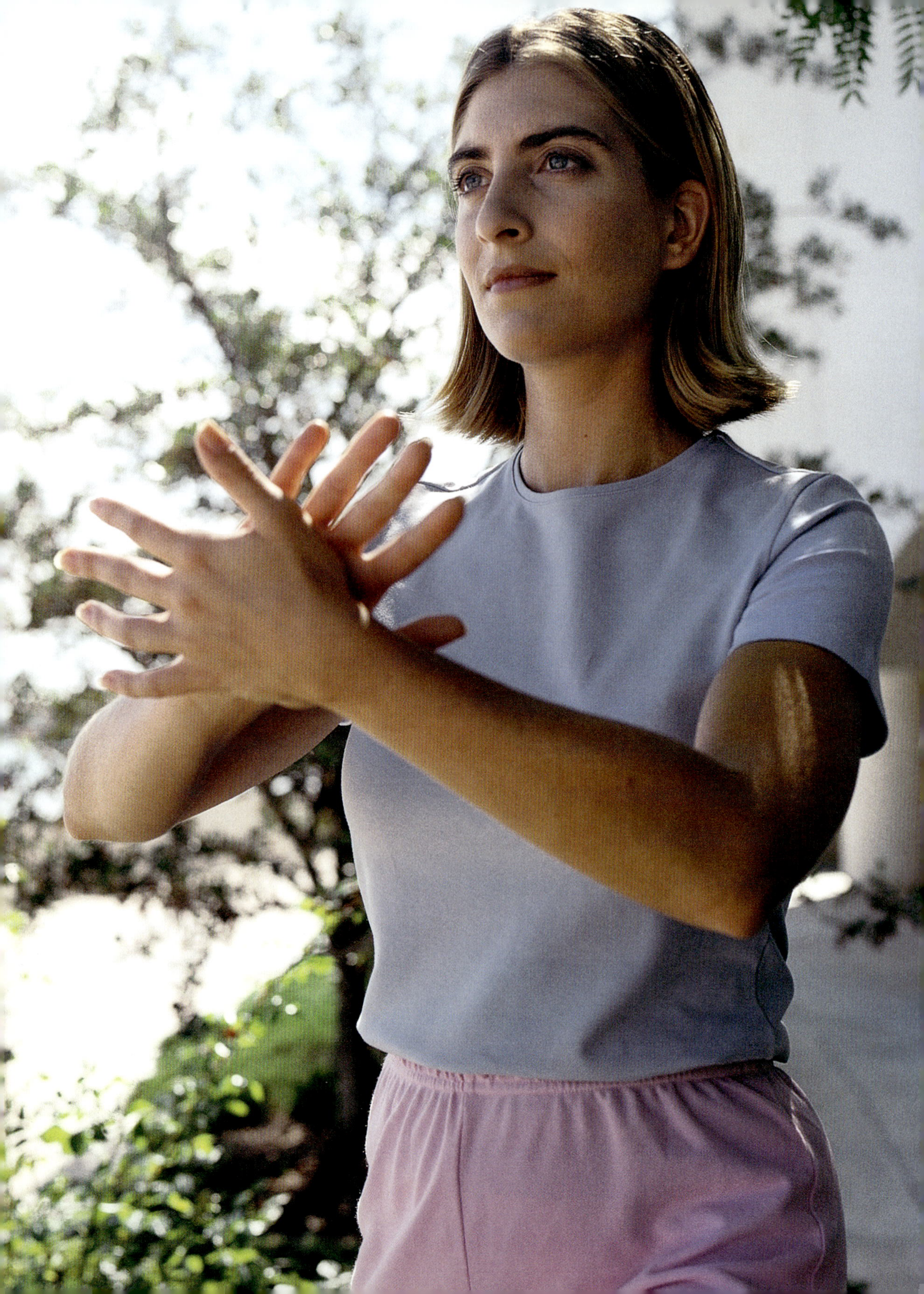

LA
FORME

La Forme prépare à toutes les pratiques de taï chi style Yang. Elle se divise en trois parties. Plus vous avancez, plus les mouvements se compliquent, chacun se construisant sur ce que vous avez appris auparavant. Détendez-vous et restez conscient de votre respiration dans le mouvement. Les deux finiront tout naturellement par s'harmoniser. En pratiquant la Forme, reportez-vous aux Mouvements de base pour vérifier que votre technique est correcte. Exercez-vous à sentir le qi et à respirer (*voir pp. 18–23*) et échauffez-vous (*voir pp. 24–29*) avant de commencer.

PREMIÈRE PARTIE

Cette partie introduit les positions de base et les transitions avant de la Forme. Avant de démarrer, restez debout quelques minutes, dans le calme, et laissez votre esprit s'ouvrir comme un ciel dégagé. En pratiquant le taï chi, prenez conscience de l'unité de tous les éléments.

PRÉPARATION

Imaginez-vous dans cet exercice que votre point de départ est le centre, soit le point d'équilibre du symbole du yin et du yang, ou diagramme du taï chi. En pratiquant le taï chi, vous vous déplacez le long de la ligne courbe où les opposés se rejoignent, et qui représente le chemin le plus facile à emprunter, appelé « voie médiane ». Révisez les mouvements de base *position du cavalier* (*p. 34*) et *Stable et ouvert* (*pp. 42–43*).

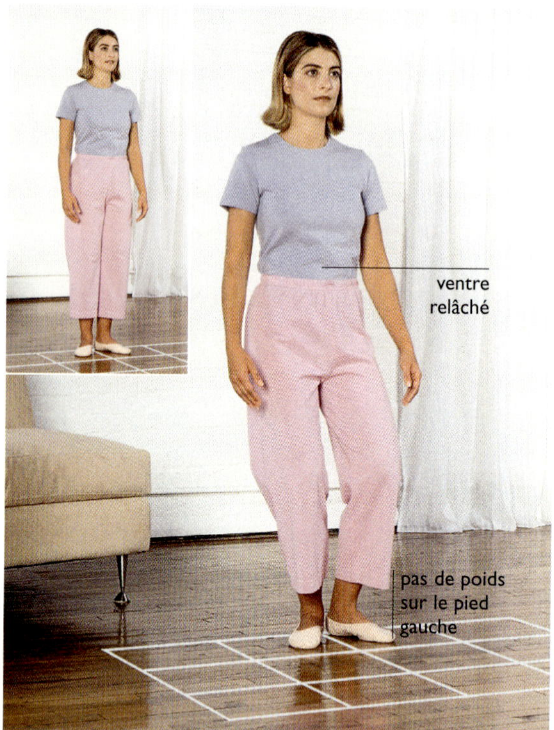
ventre relâché
pas de poids sur le pied gauche

1 Tenez-vous debout, le corps droit et détendu, les talons joints et les pieds en forme de V, tournés de 45° vers l'extérieur. Laissez les bras relâchés le long du corps. Puis transférez tout le poids du corps sur le pied droit.

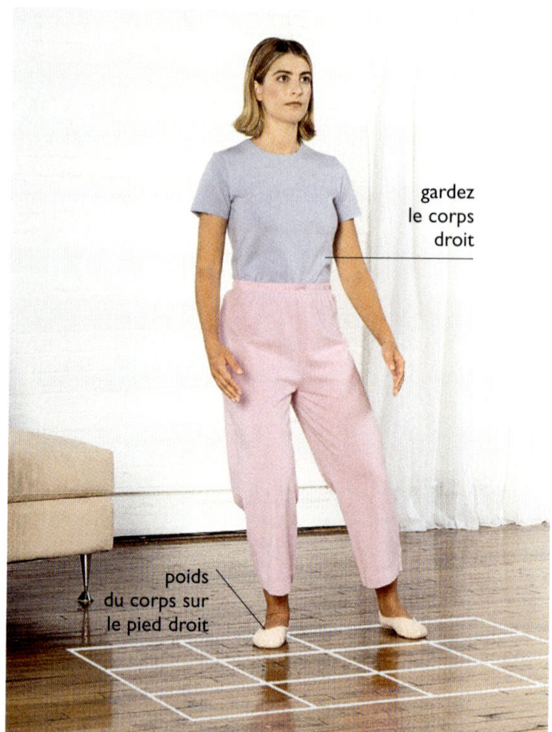
gardez le corps droit
poids du corps sur le pied droit

2 Faites un pas de côté avec le pied gauche, de façon à ce que les pieds soient écartés à la largeur des hanches, et que le pied gauche pointe vers l'avant.

D'un coup d'œil

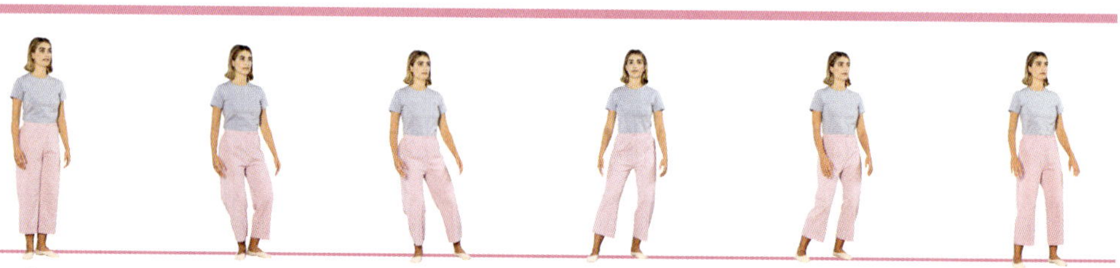

Poids du corps au centre...Transférez à droite...Pas à gauche... Transférez/Tournez...Tournez vers le centre...Ramenez poids au centre

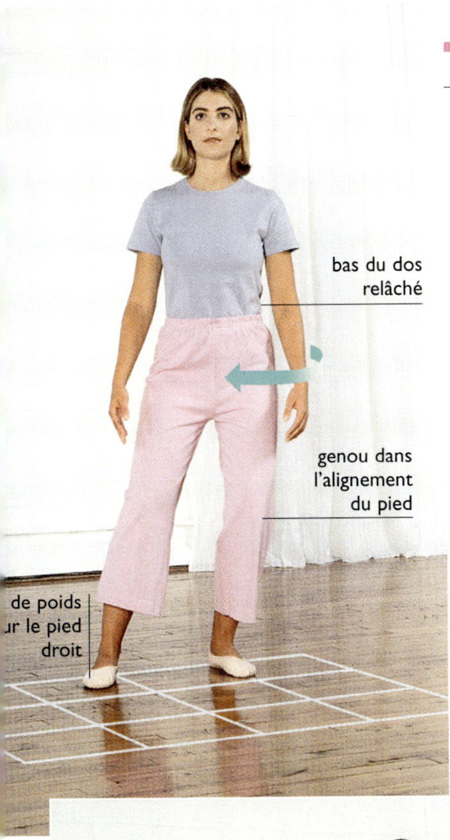
bas du dos
relâché
genou dans
l'alignement
du pied
de poids
ır le pied
droit

3 Transférez tout le poids du corps sur le pied gauche, en maintenant le genou dans l'alignement du pied, et tournez simultanément le bassin et le torse dans la diagonale de droite. Dans le mouvement, tournez vos paumes de main face à face.

4 Le poids toujours sur le pied gauche, tournez le bassin et le torse de face, en pivotant sur le talon droit, et ramenez le pied droit parallèle au pied gauche.

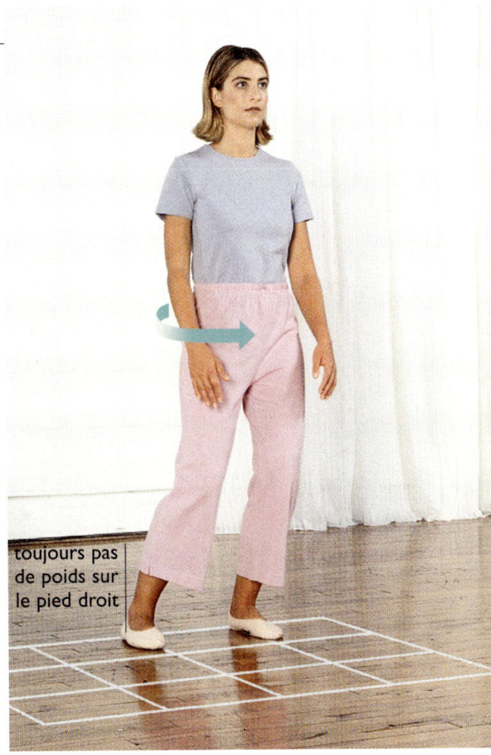
toujours pas
de poids sur
le pied droit

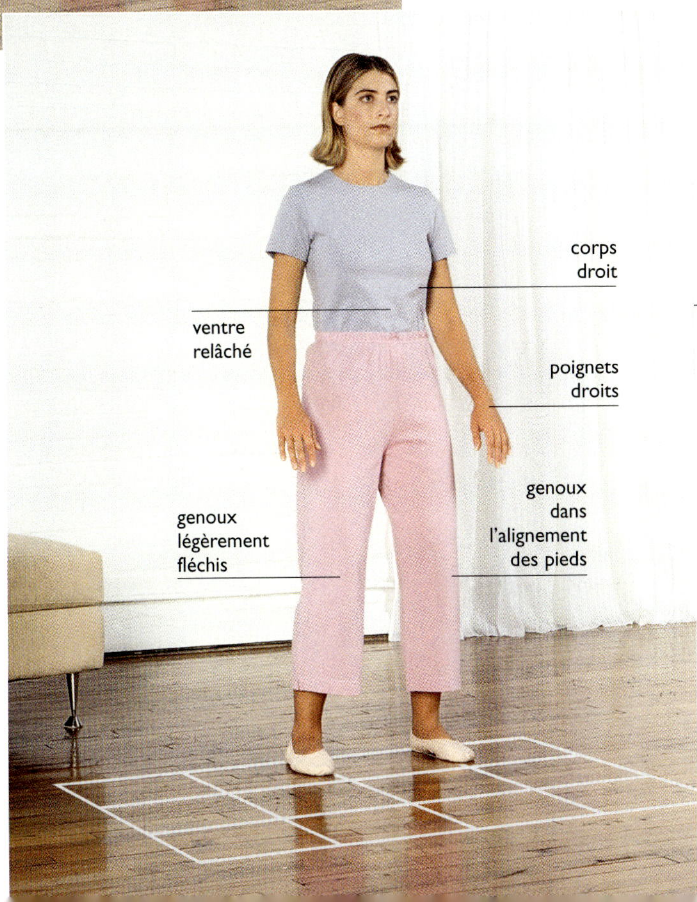
corps
droit
ventre
relâché
poignets
droits
genoux
légèrement
fléchis
genoux
dans
l'alignement
des pieds

5 Ramenez le poids du corps au centre de façon à ce qu'il soit également réparti sur chaque pied en ***position du cavalier***. Les pieds sont parallèles, écartés à la largeur des hanches. Dans le mouvement, bougez les bras pour qu'ils soient relâchés le long du corps, les coudes légèrement pliés et les poignets allongés. Les doigts sont pointés vers le sol et inclinés vers l'avant en position ***Wu Chi***. Pour continuer, enchaînez avec le mouvement suivant, ***Commencement***.

COMMENCEMENT

En levant les bras, imaginez que vos mains glissent à travers de l'eau, et appliquez-vous à relâcher les poignets. Pour cela, pensez à une rivière qui coule lentement le long de son lit. Les arts martiaux utilisent ce mouvement pour frapper et bloquer. Révisez le mouvement de base *position du cavalier* (*p. 34*).

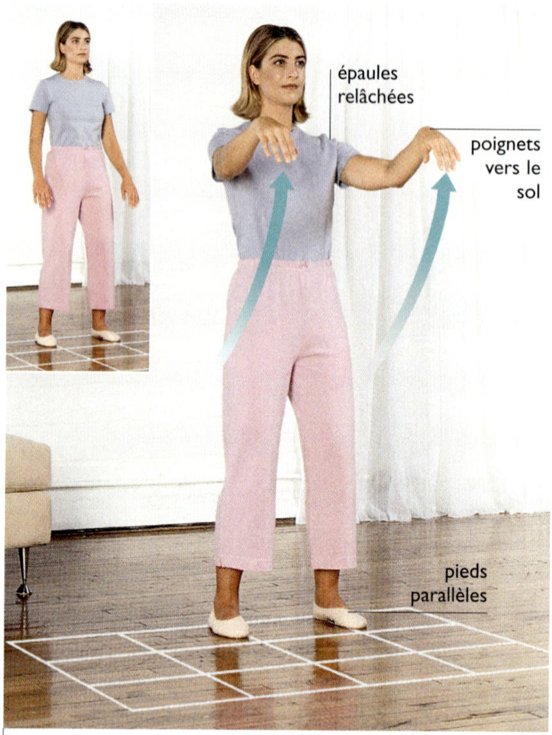
épaules relâchées
poignets vers le sol
pieds parallèles

1 Mettez-vous en ***position du cavalier***, les pieds écartés à la largeur des hanches, les bras sur les côtés en position *Wu Chi*. Levez les bras devant vous au niveau des épaules, les mains sont écartées à la largeur des épaules. Gardez les poignets relâchés de façon à ce que les doigts pointent vers le sol.

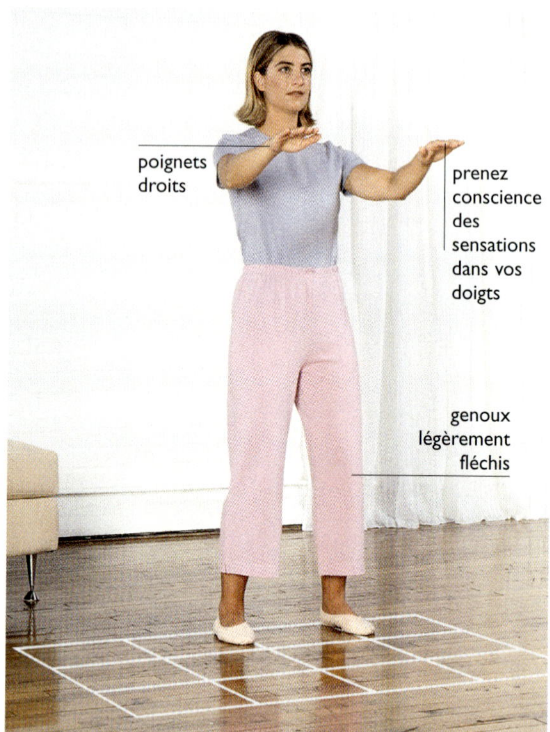
poignets droits
prenez conscience des sensations dans vos doigts
genoux légèrement fléchis

2 Pliez légèrement les coudes en tendant les poignets et en redressant les mains, de façon à ce que les doigts pointent vers l'avant et que les paumes soient parallèles au sol.

D'un coup d'œil

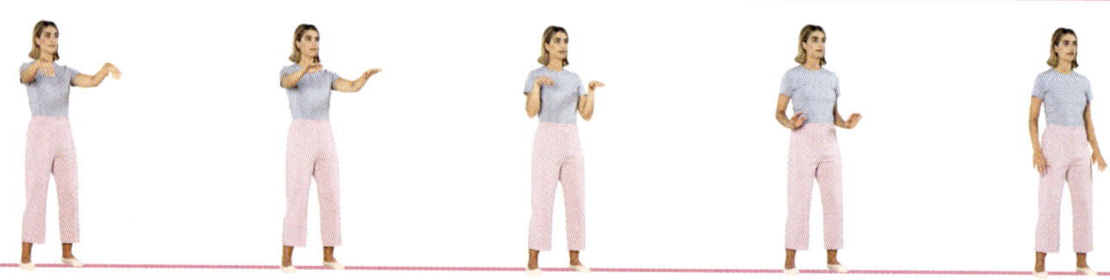

Levez les bras...Redressez les mains...Pliez les coudes...Descendez les poignets...Levez les mains

3 Rapprochez vos mains des épaules, en pliant les coudes et les poignets. Gardez les épaules relâchées, les doigts pointés vers l'avant et les paumes parallèles au sol.

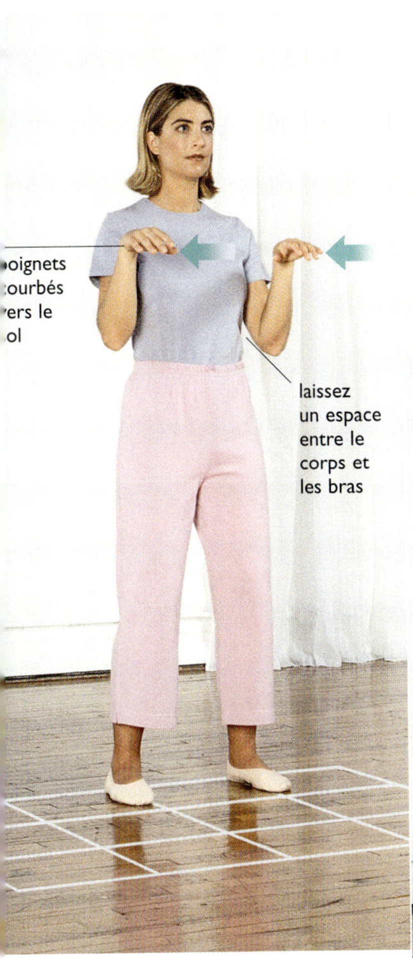

4 Poussez les coudes en arrière et, en partant des poignets, baissez les mains à hauteur des hanches, les doigts pointés vers le haut.

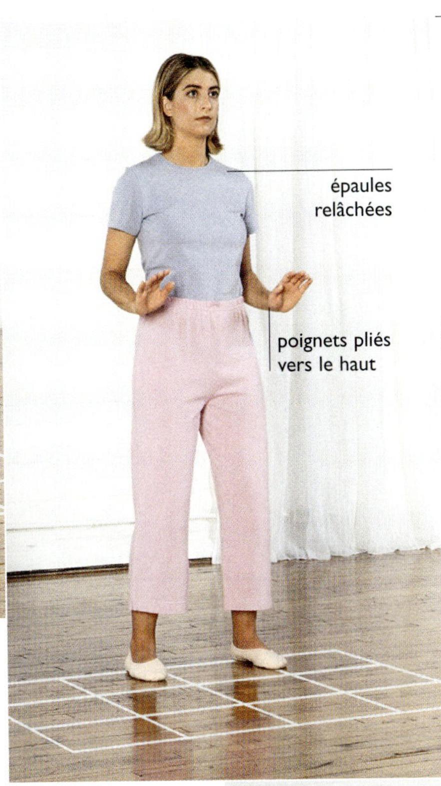

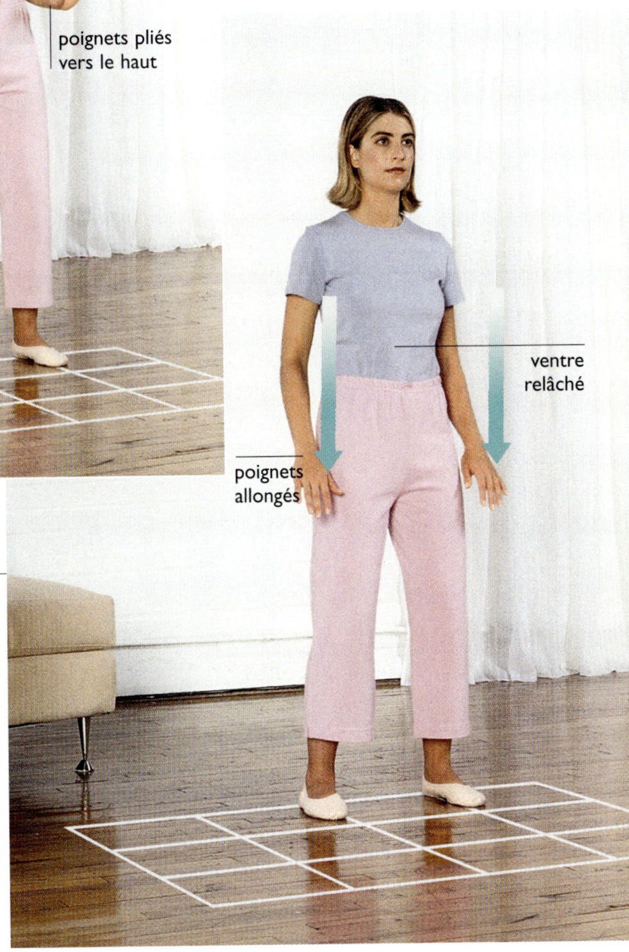

5 Baissez doucement les doigts, les mains descendent simultanément juste au-dessous des hanches. Les bras sont maintenant en position *Wu Chi*, relâchés sur les côtés, les coudes légèrement pliés, les poignets allongés, et les doigts pointés vers le sol et inclinés vers l'avant.
Pour continuer, passez au mouvement suivant, *Parer (à gauche)*.

PARER (À GAUCHE)

Imaginez que vous attrapez un ballon lancé sur votre droite. Tenez-le entre le bras gauche et la poitrine. Suivez les conseils du *Traité du Taï Chi* : « Dans le mouvement, laissez toutes les parties du corps être légères, agiles et reliées entre elles. » Révisez les mouvements de base *position du cavalier* (*p. 34*), *Stable et ouvert* (*pp. 42–43*) et *Pas carré* (*pp. 46–47*).

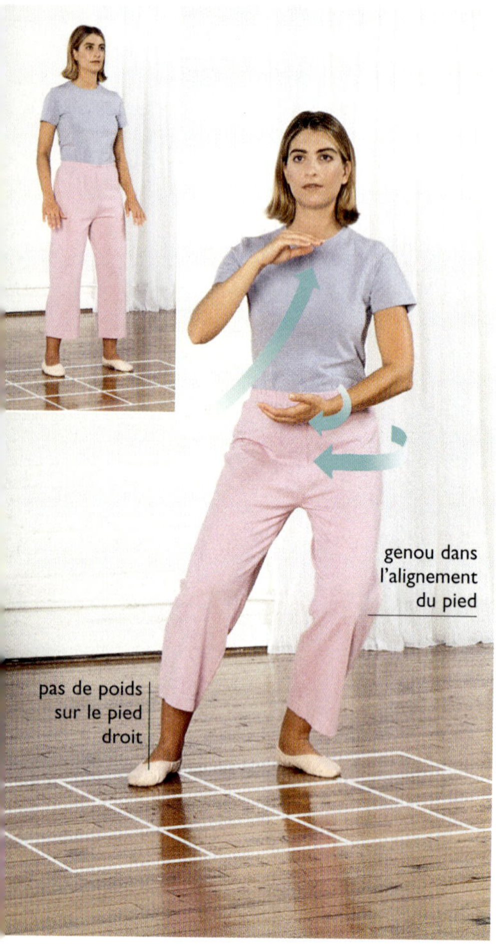
genou dans
l'alignement
du pied
pas de poids
sur le pied
droit

1 Vous êtes en *position du cavalier*, les bras en position *Wu Chi*. Portez tout le poids du corps sur le pied gauche, et tournez simultanément le bassin et le torse vers la droite, en pivotant sur le talon droit pour vous mettre face à la diagonale en position *Stable et ouvert*. En même temps, levez le bras droit à hauteur de la poitrine, paume de main face au sol, et le bras gauche à hauteur du ventre, paume de main en l'air, comme si vous teniez un gros ballon.

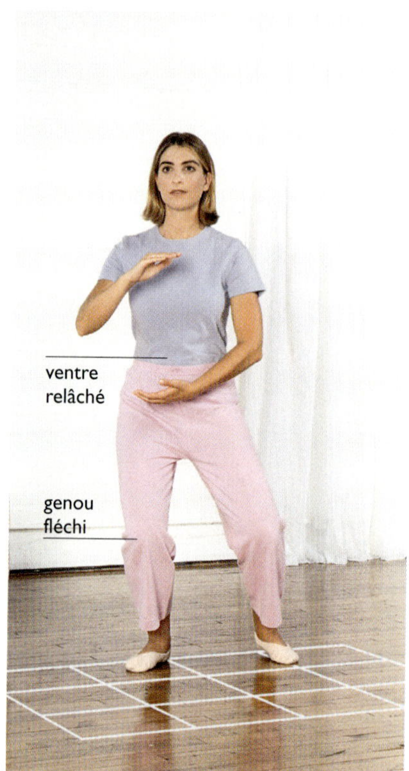
ventre
relâché
genou
fléchi

2 Déplacez tout le poids du corps sur le pied droit, en gardant le bas du dos relâché, les bras toujours dans la même position.

D'un coup d'œil

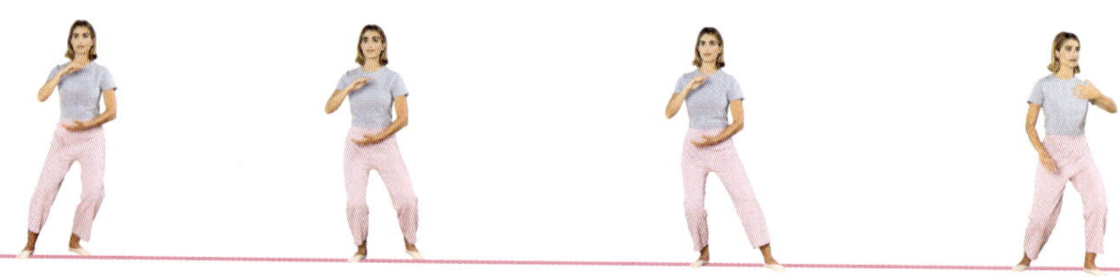

Transférez votre poids/Tournez...Transférez votre poids à droite...Pas en avant...Transférez/Tournez

3 Le poids du corps toujours sur le pied droit, faites un pas en avant avec le pied gauche, les pieds écartés à la largeur des hanches, pour vous mettre en *Pas carré arrière*. Les bras gardent la même position.

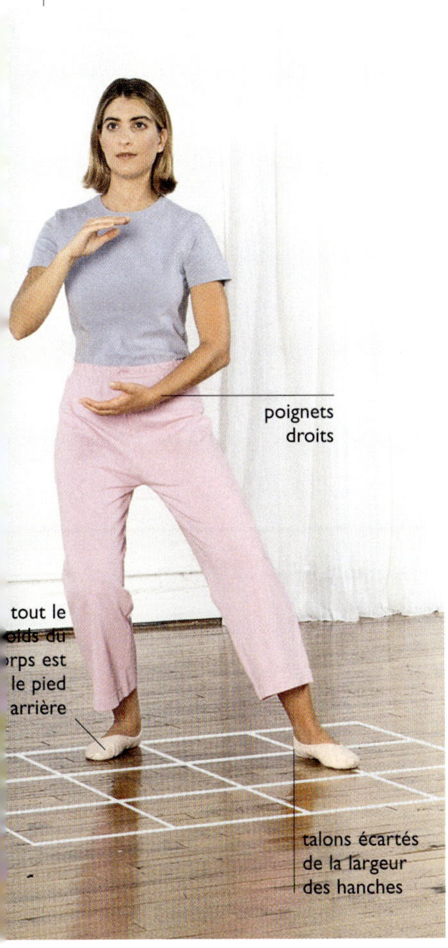
poignets droits
tout le
oids du
rps est
le pied
arrière
talons écartés de la largeur des hanches

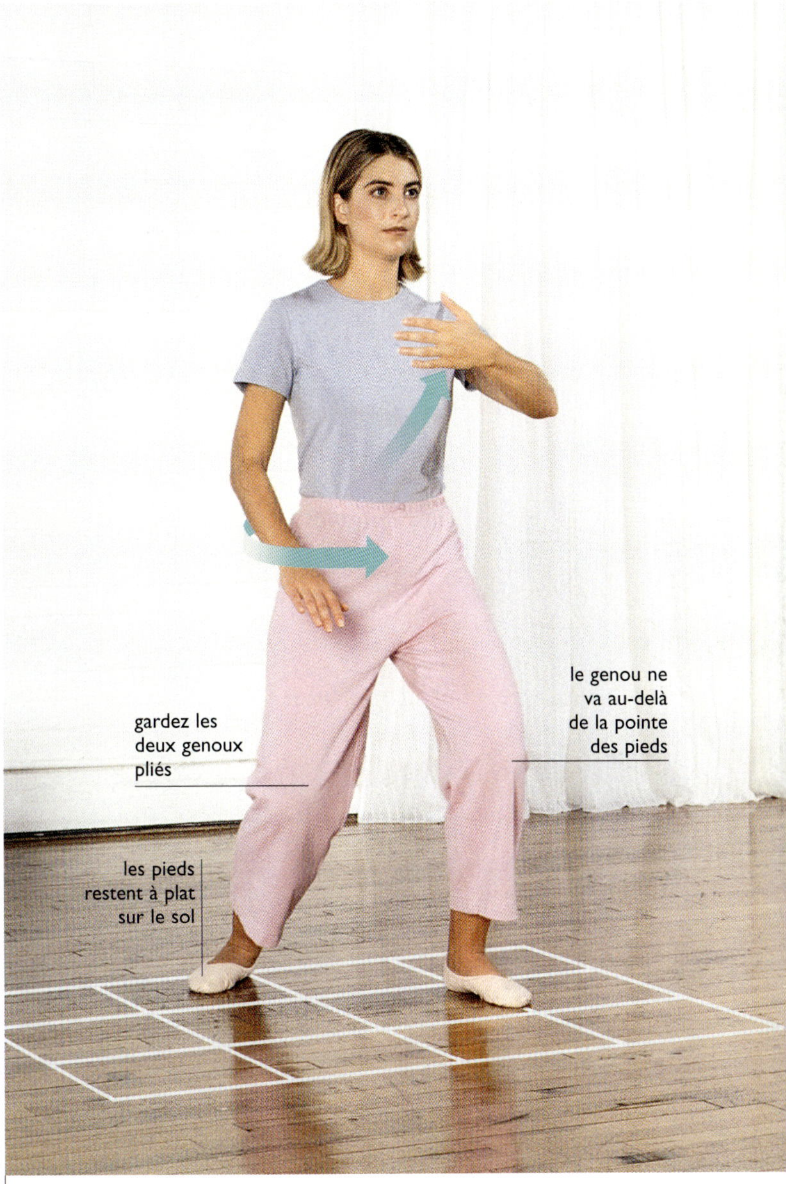
le genou ne va au-delà de la pointe des pieds
gardez les deux genoux pliés
les pieds restent à plat sur le sol

4 Transférez 70 % du poids du corps vers l'avant sur le pied gauche, tout en tournant le bassin et le torse dans la direction du pied gauche pour vous mettre en *Pas carré avant*. Simultanément, levez le bras gauche, paume de main face à la poitrine, et baissez le bras droit à hauteur de la hanche droite, les coudes légèrement pliés, les doigts pointés vers le sol et inclinés vers l'avant. Vos bras sont en position *Parer*.
Pour continuer, passez au mouvement suivant, *Presser* (*à gauche*).

PRESSER (À GAUCHE)

En reculant, laissez tout le poids du corps s'installer sur le pied arrière. Vous aurez ainsi une posture plus solide et ne serez pas facilement déséquilibré. Révisez le mouvement de base *L'ours bouge avec des bras de grue* (pp. 48–49).

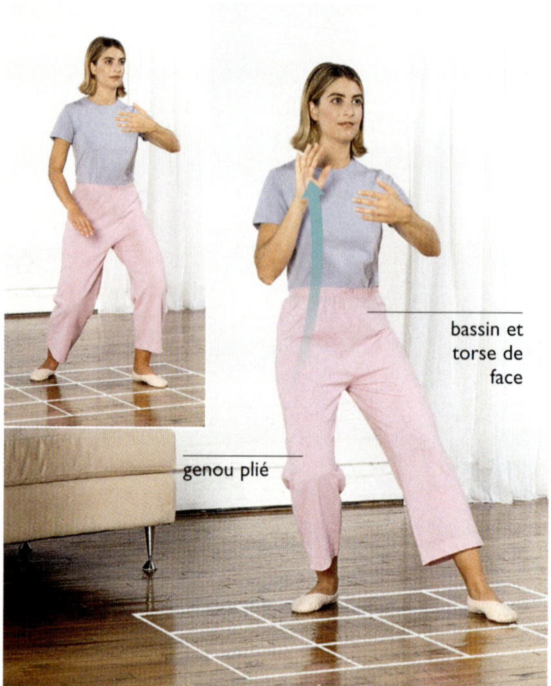
bassin et torse de face
genou plié

1 Vous êtes en position *Pas carré avant*, les bras en position *Parer*. Portez le poids du corps en arrière sur le pied droit, pour vous mettre en *Pas carré arrière*. Dans le mouvement, pliez le coude droit de sorte que la paume de main soit tournée vers l'extérieur et les doigts pointés vers le ciel.

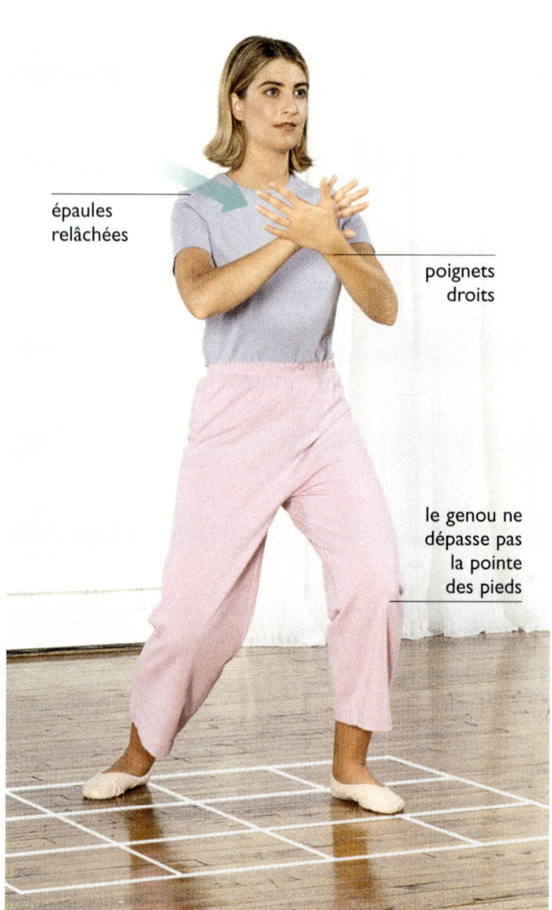
épaules relâchées
poignets droits
le genou ne dépasse pas la pointe des pieds

2 Transférez 70 % du poids du corps vers l'avant sur le pied gauche, pour vous mettre en *Pas carré avant*. Simultanément, mettez vos bras en position *Presser* : baissez légèrement le coude gauche pour que les deux coudes soient à la même hauteur, et pressez la paume de la main droite doucement contre le poignet et la base de la paume de la main gauche.

D'un coup d'œil

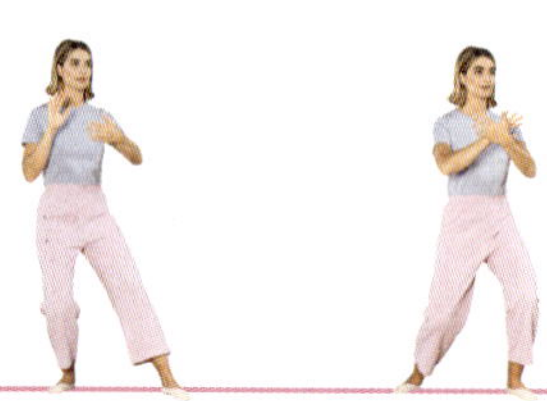

Poids du corps en arrière... En avant

POUSSER (À GAUCHE)

En portant le poids du corps en arrière, imaginez que vos bras glissent légèrement sur la surface d'un ballon. En portant le poids du corps en avant, gardez les bras détendus. La force vient des jambes. Révisez le mouvement de base *L'ours bouge avec des bras de grue* (pp. 48–49).

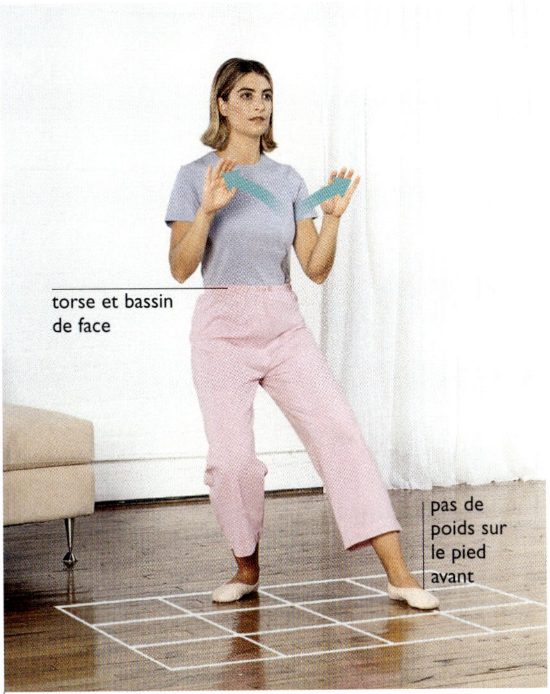
torse et bassin de face
pas de poids sur le pied avant

1 Transférez tout le poids du corps en arrière sur le pied droit, pour vous mettre en *Pas carré arrière.* Dans le mouvement, mettez vos bras en position *Pousser* : baissez les deux coudes pour que les avant-bras soient parallèles, devant vous, les paumes de mains à hauteur de la poitrine, tournées vers l'extérieur et légèrement inclinées vers le sol.

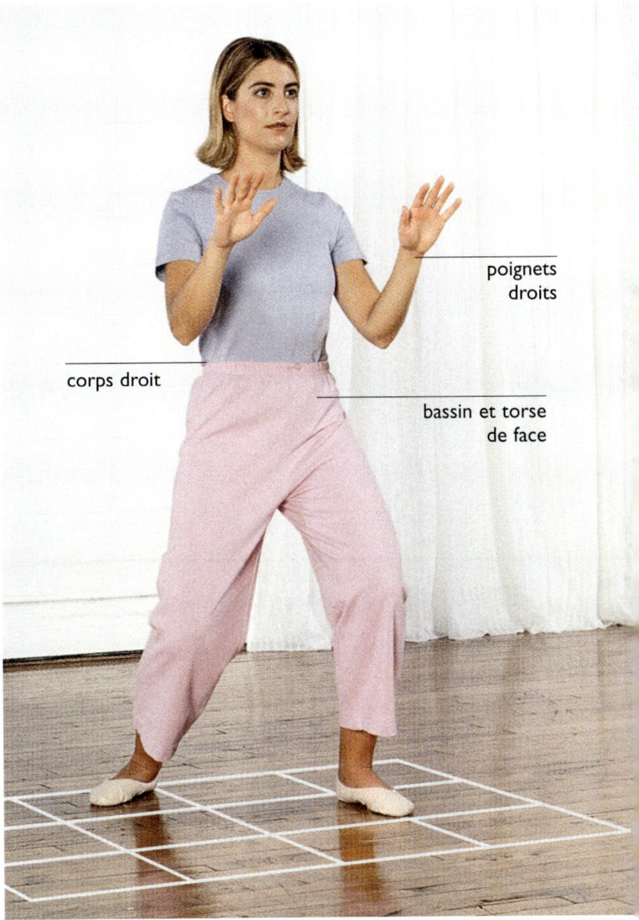
poignets droits
corps droit
bassin et torse de face

2 Transférez 70 % du poids du corps en avant sur le pied gauche pour vous mettre en *Pas carré avant.* Gardez les bras en position *Pousser*, mais avancez légèrement les coudes. Pour continuer, passez au mouvement suivant, *Parer (à droite).*

D'un coup d'œil

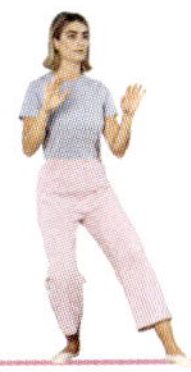

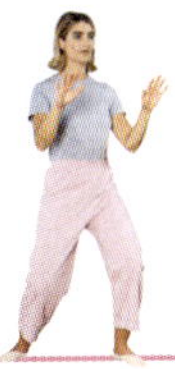

Poids du corps en arrière... En avant

PARER (À DROITE)

Imaginez que le poignet droit est tiré par un fil lorsqu'il se bloque et qu'il frappe dans la position *Parer*. Exercez-vous, l'esprit calme et reposé. Appliquez-vous à faire des mouvements lents et précis, et restez concentré sur le moment présent. Révisez le mouvement de base *Pas carré*, transition avant (*pp. 50–51*).

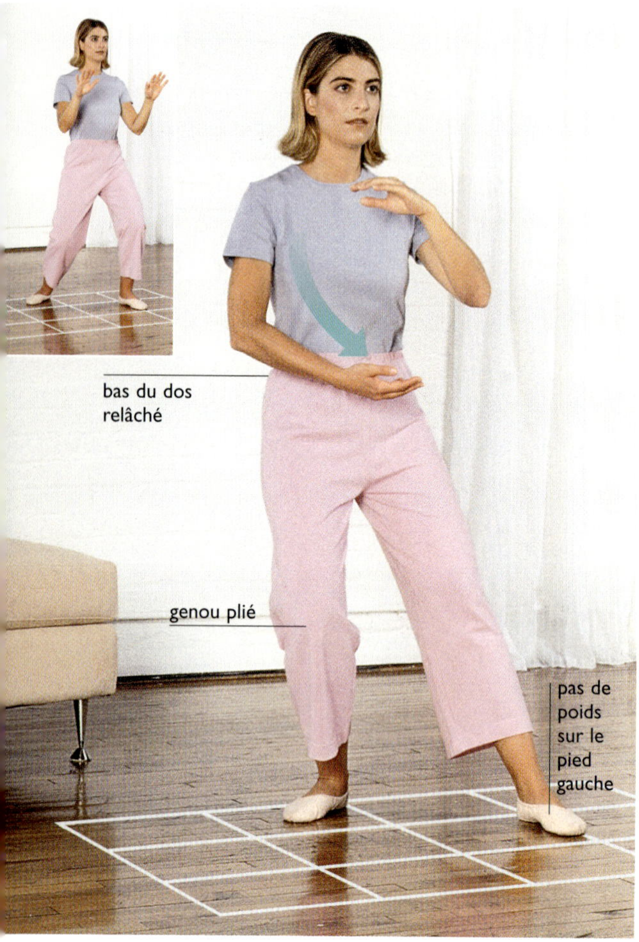
bas du dos relâché
genou plié
pas de poids sur le pied gauche

1 En partant de la position *Pas carré avant*, les bras en position *Pousser*, portez tout le poids du corps en arrière sur le pied droit, pour vous mettre en *Pas carré arrière*. Simultanément, tournez la paume de la main gauche face au sol, et descendez la main droite à hauteur du ventre, paume en l'air, comme si vous teniez un gros ballon.

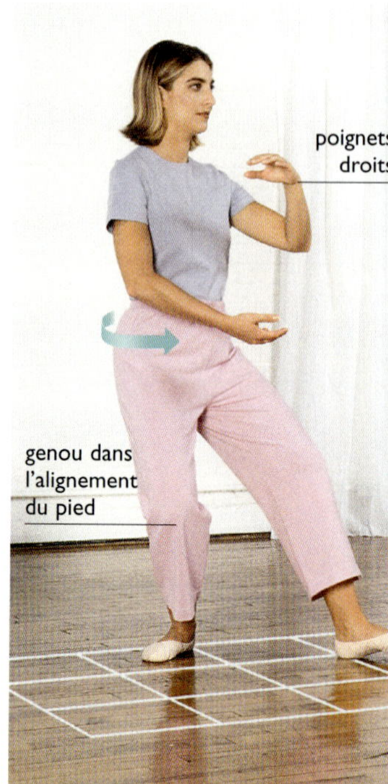
poignets droits
genou dans l'alignement du pied

2 Tournez le bassin et le torse à gauche, en pivotant sur le talon du pied gauche vers l'extérieur de façon à ce qu'il soit dans la diagonale. Les bras restent dans la même position.

D'un coup d'œil

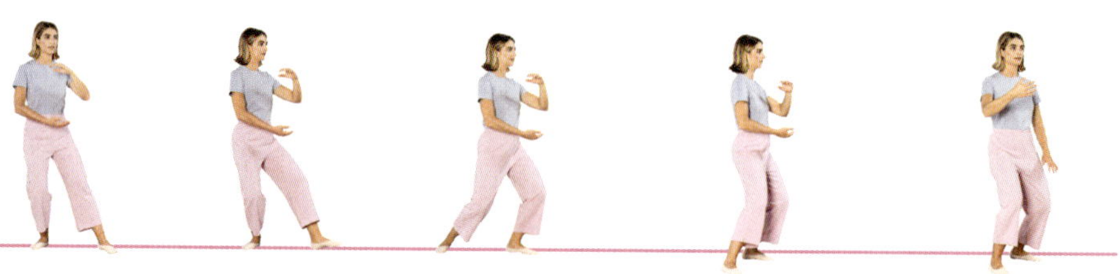

Transférez votre poids en arrière... Tournez à gauche... Poids à gauche... Pas en avant... Transférez/Tournez

3 Portez tout le poids du corps sur le pied gauche pour vous mettre en *Transition avant.*

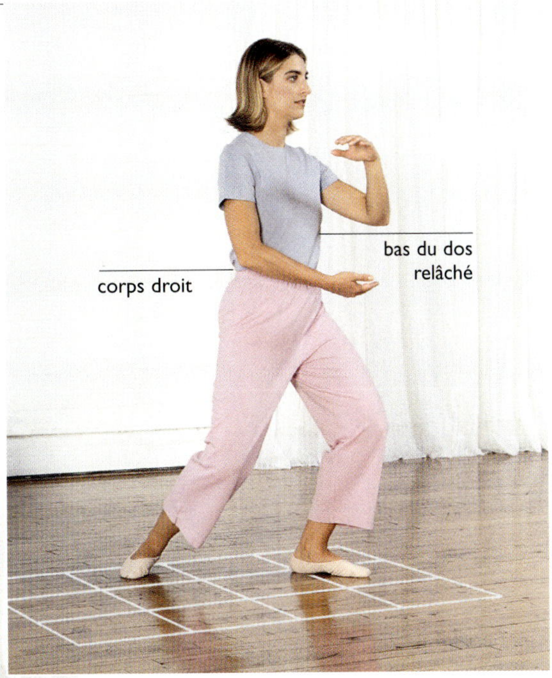
bas du dos
relâché
corps droit

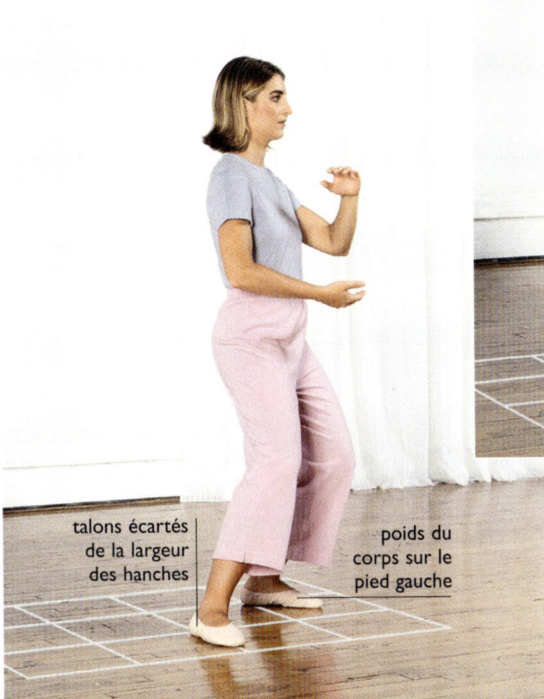
talons écartés
de la largeur
des hanches
poids du
corps sur le
pied gauche

4 Faites un pas en avant avec le pied droit pour vous mettre en *Pas carré arrière.* Les bras restent dans la même position.

5 Mettez-vous en *Pas carré avant,* en transférant 70 % du poids du corps vers l'avant sur le pied droit, tout en tournant le bassin et le torse dans la même direction. Gardez les deux genoux fléchis. Simultanément, placez les bras en position *Parer* : levez la main droite, paume face à la poitrine, et baissez le bras gauche à côté de la hanche gauche. Les coudes restent légèrement pliés, et les doigts sont pointés vers le sol et inclinés vers l'avant. Pour continuer, passez au mouvement suivant, *Presser (à droite).*

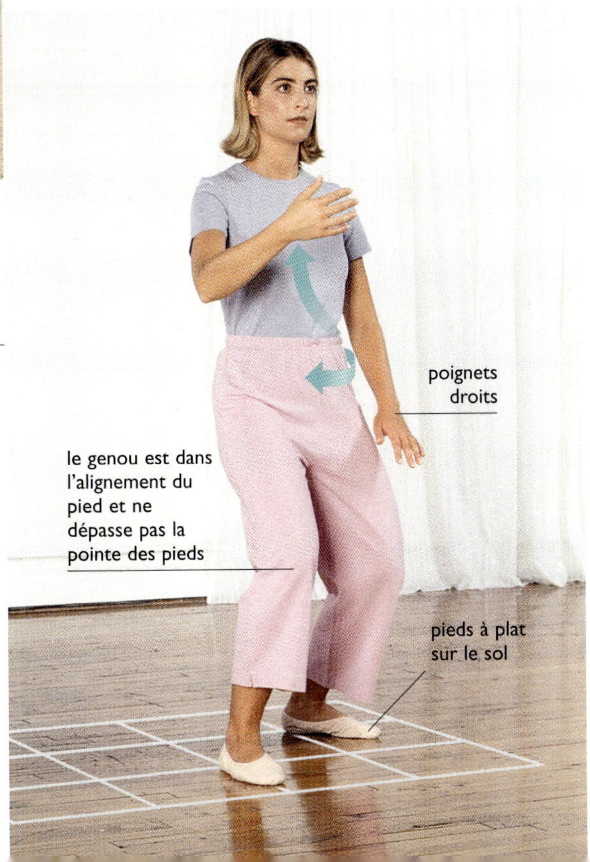
poignets
droits
le genou est dans
l'alignement du
pied et ne
dépasse pas la
pointe des pieds
pieds à plat
sur le sol

PRESSER (À DROITE)

Pressez vos mains très délicatement l'une contre l'autre et sentez la chaleur de la main gauche sur le poignet droit. Notez les changements de sensations dans les paumes et les doigts. Révisez le mouvement de base *L'ours bouge avec des bras de grue* (*pp. 48–49*).

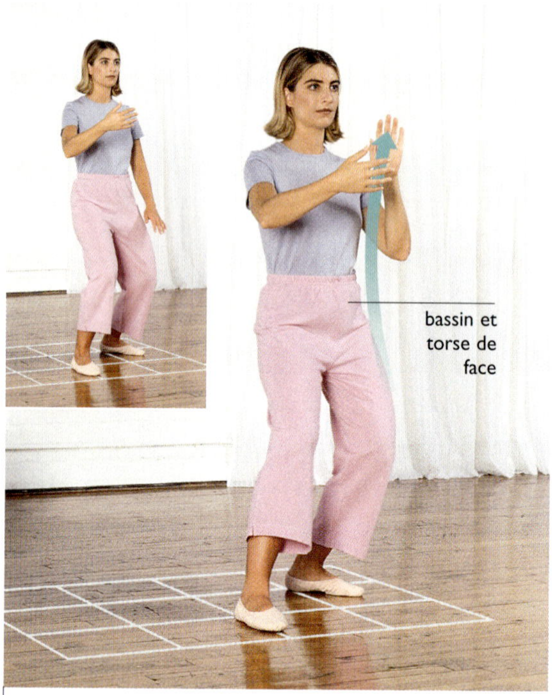
bassin et
torse de
face

1 En partant du *Pas carré avant*, les bras en position *Parer*, transférez tout le poids du corps vers l'arrière, sur le pied gauche, pour vous mettre en *Pas carré arrière*. Dans le mouvement, pliez le coude gauche et levez la main gauche à hauteur de la poitrine, paume tournée vers l'extérieur.

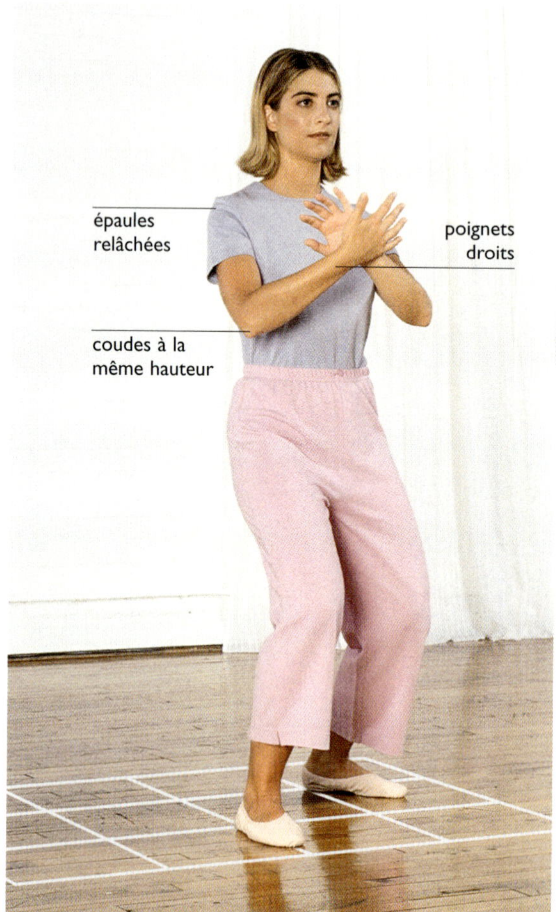
épaules
relâchées
poignets
droits
coudes à la
même hauteur

2 Transférez 70 % du poids du corps vers l'avant, sur le pied droit, pour vous mettre en *Pas carré avant*. Simultanément, baissez légèrement le coude droit, et pressez la paume de la main gauche doucement contre le poignet et la base de la paume de la main droite. Les bras sont en position *Presser*.

D'un coup d'œil

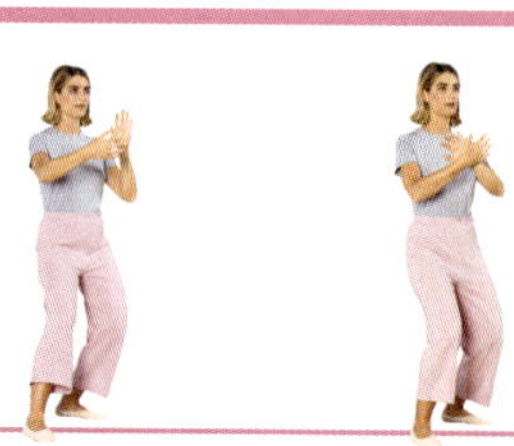

Poids du corps en arrière... En avant

POUSSER (À DROITE)

En portant le poids du corps en arrière, relâchez les épaules et les coudes. Imaginez que vous poussez un gros ballon qui dégage les obstacles devant vous. Révisez le mouvement de base *L'ours bouge avec des bras de grue* (*pp. 48–49*).

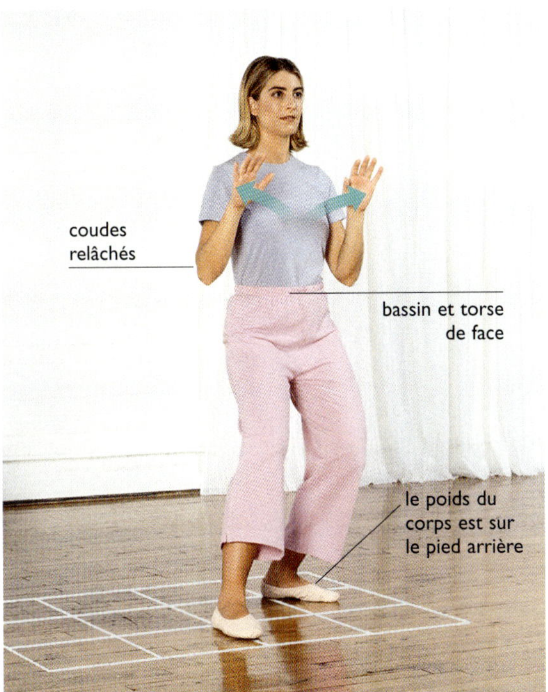
coudes relâchés
bassin et torse de face
le poids du corps est sur le pied arrière

1 Portez tout le poids du corps vers l'arrière sur le pied gauche, pour vous mettre en *Pas carré arrière*. Simultanément, placez vos bras en position *Pousser* : baissez les deux coudes pour que les avant-bras soient parallèles, devant vous, les paumes de main à hauteur de la poitrine, tournées vers l'extérieur et légèrement inclinées vers le sol.

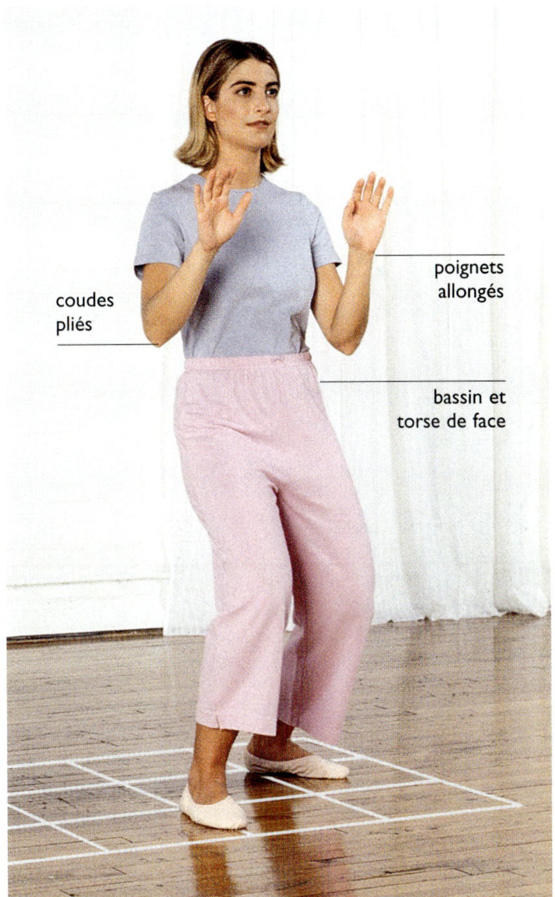
coudes pliés
poignets allongés
bassin et torse de face

2 Transférez 70 % du poids du corps en avant, sur le pied droit, pour vous mettre en *Pas carré avant*. Gardez les mains en position *Pousser*, mais avancez légèrement les coudes. Arrêtez-vous ici ou enchaînez avec le mouvement suivant : *Repousser le singe (bras)* (*pp. 102–103*).

D'un coup d'œil

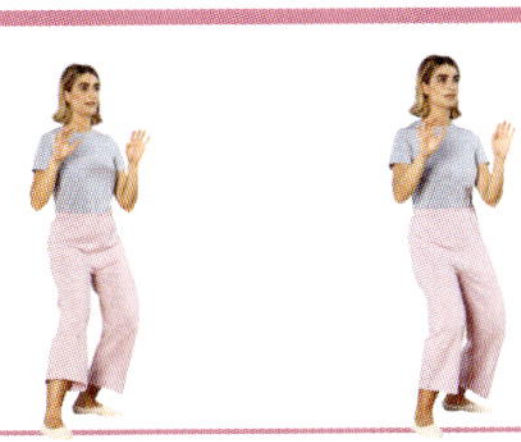

Poids du corps en arrière... En avant

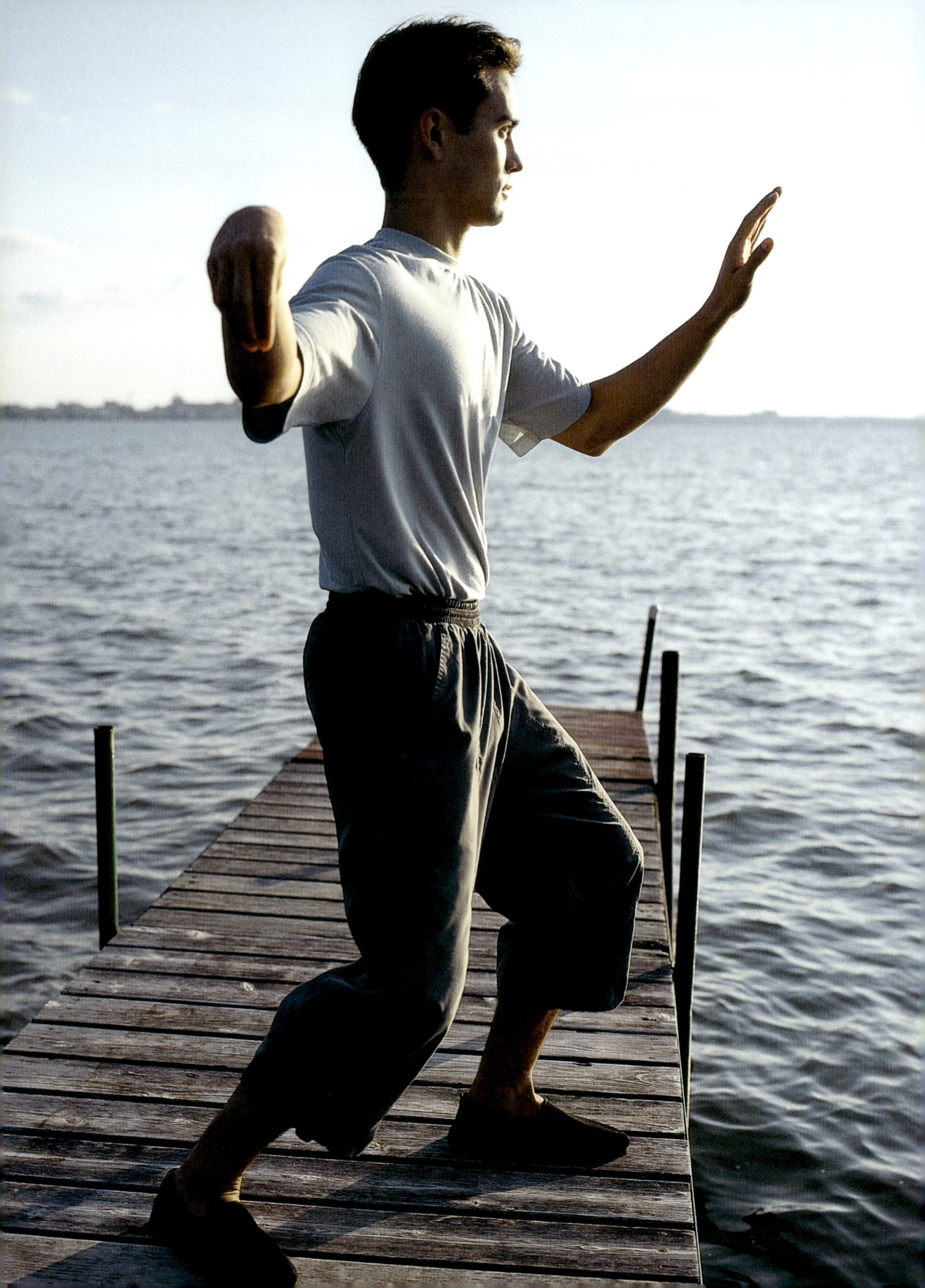

LA FORME

DEUXIÈME PARTIE

Dans cette partie, le *Pli Taï Chi* est utilisé pour les pas en arrière et de côté, et pour les changements de direction. En vous détendant et en enracinant vos jambes, gardez la tête dans l'alignement du corps et imaginez que vous êtes suspendu par le sommet du crâne. Veillez à rester aligné et stable tout en bougeant à partir du centre du corps. Devenez comme l'eau qui coule librement ; vous arriverez ainsi à contourner et à surmonter les obstacles avec légèreté, sans utiliser de force. Vos mots-clés sont mouvement continu et tranquillité intérieure.

REPOUSSER LE SINGE (BRAS)

Bougez avec légèreté et agilité, et imaginez que votre tête est suspendue par un fil. La tête, le torse et le bassin forment ainsi une colonne verticale qui pivote sur son axe central. Si cette colonne est alignée et fermement enracinée dans le sol, tous vos mouvements partiront naturellement du centre du corps. Révisez les mouvements de base *Pas carré* (*pp. 46–47*), *L'ours prend racine sur une jambe* (*pp. 40–41*), *position du cavalier* (*p. 34*), *Le Pli Taï Chi* (*pp. 54–55*) et *Marcher/glisser* (*p. 59*).

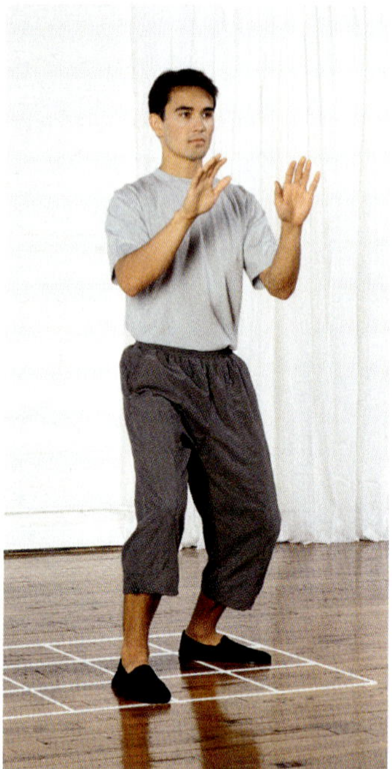

1 Commencez en *Pas carré avant*, les bras en position *Pousser*, les paumes à hauteur de la poitrine, tournées vers l'extérieur et légèrement inclinées vers le sol.

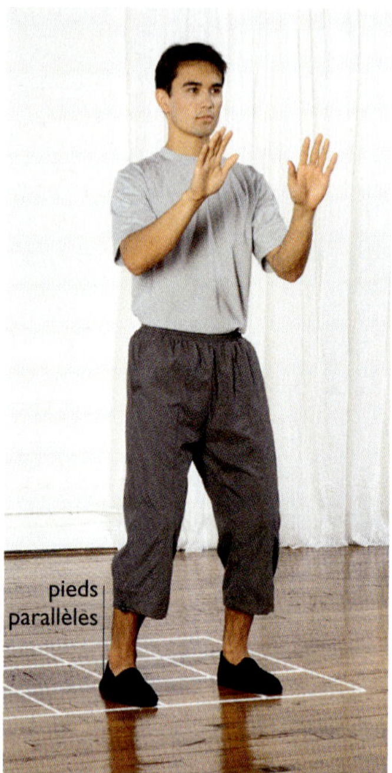

2 Faites un pas en avant avec le pied gauche pour mettre les deux pieds parallèles, écartés à la largeur des hanches, en ***position du cavalier***. Les bras restent en position *Pousser*.

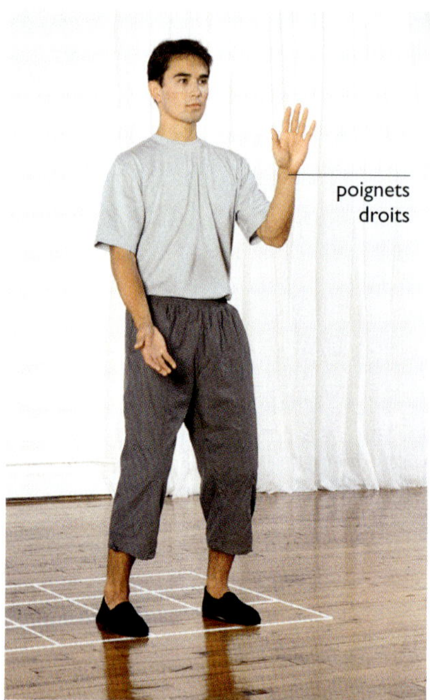

3 Descendez le bras droit à hauteur de la cuisse, le coude légèrement plié et la paume de main tournée vers le haut et inclinée vers l'avant.

D'un coup d'œil

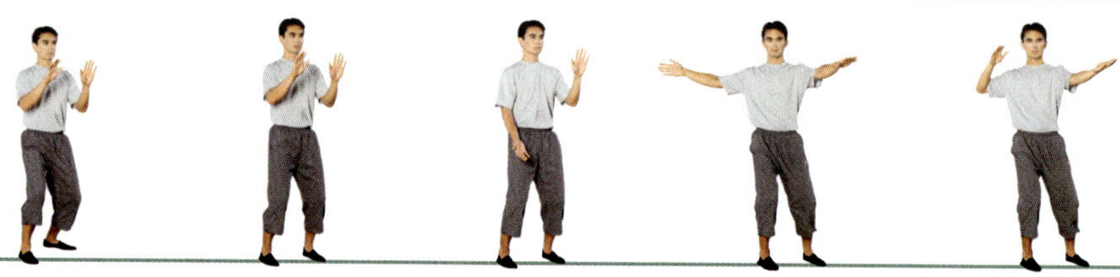

Poids en avant..........Pas en avant.........Baissez le bras.........Pivotez à droite.........Coude plié..........

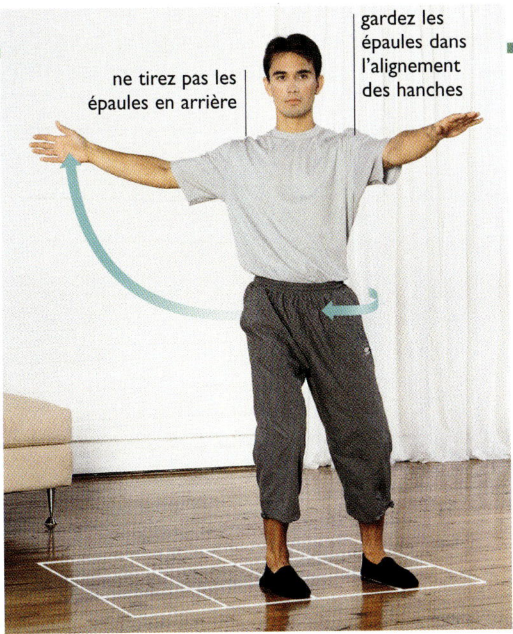
ne tirez pas les épaules en arrière
gardez les épaules dans l'alignement des hanches

4 Portez le poids du corps sur le pied droit, en pivotant et en tournant le bassin et le torse à droite. Simultanément, levez le bras droit à hauteur des épaules, paume de main tournée vers l'extérieur, et levez le bras gauche devant vous, à hauteur des épaules, paume de main face au sol.

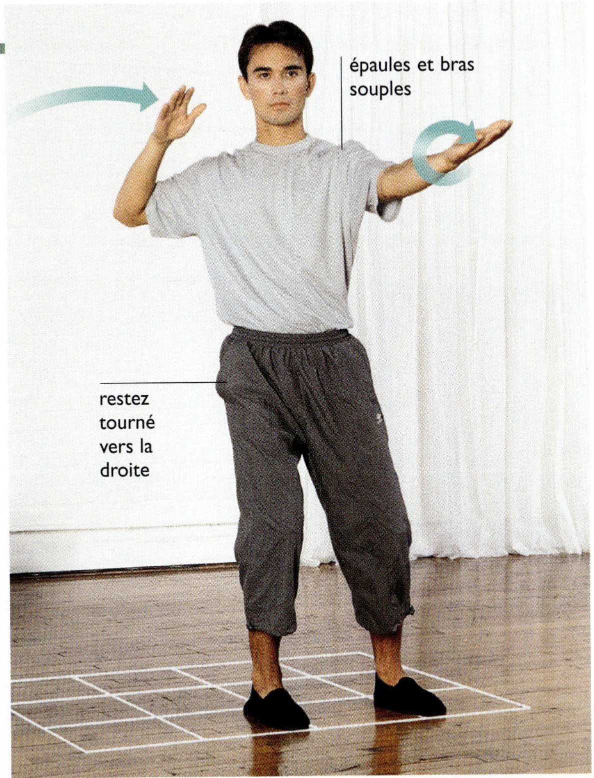
épaules et bras souples
restez tourné vers la droite

5 Pliez le coude droit, paume de main inclinée vers le sol, et les doigts pointés vers l'avant. Simultanément, tournez la paume de la main gauche vers le ciel.

6 Tournez le bassin et le torse de face, et transférez tout le poids du corps au centre, pour le répartir également sur chaque pied en *position du cavalier*. Simultanément, baissez et avancez la main droite en position *Pousser*, et descendez la main gauche au niveau de la cuisse, paume tournée vers le haut et inclinée vers l'avant. Répétez les étapes 4, 5 et 6 du côté gauche, de façon à ce que vous finissiez en *position du cavalier*, la main gauche en position *Pousser*, la main droite sur la cuisse, paume vers le haut et inclinée vers l'avant. Pour continuer, passez au mouvement suivant, *Reculer et repousser le singe*.

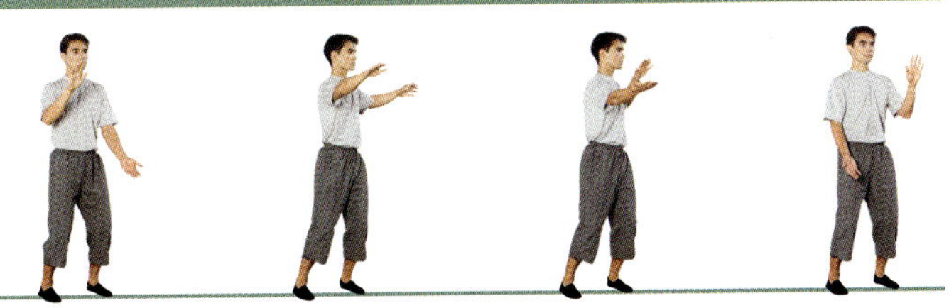

.Revenez au centre...Pivotez à gauche....Coude plié.....Revenez au centre

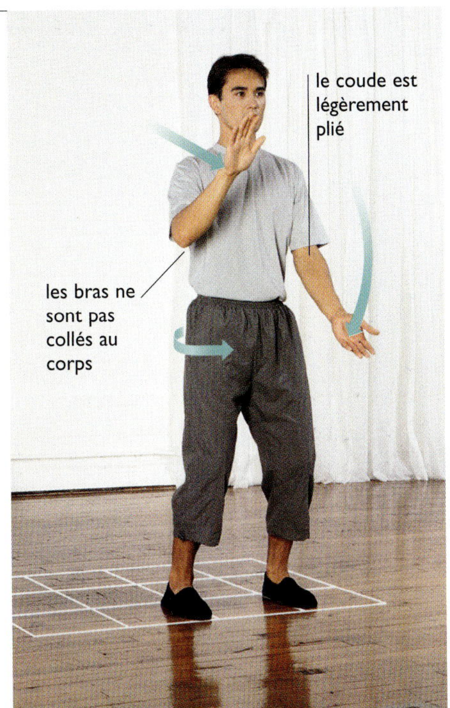
le coude est légèrement plié
les bras ne sont pas collés au corps

RECULER ET REPOUSSER LE SINGE

On appelle ce mouvement « avancer en se retirant ». Faites le vide dans votre tête, détendez-vous, et laissez la rotation du bassin et du torse entraîner le mouvement circulaire des bras. Révisez les mouvements de base *position du cavalier* (*p. 34*), *Pli Taï Chi* (*pp. 54–55*), *Reculer avec le Pli Taï Chi* (pp. 60-61) et *Marcher/glisser* (*p. 59*).

1 Vous êtes en *position du cavalier*, la main gauche en position *Pousser*, la main droite sur la cuisse, paume tournée vers le haut. Transférez tout le poids du corps sur le pied droit, en pivotant et en tournant le bassin et le torse à droite. Simultanément, levez le bras droit sur le côté à hauteur des épaules, paume de main tournée vers l'extérieur, et tendez le bras gauche devant vous, à hauteur des épaules, paume face au sol.

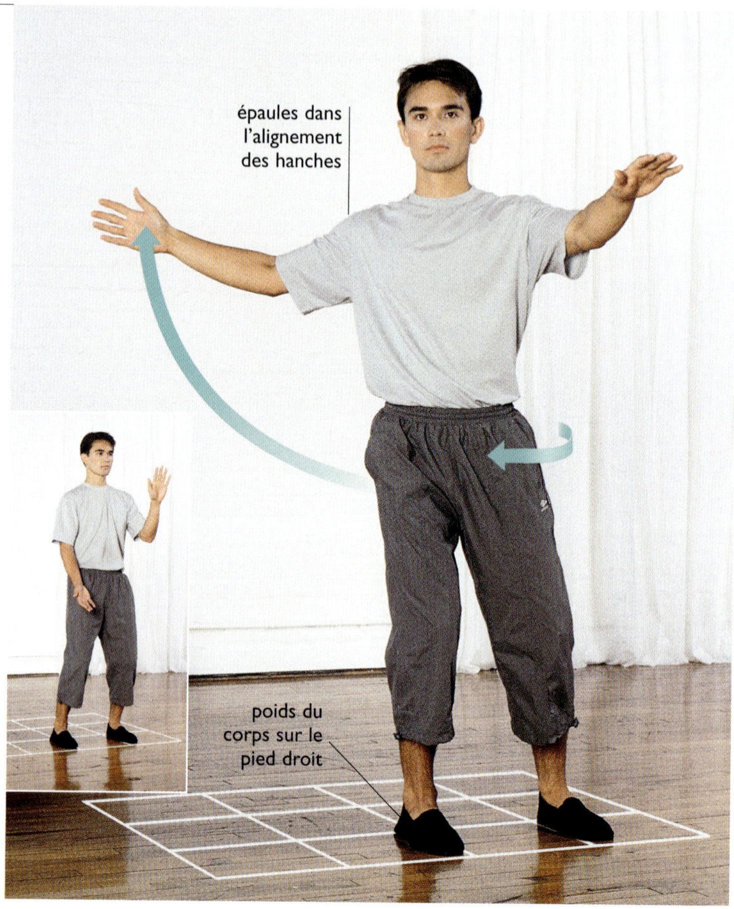
épaules dans
l'alignement
des hanches
poids du
corps sur le
pied droit

D'un coup d'œil

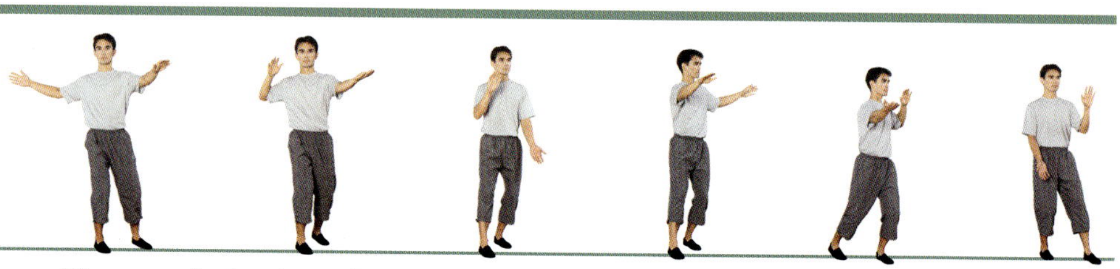

Pivotez à droite... Pas en arrière... Transférez votre poids/Tournez... Pivotez à gauche... Pas en arrière... Transférez votre poids/Tournez

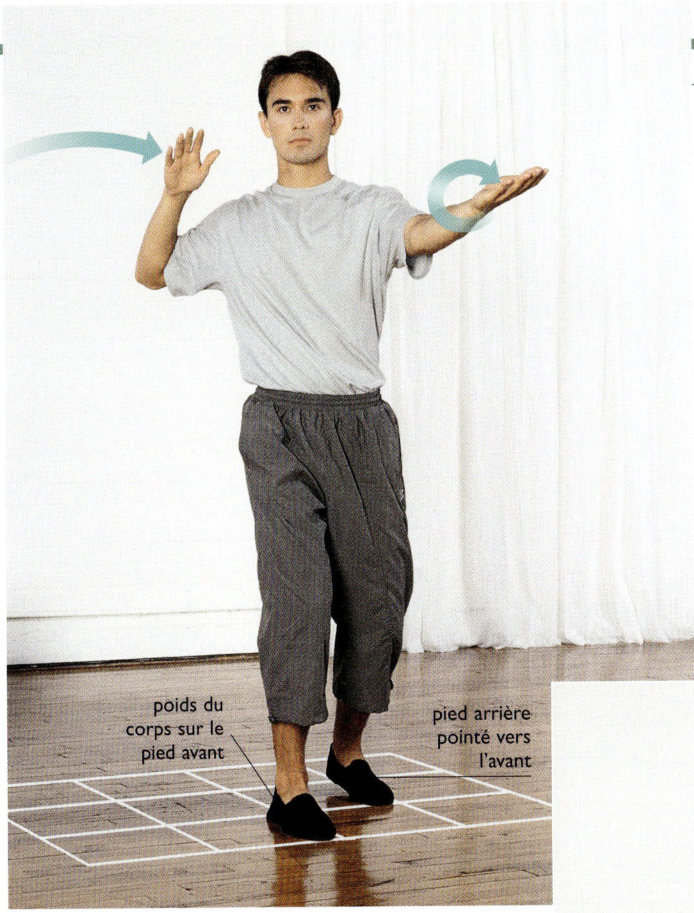
poids du
corps sur le
pied avant
pied arrière
pointé vers
l'avant

2 En gardant le bassin et le torse tournés vers la droite, faites un pas en arrière avec le pied gauche, de façon à ce que les pieds soient parallèles et écartés de la largeur des hanches. Simultanément, pliez le coude droit, paume de main inclinée vers le sol, doigts pointés vers l'avant, et tournez la paume de la main gauche vers le ciel.

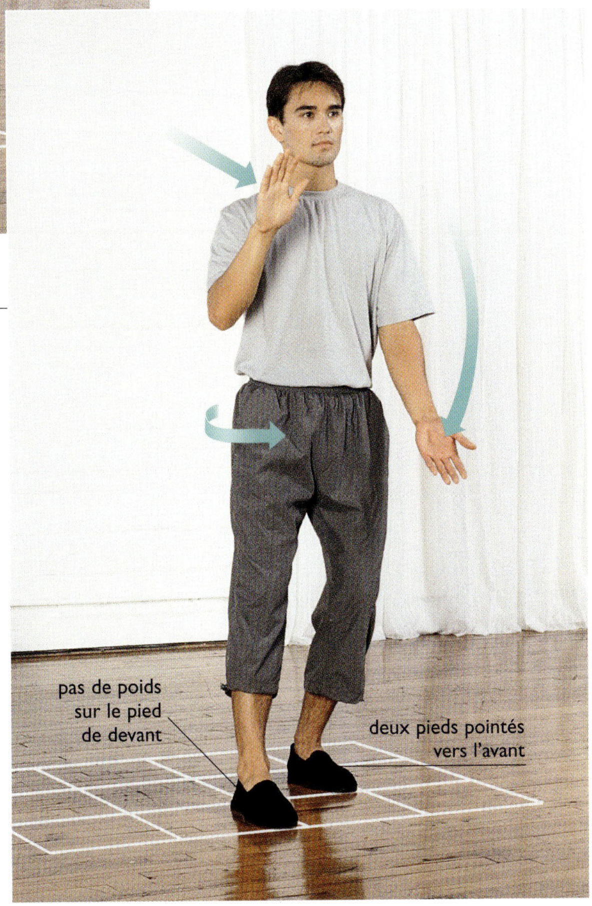
pas de poids
sur le pied
de devant
deux pieds pointés
vers l'avant

3 Tournez le bassin et le torse de face, en portant tout le poids du corps sur le pied gauche. Simultanément, baissez et avancez la main droite en position *Pousser*, et descendez la main gauche vers la cuisse, paume tournée vers le haut et inclinée vers l'avant. Répétez les étapes 1, 2 et 3 du côté gauche, de façon à ce que vous finissiez le poids du corps entièrement sur le pied droit, la main gauche en position *Pousser*, et la main droite sur la cuisse, paume vers le haut et inclinée vers l'avant. Pour continuer, passez au mouvement suivant, ***De repousser le singe à la position du cavalier.***

DE REPOUSSER LE SINGE À LA POSITION DU CAVALIER

Relâchez le bas du dos pour gagner en force dans les jambes et en stabilité dans le corps. Dans l'application martiale de ce mouvement, un bras pousse pendant que l'autre frappe. Révisez les mouvements de base *Reculer avec le Pli Taï Chi* (*pp. 60–61*), *Marcher/glisser* (*p. 59*) et *position du cavalier* (*p. 34*).

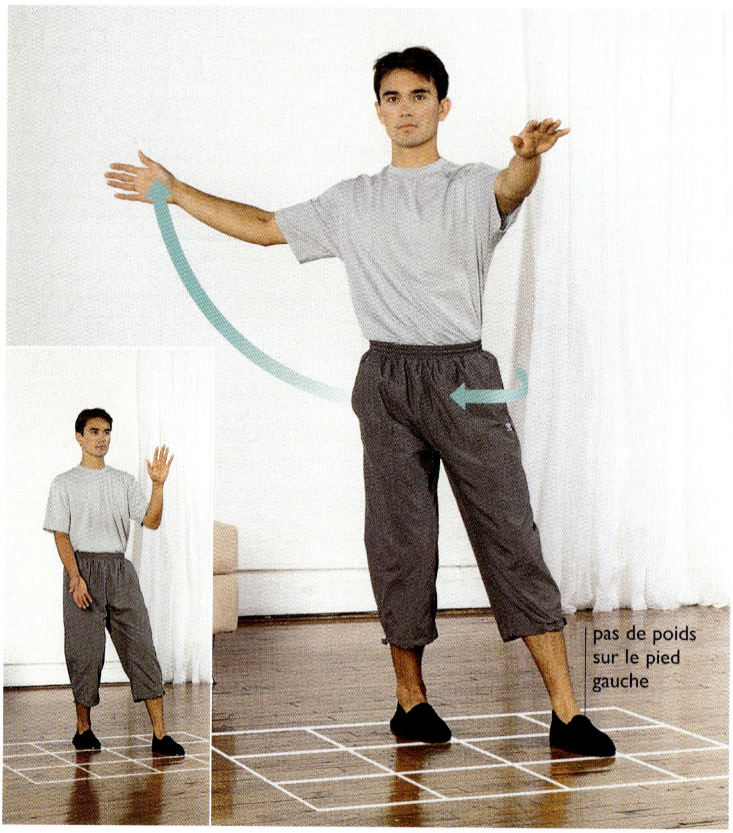

1 Le poids du corps repose entièrement sur le pied droit, la main gauche est en position *Pousser*, la main droite sur la cuisse, paume vers le haut et inclinée vers l'avant. Pivotez en tournant le bassin et le torse à droite. Simultanément, levez le bras droit sur le côté à hauteur des épaules, paume de main tournée vers l'extérieur, et tendez le bras gauche devant vous, à hauteur des épaules, paume de main face au sol.

D'un coup d'œil

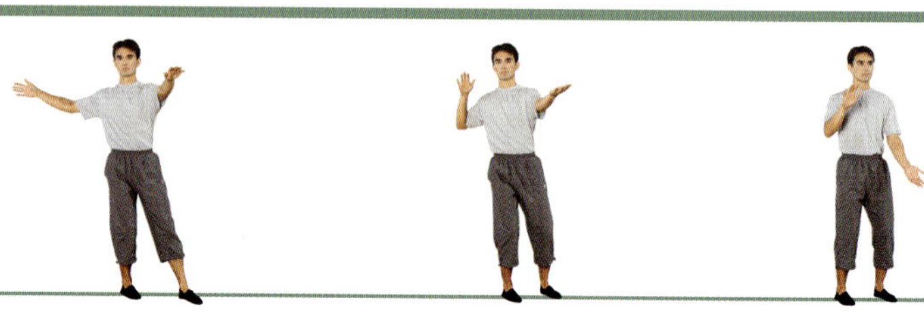

Pivotez à droite... Ramenez les pieds parallèles... Transférez votre poids/Tournez

2 Reculez le pied gauche de sorte que les deux pieds soient parallèles, écartés à la largeur des hanches, en ***position du cavalier*** avec le ***Pli Taï Chi***. Gardez le poids du corps sur le pied droit, le bassin et le torse tournés vers la droite. Simultanément, pliez le coude droit, paume de main inclinée vers le bas, doigts pointés vers l'avant, et tournez la paume de la main gauche vers le haut.

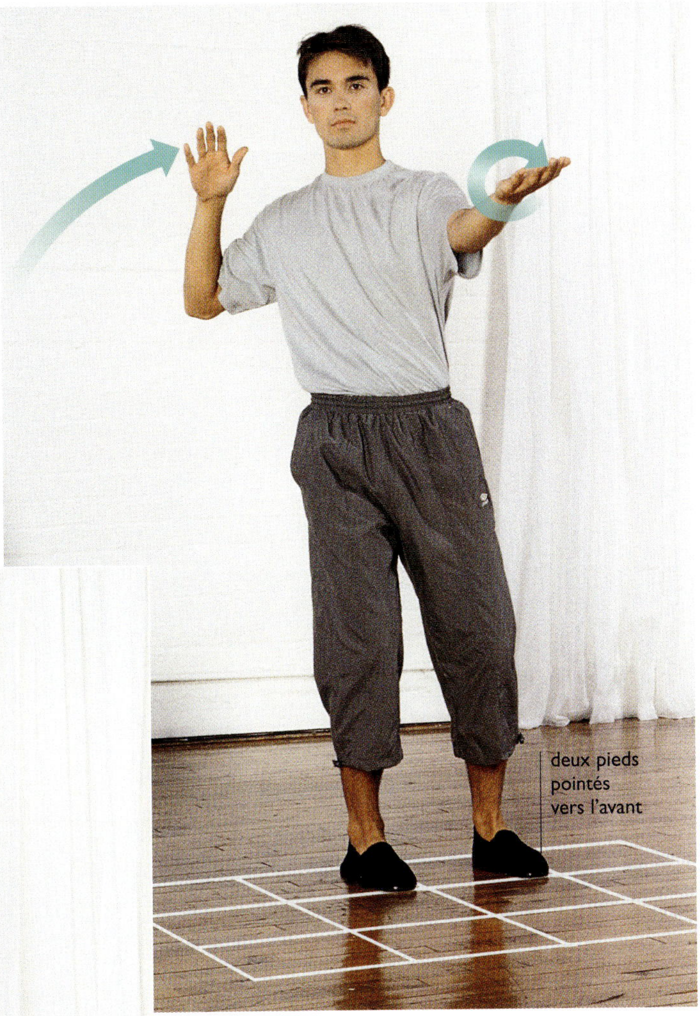

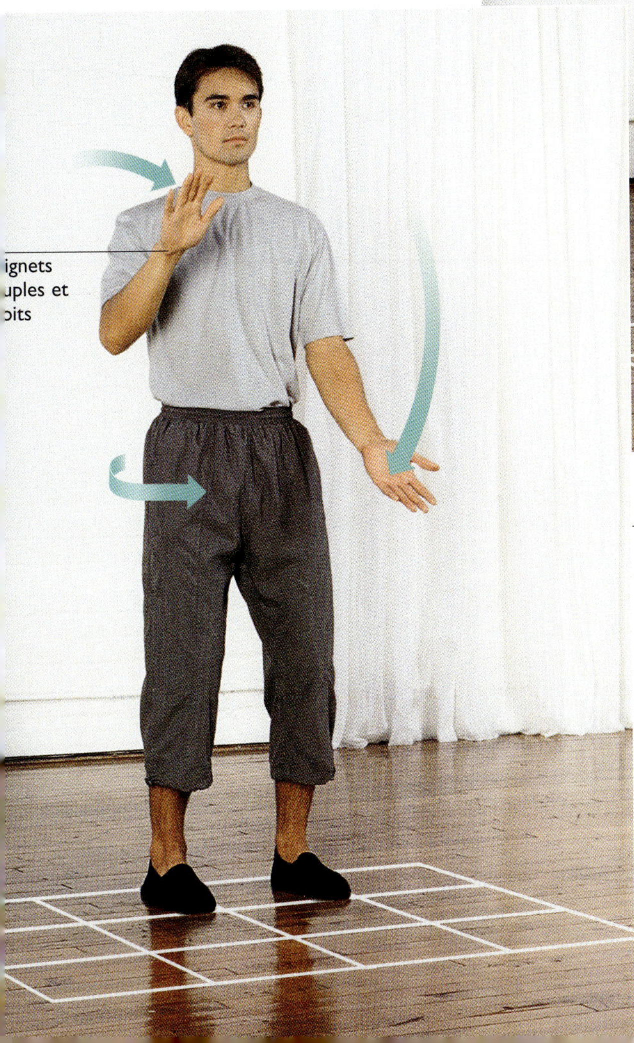

3 Tournez le bassin et le torse de face et transférez tout le poids du corps au centre pour le répartir également sur chaque pied en ***position du cavalier***. Simultanément, baissez et avancez la main droite en position ***Pousser***, et descendez la main gauche sur la cuisse, le coude légèrement plié, paume de main vers le haut et inclinée vers l'avant. Pour continuer, passez au mouvement suivant, ***Les mains se meuvent comme des nuages (bras)***.

LES MAINS SE MEUVENT COMME DES NUAGES (BRAS)

Restez bien enraciné dans le sol pendant que le corps flotte comme un nuage. Fermez les yeux et placez les mains face au ventre et à la poitrine. Puis ouvrez les yeux et regardez si vos mains sont dans la bonne position. Révisez le *Pli Taï Chi* (*pp. 54–55*) et *Déplacer la lune* (*pp. 56–57*).

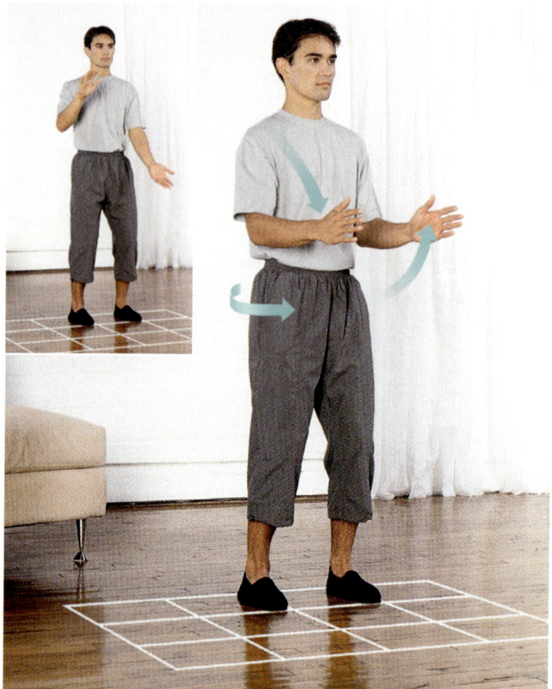

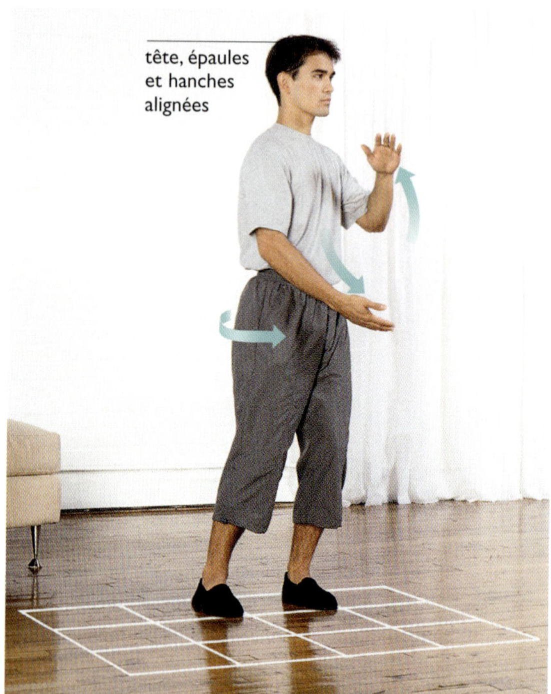

1 Vous êtes en ***position du cavalier***, le bras droit en position *Pousser*, et la main gauche à hauteur de la cuisse. Commencez à tourner le bassin et le torse à gauche tout en transférant une partie du poids du corps sur le pied gauche. Simultanément, placez les mains devant vous, paumes face à face.

2 Pivotez en tournant le bassin et le torse à gauche, tout en portant le poids du corps sur le pied gauche. Simultanément, levez la main gauche au niveau de la poitrine, paume face au sol, et baissez la main droite au niveau du ventre, paume vers le haut, comme si vous teniez un gros ballon.

D'un coup d'œil

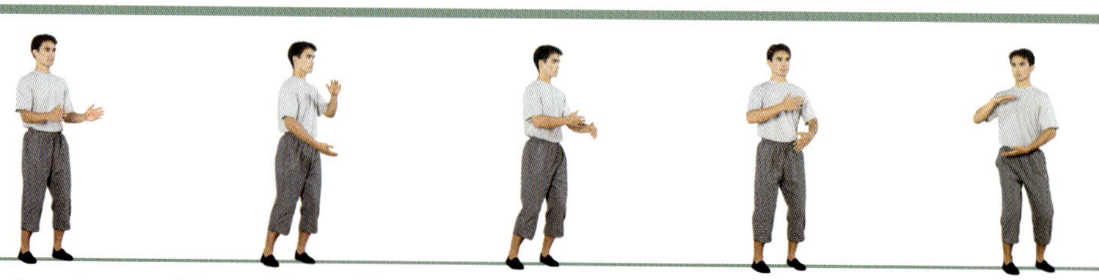

Mouvement des bras…Transférez/Pivotez…Mouvement des bras…Tournez vers le centre…Transférez/Pivotez…Mouvement des bras…Tournez vers le centre

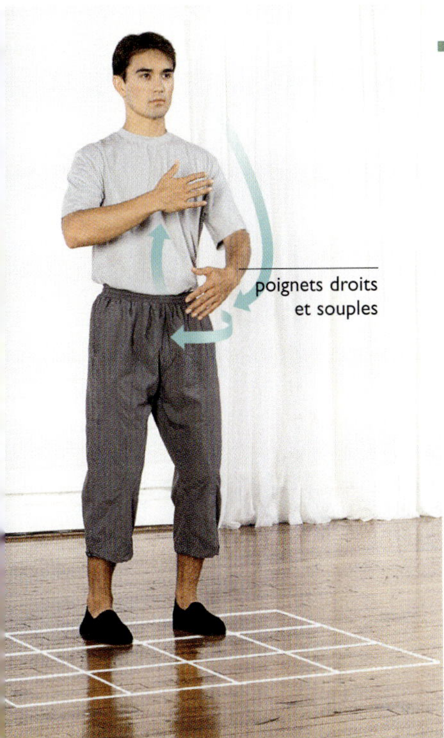

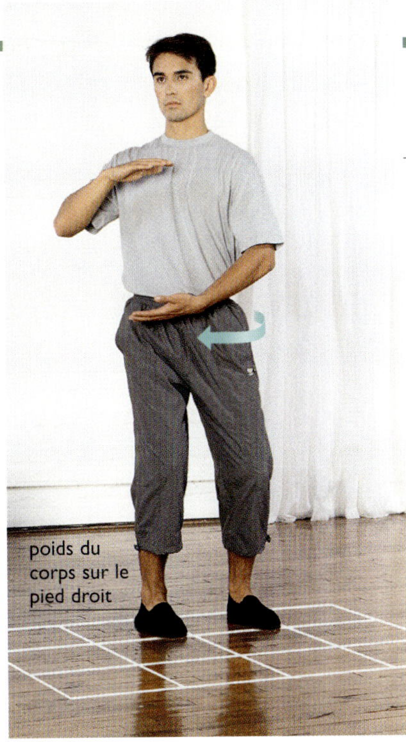

4 Transférez le poids du corps sur le pied droit, en pivotant et en tournant le bassin et le torse à droite. Simultanément, tournez les paumes de main face à face, la main droite au niveau de la poitrine, paume face au sol, et la main gauche au niveau du ventre, paume vers le haut.

3 Levez la main droite par l'intérieur tout en baissant la main gauche par l'extérieur. Puis tournez le bassin et le torse de face en ramenant le poids du corps au centre, également réparti sur chaque pied, en *position du cavalier*. Simultanément, tournez la main droite, paume face à la poitrine, et la main gauche, paume face au ventre, en position *Les mains se meuvent comme des nuages*.

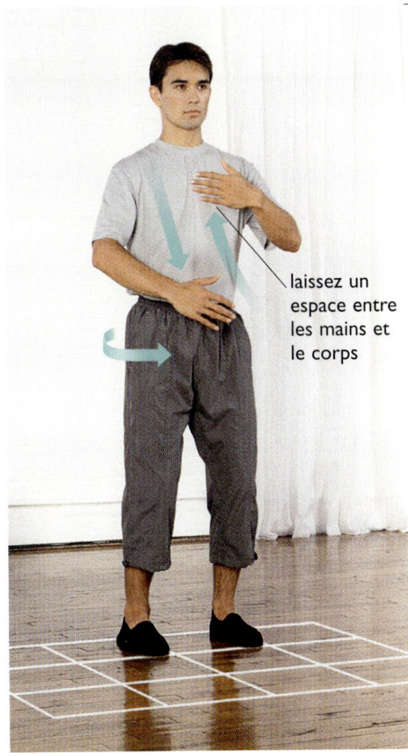

5 Levez la main gauche par l'intérieur tout en baissant la main droite par l'extérieur. Puis tournez le bassin et le torse de face en ramenant le poids du corps au centre, également réparti sur chaque pied, en *position du cavalier*. Simultanément, tournez la main gauche, paume face à la poitrine, et la main droite, paume face au ventre, en position *Les mains se meuvent comme des nuages*. Pour continuer, passez au mouvement complet.

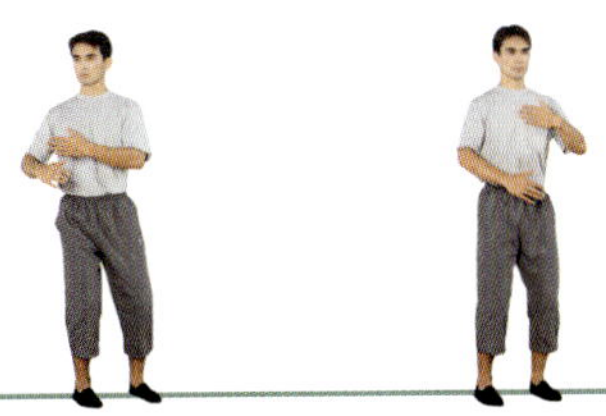

Mouvement des bras...
Tournez vers le centre

LES MAINS SE MEUVENT COMME DES NUAGES

Portez tout le poids du corps sur la jambe d'appui. Cela s'appelle séparer le yin du yang. Quand vous déplacez le poids du corps, vous pouvez délicatement pivoter sans utiliser aucune force.

Révisez le *Pli Taï Chi* (pp. 54–55), *Déplacer la lune* (pp. 56–57) et le *Pas de côté avec le Pli Taï Chi* (pp. 62–63).

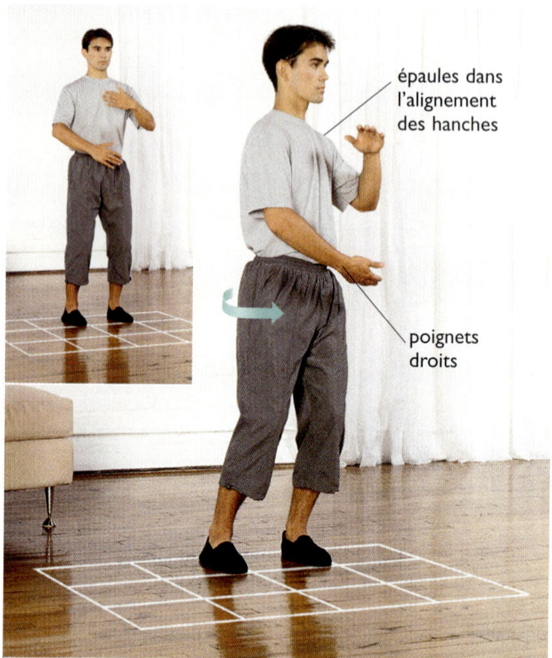
épaules dans
l'alignement
des hanches
poignets
droits

1 Vous êtes en ***position du cavalier***, les bras en position ***Les mains se meuvent comme des nuages.*** Pivotez en tournant le bassin et le torse à gauche, tout en transférant le poids du corps sur le pied gauche. Simultanément, tournez les paumes de main face à face, comme si vous teniez un gros ballon.

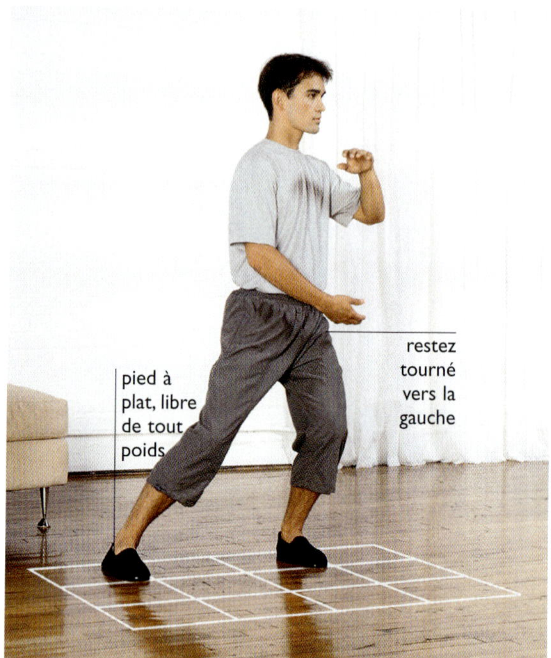
pied à
plat, libre
de tout
poids
restez
tourné
vers la
gauche

2 Le poids du corps toujours sur le pied gauche, faites un pas de côté avec le pied droit, de façon à ce que les deux pieds soient écartés d'une distance supérieure à la largeur des hanches, parallèles et pointés vers l'avant. Les bras restent dans la même position.

D'un coup d'œil

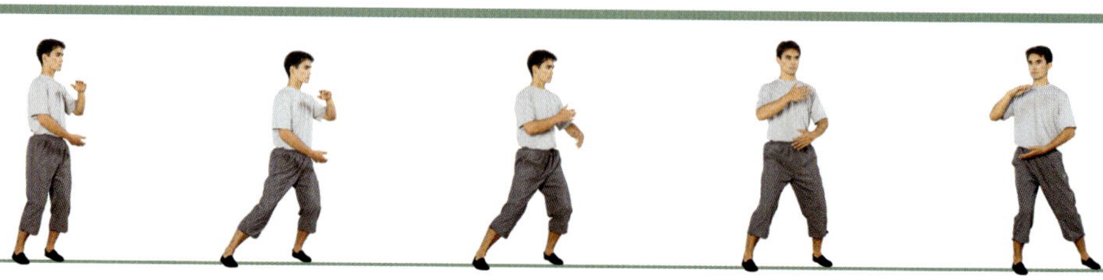

Pivotez à gauche...Pas vers l'extérieur...Mouvement des bras...
Ramenez poids du corps au centre...Pivotez à droite...

3 Levez la main droite par l'intérieur tout en baissant la main gauche par l'extérieur. Puis tournez le bassin et le torse de face tout en ramenant le poids du corps au centre, également réparti sur chaque pied, en ***position du cavalier.*** Simultanément, tournez la paume de la main droite face à la poitrine et la paume de la main gauche face au ventre, en position ***Les mains se meuvent comme des nuages.***

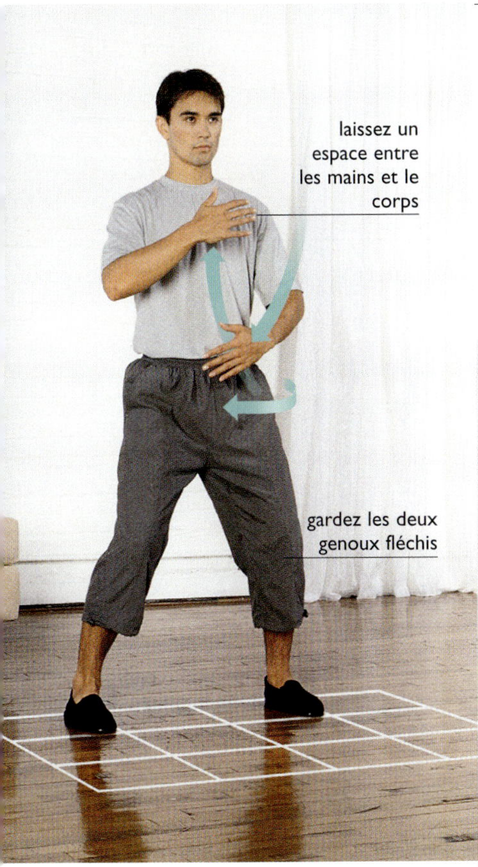
laissez un espace entre les mains et le corps
gardez les deux genoux fléchis

4 Pivotez en tournant le bassin et le torse à droite, tout en transférant le poids du corps sur le pied droit. Simultanément, tournez les paumes de main face à face, comme si vous teniez un gros ballon.

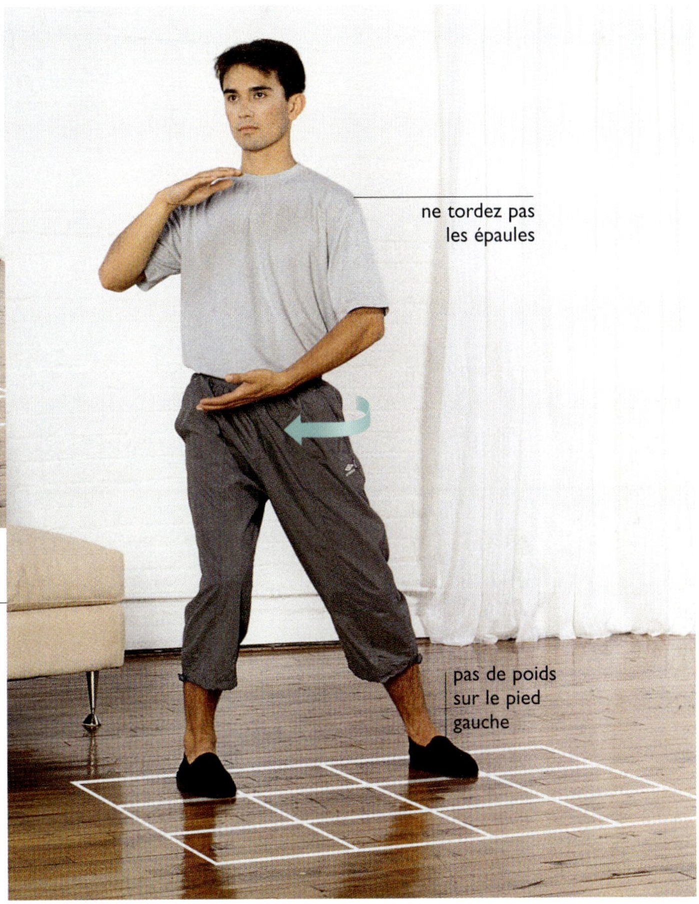
ne tordez pas les épaules
pas de poids sur le pied gauche

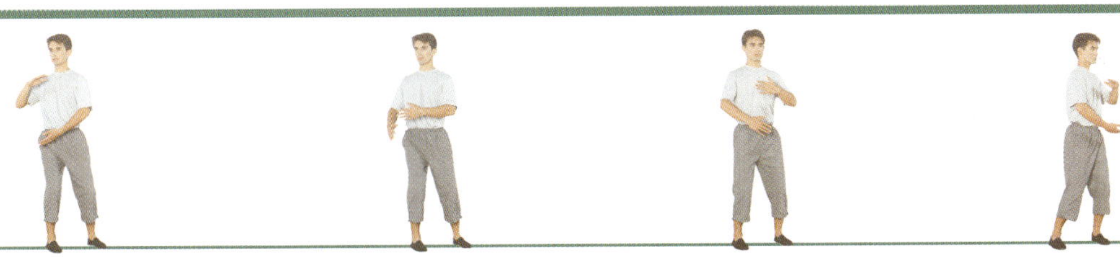

Pas vers l'intérieur...Mouvement des bras...Poids du corps au centre...Pivotez à gauche

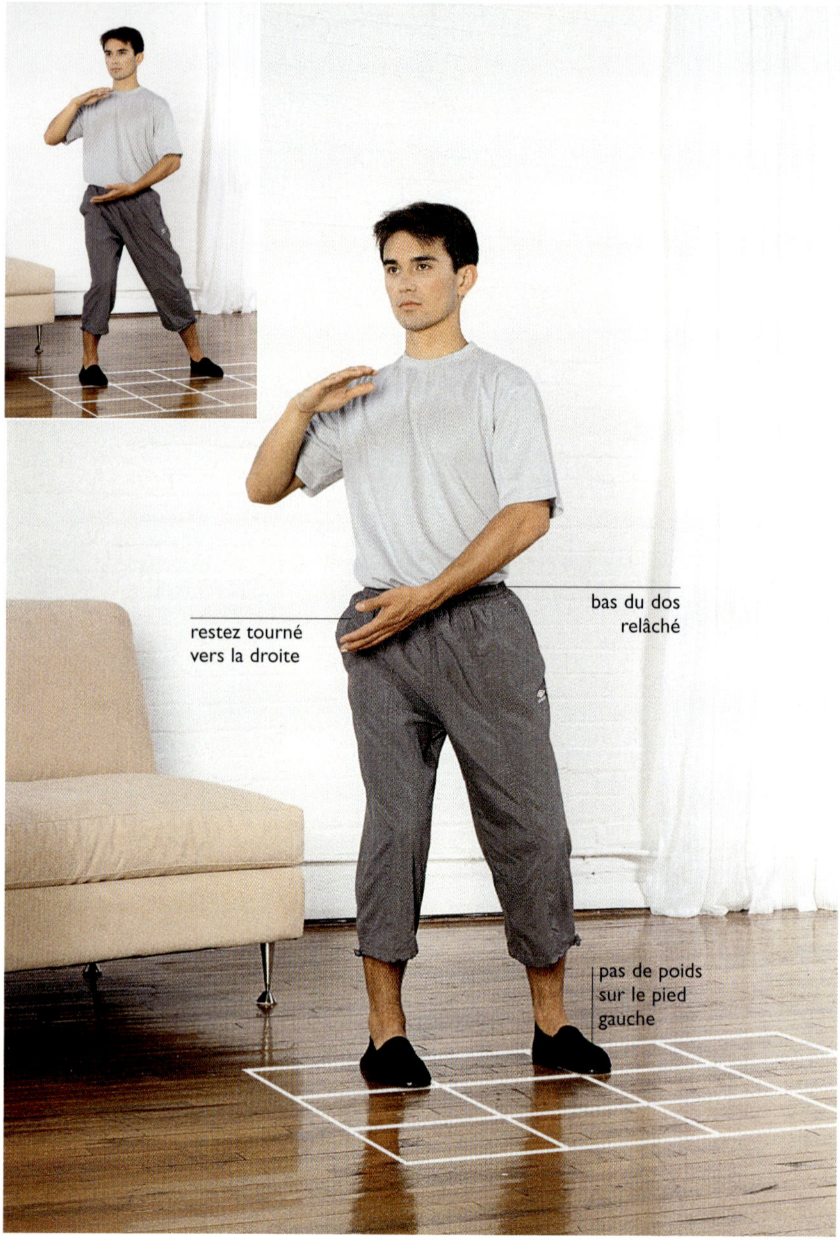
restez tourné
vers la droite
bas du dos
relâché
pas de poids
sur le pied
gauche

5 En gardant le poids du corps sur le pied droit, faites un pas vers l'intérieur avec le pied gauche pour ramener les deux pieds parallèles, écartés à la largeur des hanches et pointés vers l'avant. Gardez les bras dans la même position.

D'un coup d'œil

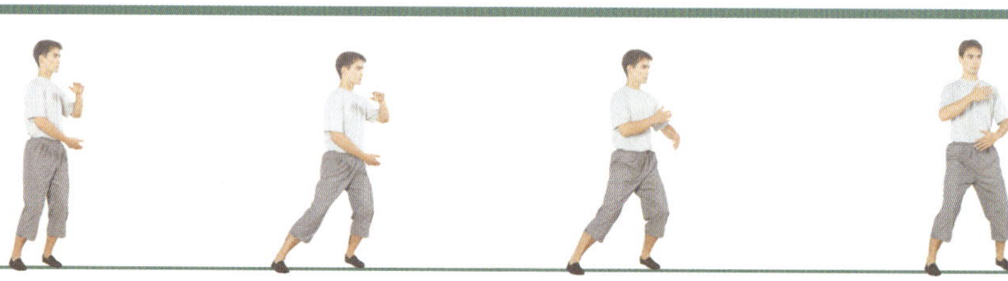

Pivotez à gauche...Pas vers l'extérieur...Mouvement des bras...Ramenez poids au centre..

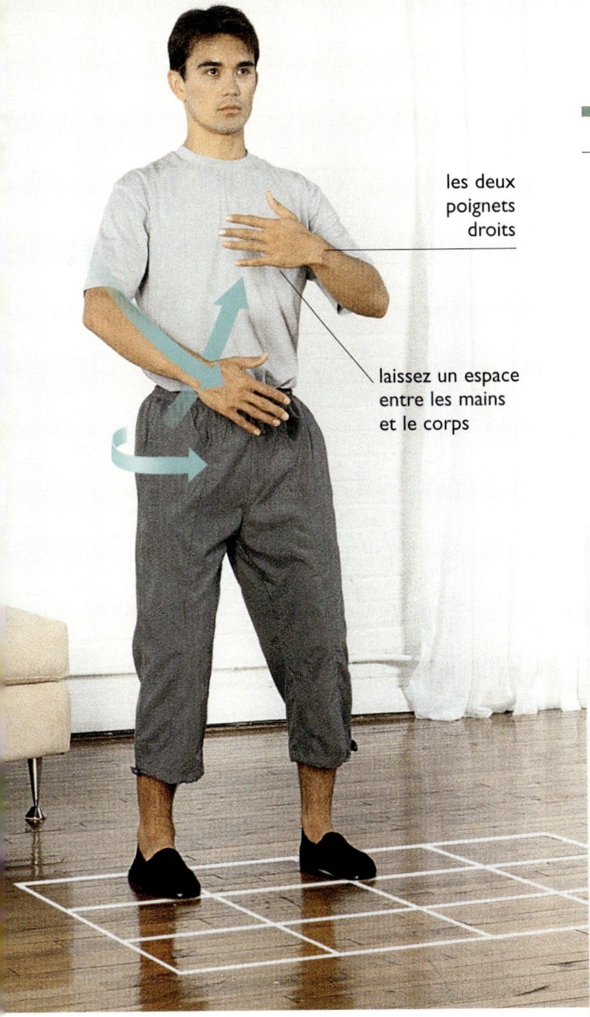
les deux poignets droits
laissez un espace entre les mains et le corps

6 Levez la main gauche par l'intérieur tout en baissant la main droite par l'extérieur. Puis tournez le bassin et le torse de face tout en ramenant le poids du corps au centre, également réparti sur chaque pied, en ***position du cavalier***. Simultanément, tournez la main gauche, paume face à la poitrine et la main droite, paume face au ventre, en position ***Les mains se meuvent comme des nuages***.

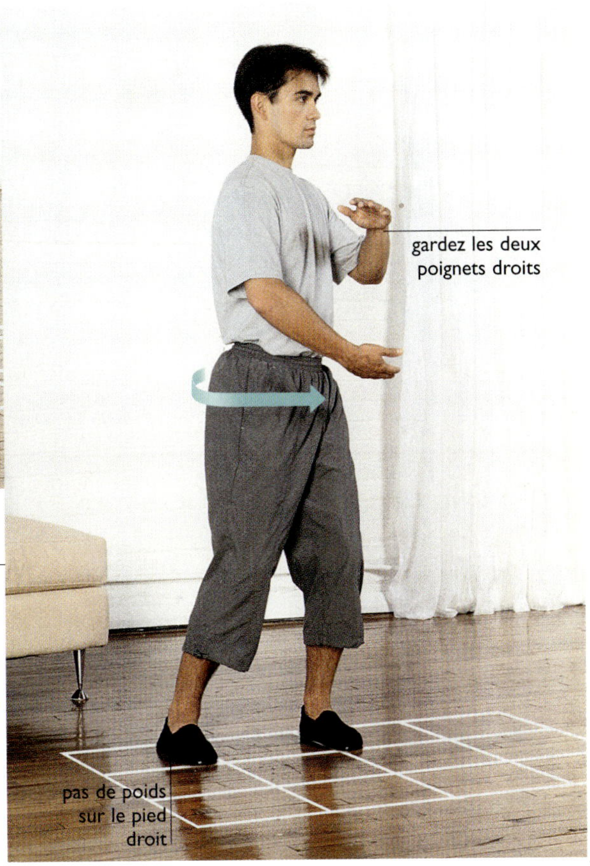
gardez les deux poignets droits
pas de poids sur le pied droit

7 Pivotez en tournant le bassin et le torse à gauche, tout en portant le poids du corps sur le pied gauche. Simultanément, tournez les paumes de main face à face, la main gauche au niveau de la poitrine, paume face au sol, et la main droite au niveau du ventre, paume tournée vers le haut. Pour continuer, passez au mouvement suivant, *Simple fouet*.

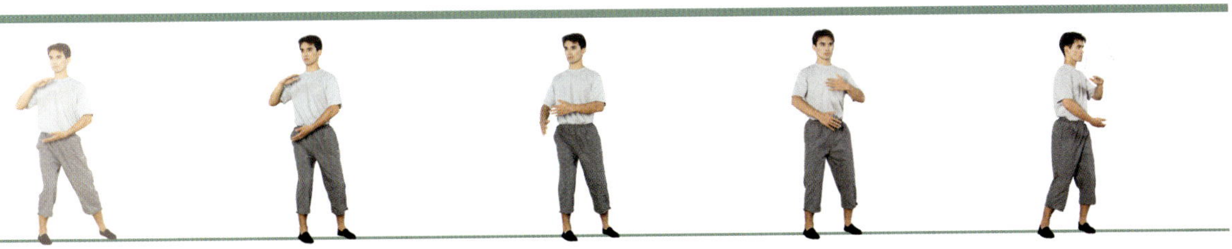

Pivotez à droite...Pas vers l'intérieur...Mouvement des bras...Poids au centre...Pivotez à gauche

SIMPLE FOUET

Enchaînez les mouvements avec lenteur et calme en une séquence fluide. La rotation du torse entraîne le mouvement des bras, des mains et des doigts. Dans l'application martiale du *Simple fouet*, le poignet de la main *Bec de grue* est utilisé pour frapper. Révisez le mouvement de base *De la position du cavalier au Pas carré* (pp. 64-65).

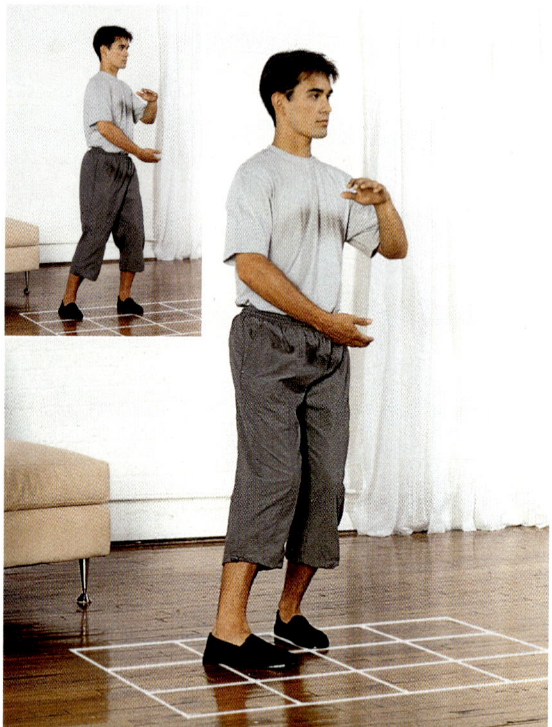

1 Vous êtes en ***position du cavalier avec le Pli Taï Chi***, les paumes de mains face à face devant vous, comme si vous teniez un gros ballon. Faites un pas en avant avec le pied droit, tourné de 45° vers l'intérieur.

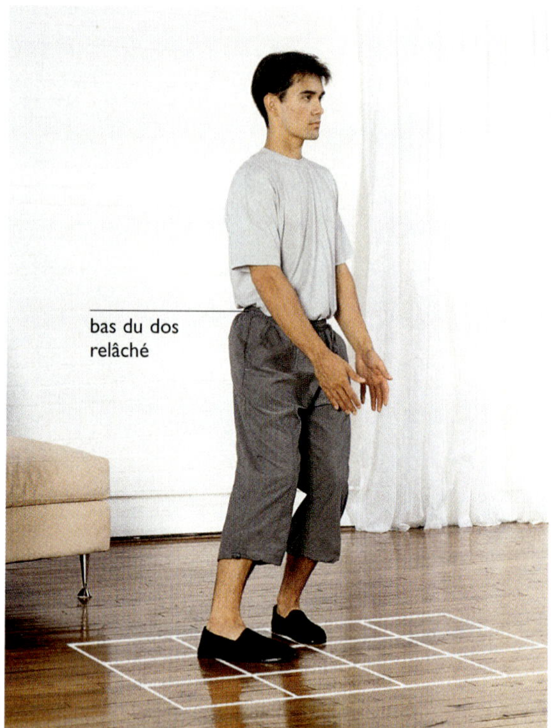

2 Baissez la main gauche pour que les deux mains soient face à face au niveau de la hanche gauche.

D'un coup d'œil

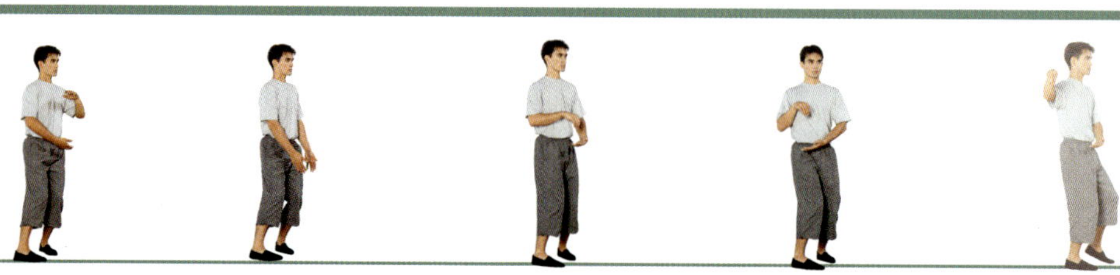

Pas en avant...Baissez la main...Transférez votre poids à droite... Pivotez à droite...Tournez vers le centre...

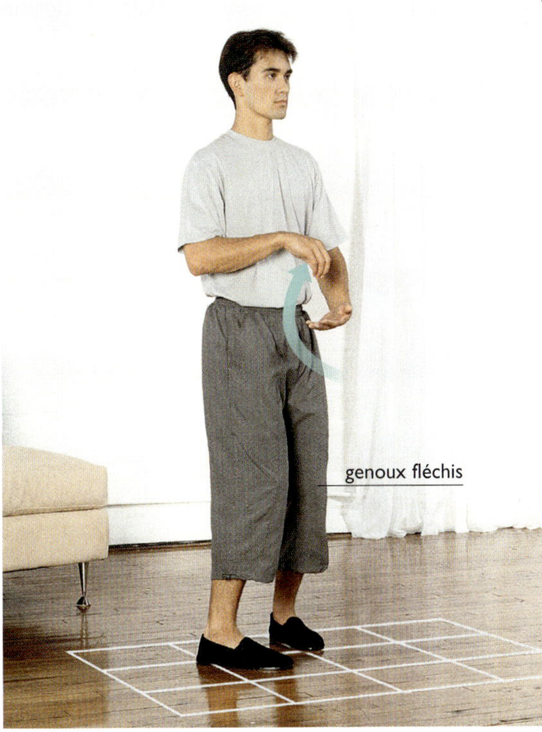

3 Commencez à transférer le poids du corps sur le pied droit, tout en levant les mains à hauteur du ventre, paume de la main gauche tournée vers le haut, et les doigts de la main droite dirigés vers le sol.

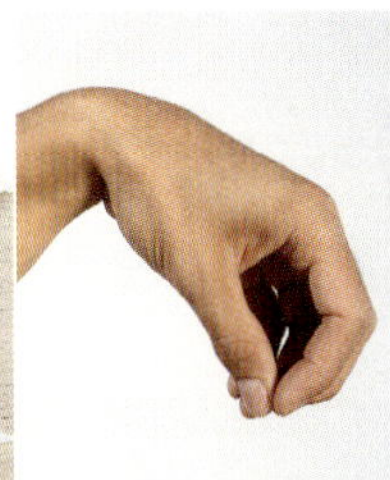

Tous les doigts touchent le pouce. Poignet, doigts et pouce restent souples.

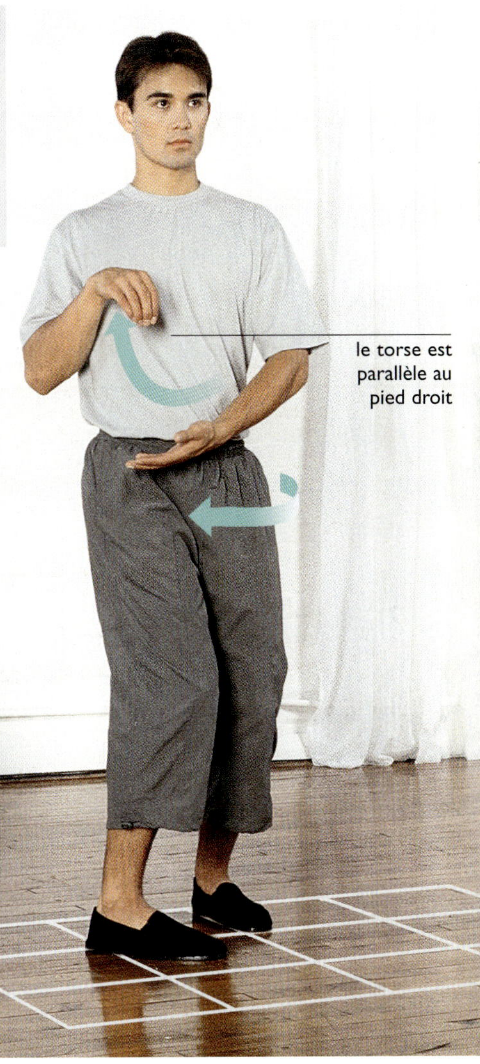

4 Pivotez en tournant le bassin et le torse à droite, tout en transférant le poids du corps sur le pied droit. Simultanément, levez la main droite au niveau de la poitrine, coude légèrement plié, poignet courbé vers le bas, les doigts collés au pouce en position ***Main bec de grue***, et levez la main gauche au niveau du ventre, paume tournée vers le ciel.

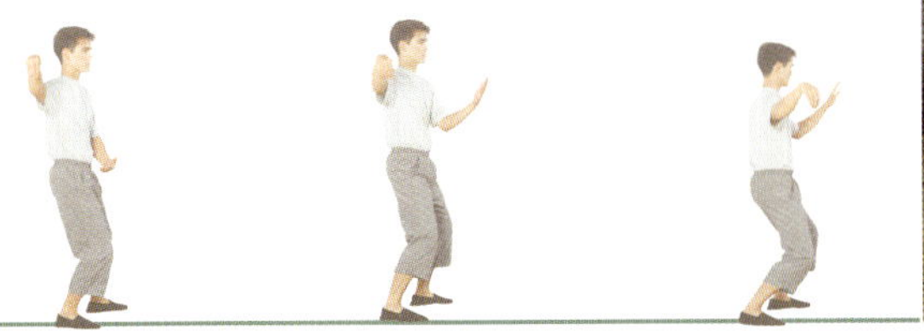

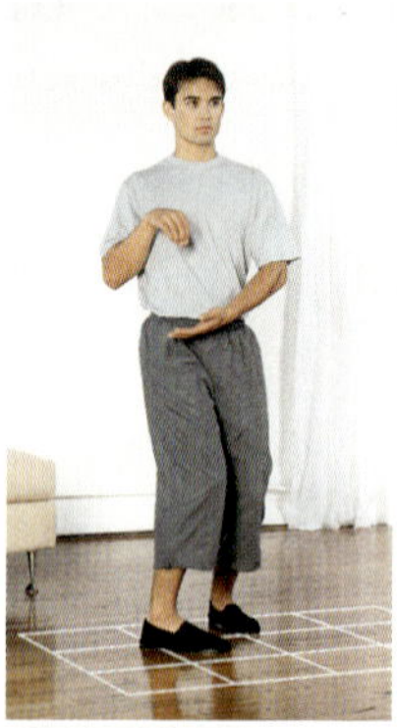

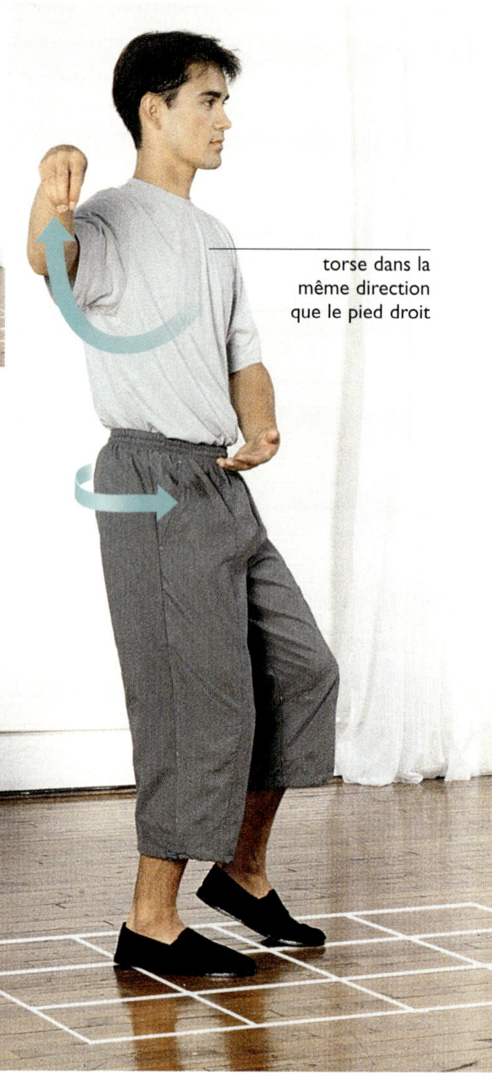

5 Tournez le bassin et le torse dans la direction du pied droit en pivotant sur la pointe du pied gauche. Simultanément, allongez le bras droit sur le côté au niveau de l'épaule, la main en position *Bec de grue.*

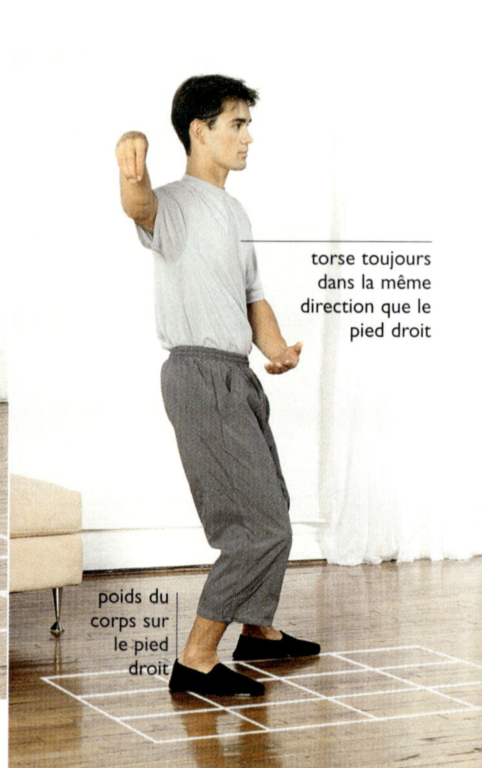

6 Posez le pied gauche, les deux pieds sont écartés à la largeur des hanches, pour vous mettre en *Pas carré arrière.* Gardez les bras dans la même position.

D'un coup d'œil

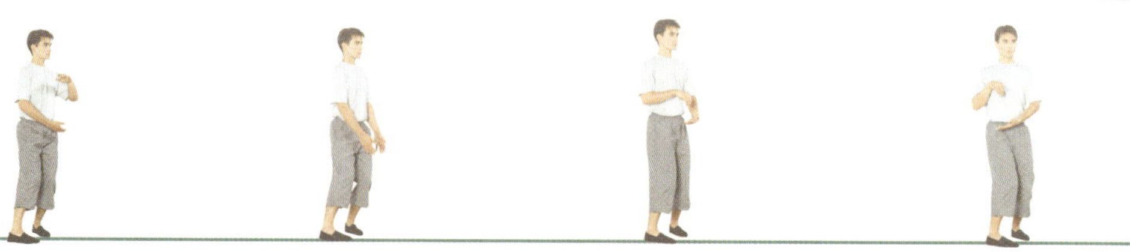

Pas en avant... Baissez la main... Transférez votre poids à droite... Pivotez à droite

7 Commencez à transférer le poids du corps sur le pied gauche tout en levant le bras gauche devant vous, paume face à vous. Gardez le bras droit dans la même position.

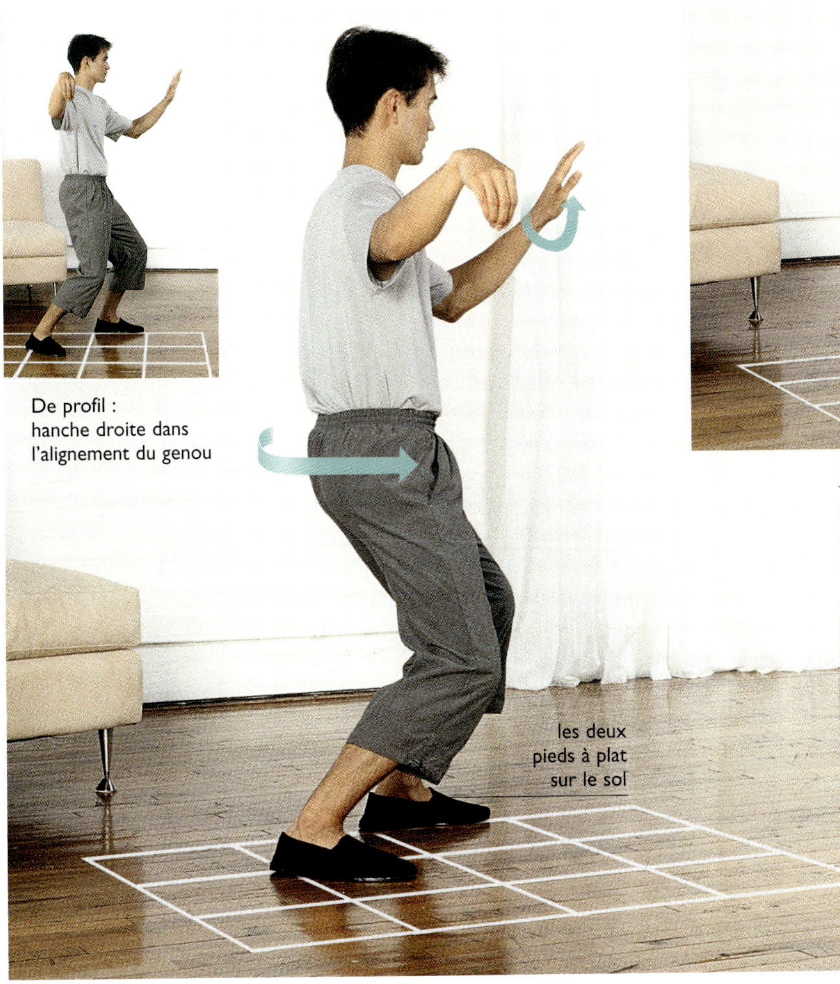
De profil :
hanche droite dans
l'alignement du genou
les deux
pieds à plat
sur le sol

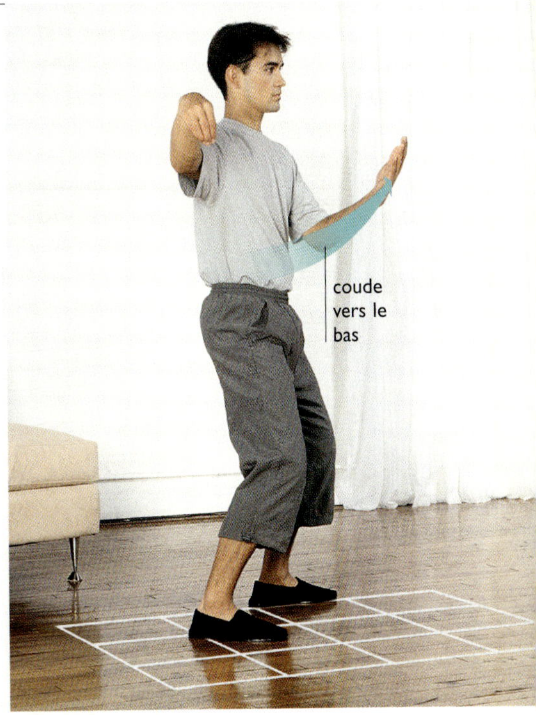
coude
vers le
bas

8 Transférez 70 % du poids du corps sur le pied gauche, tout en tournant le bassin et le torse de face, pour vous mettre en *Pas carré avant.* Simultanément, tournez la paume de la main gauche vers l'extérieur, légèrement inclinée vers le sol, en position *Pousser.* La main droite reste en position *Bec de grue,* le bras allongé sur le côté droit. Arrêtez-vous ici ou poursuivez avec le mouvement suivant, *Le serpent qui rampe.*

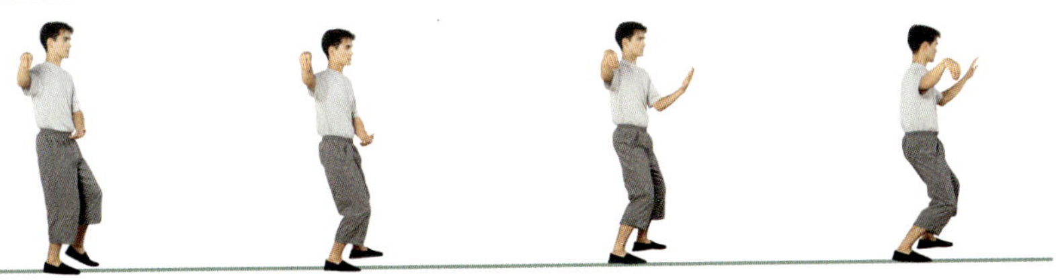

Tournez vers le centre...Pas à gauche...
Transférez votre poids à gauche...Transférez/Tournez

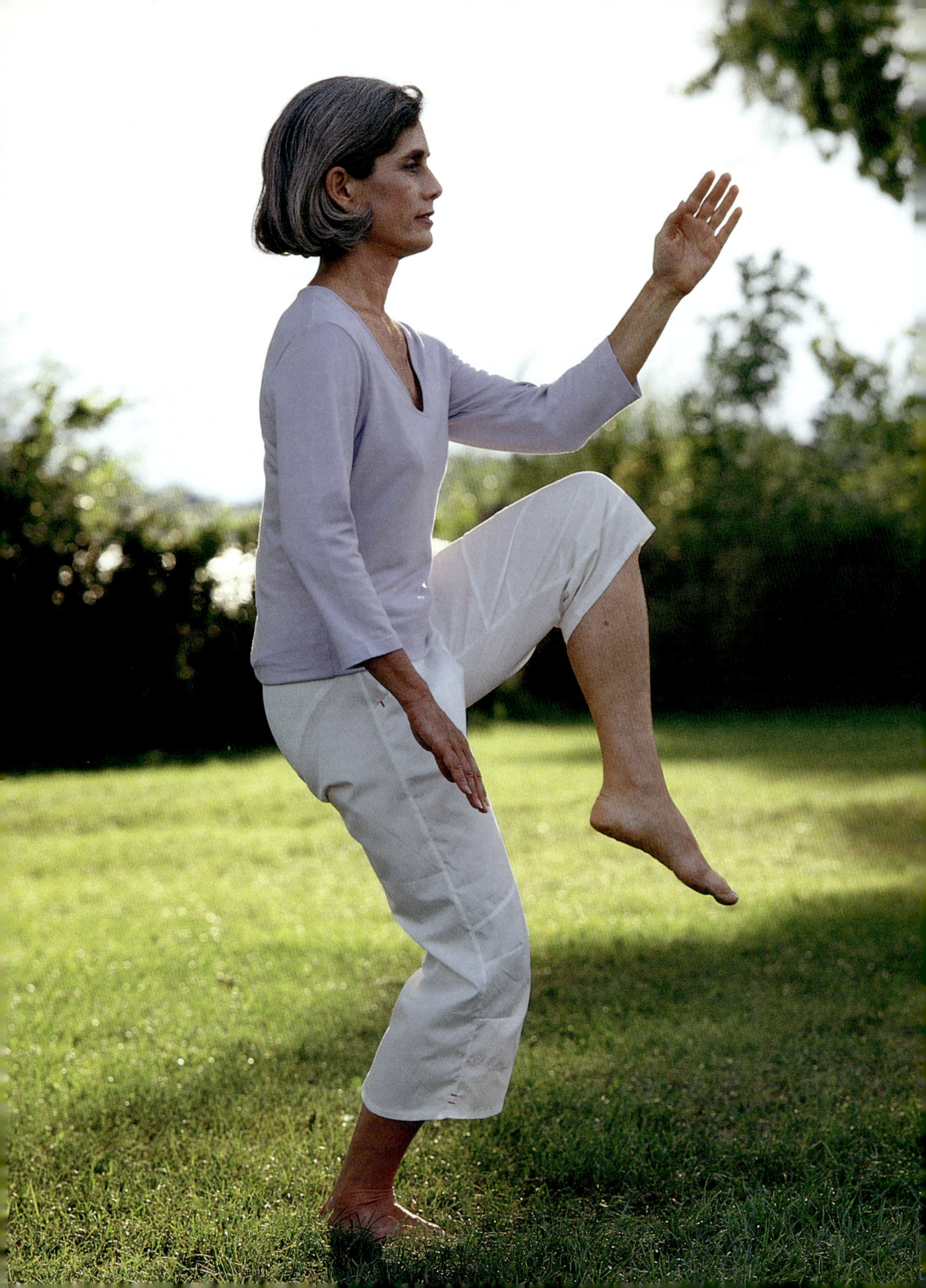

LA FORME

TROISIÈME PARTIE

Dans cette dernière partie, vous exercerez des mouvements de propulsion à partir du *Pas carré,* ainsi que des postures plus élaborées qui requièrent force, souplesse et équilibre. Restez détendu mais bien enraciné dans le sol. Alignez la tête, le torse et le bassin comme s'ils flottaient au-dessus des jambes. Laissez votre corps devenir robuste comme un chêne et souple comme un saule. Libérez votre esprit pour qu'il devienne aussi limpide que l'eau de roche : cela constitue l'essence du taï chi.

LE SERPENT QUI RAMPE

Restez calme et concentré. Dans l'exercice qui suit, vous utilisez le *Pli Taï Chi* pour retirer le bras gauche, puis la *Transition avant* pour frapper en avant. Révisez les mouvements de base *Pas carré avec le Pli* (pp. 76-77) et *Pas carré, transition avant* (pp. 50-51).

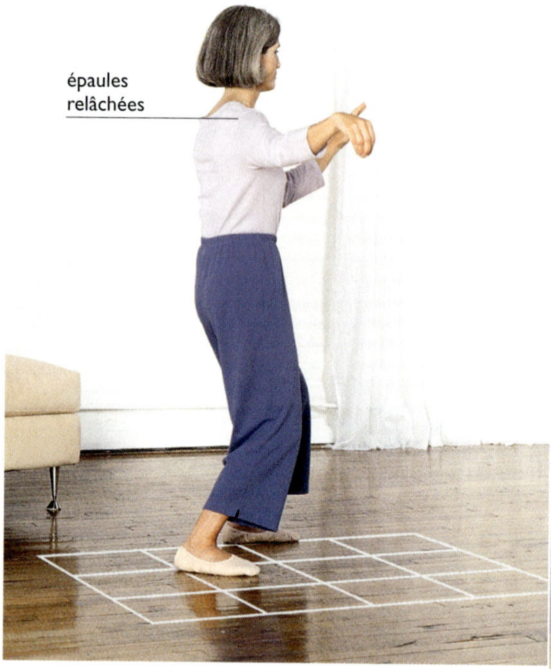
épaules
relâchées

1 Mettez-vous en *Pas carré avant*, la main gauche en position *Pousser*. Le bras droit est allongé sur le côté dans le prolongement de l'épaule, la main en position *Bec de grue*.

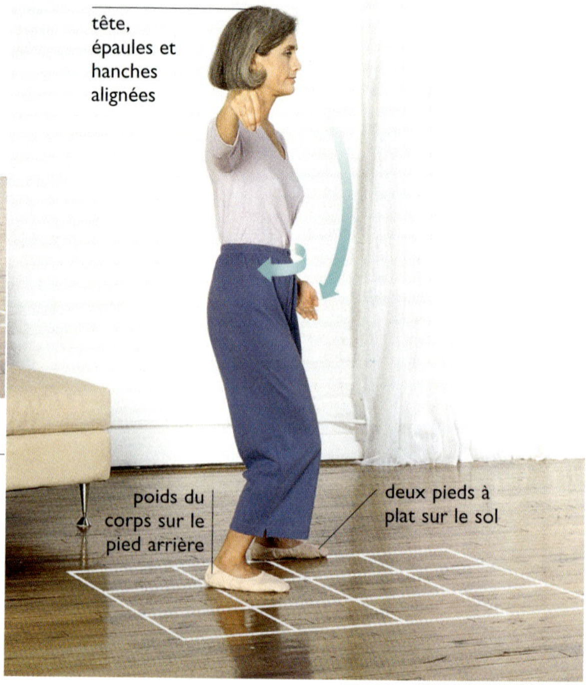
tête,
épaules et
hanches
alignées
poids du
corps sur le
pied arrière
deux pieds à
plat sur le sol

2 Tournez le bassin et le torse à droite, tout en transférant le poids du corps sur le pied droit pour vous mettre en *Pas carré avec le Pli*. Simultanément, descendez la main gauche sur la cuisse gauche, paume tournée vers le côté droit. Le bras droit reste dans la même position.

D'un coup d'œil

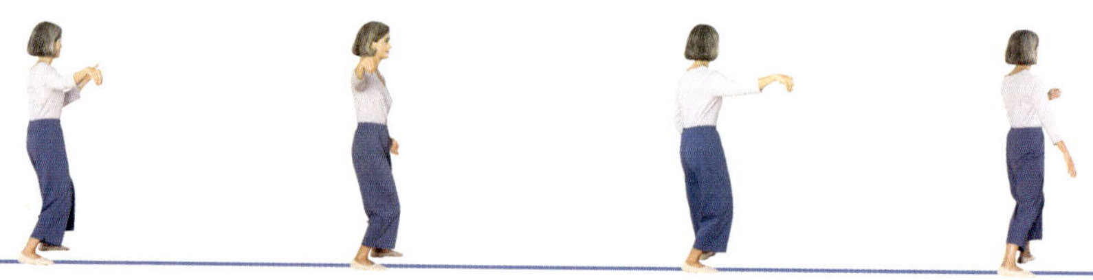

Poids du corps sur l'avant...Transférez votre poids/Tournez... Tournez à gauche...Poids sur l'avant

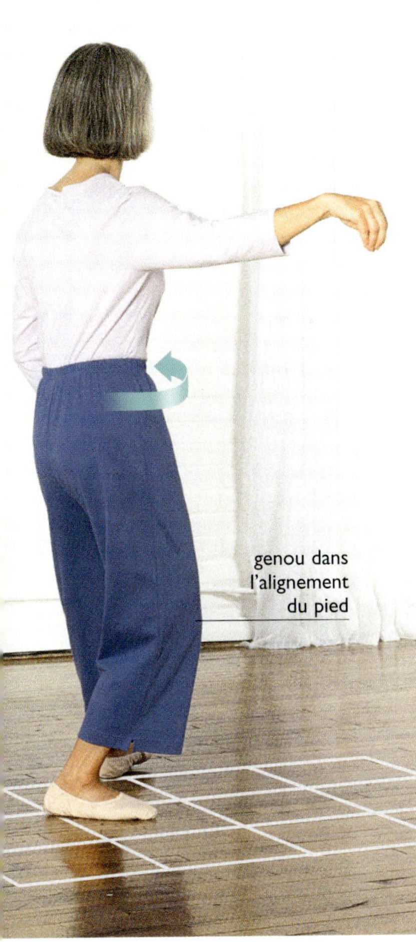

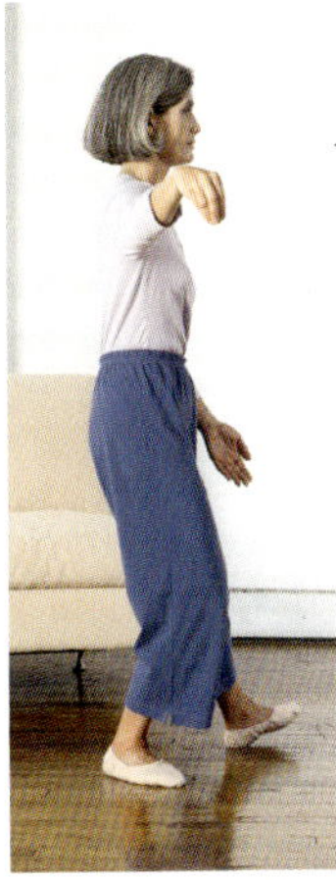
De profil : tête, épaules et hanches alignées.

3 Tournez le bassin et le torse à gauche en pivotant sur le talon gauche, pointé dans la diagonale gauche. Gardez les bras dans la même position.

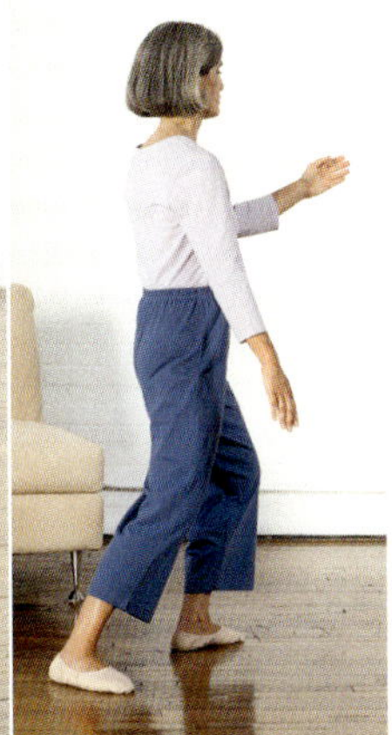
De profil : genou gauche dans l'alignement du pied.

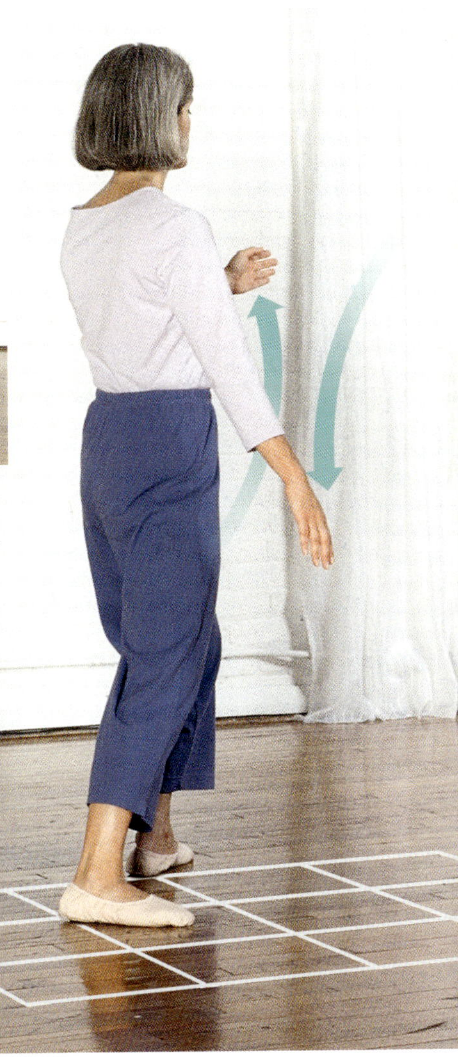

4 Portez le poids du corps sur le pied gauche pour vous mettre en *Pas carré avant.* Simultanément, balancez le bras gauche en avant et descendez le bras droit le long du corps tout en ouvrant la main droite. Pour continuer, passez au mouvement suivant, *Le faisan doré se tient sur une patte.*

LE FAISAN DORÉ SE TIENT SUR UNE PATTE

Ici, le genou et les doigts frappent en même temps. Pour vous aider à rester en équilibre, sentez bien toute la plante du pied, et relâchez le bas du dos pour que le coccyx se fasse lourd. Pour être à la fois stable et plein d'énergie, sentez-vous tiré par le sommet du crâne. Révisez le mouvement de base *Lever de Genou* (*pp. 68–69*).

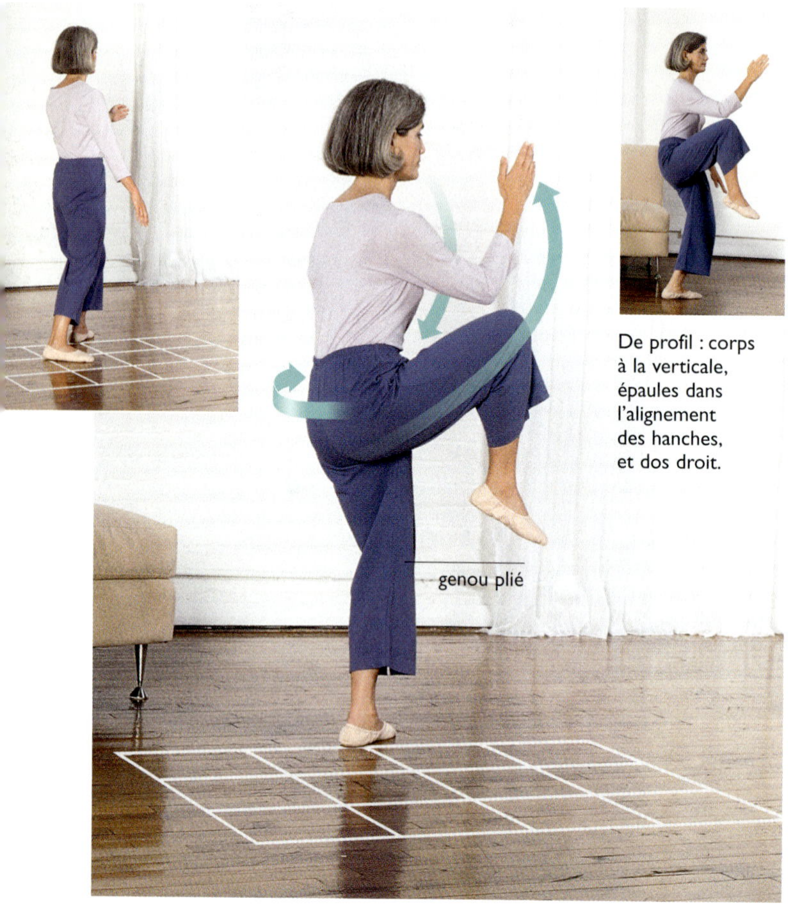

De profil : corps à la verticale, épaules dans l'alignement des hanches, et dos droit.

1 En partant de la position *Transition avant*, transférez le poids du corps sur le pied gauche. Levez le genou droit devant vous en position *Lever de genou*, tout en tournant le bassin et le torse de face. Si vous avez du mal à tenir en équilibre, abaissez la jambe droite et posez les orteils sur le sol. Simultanément, pliez le coude droit, la main à hauteur du cou, les doigts tendus vers le ciel, paume tournée vers le côté gauche. En même temps, baissez le bras gauche, paume de main face au sol, inclinée vers l'avant et parallèle à la cuisse gauche. Vos bras sont en position *Faisan doré*.

D'un coup d'œil

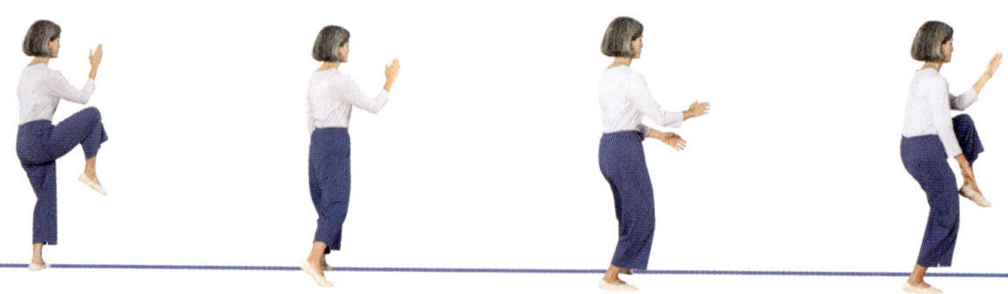

Levez le genou...Pas en arrière...Poids en arrière...Levez le genou

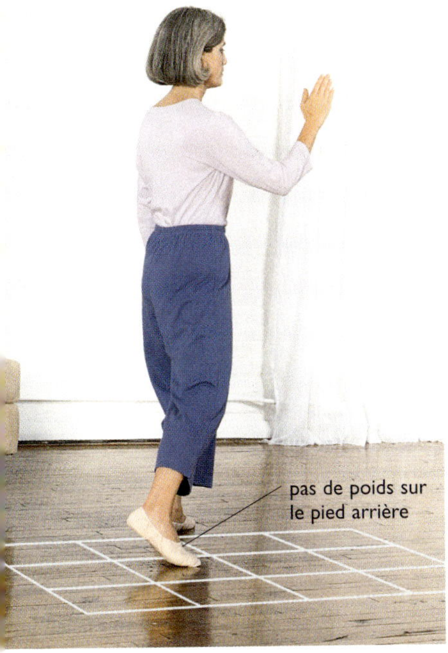

2 Reculez le pied droit en diagonale, en partant des orteils, les bras toujours dans la même position.

3 Transférez tout le poids du corps en arrière sur le pied droit. Simultanément, baissez le bras droit et levez le bras gauche.

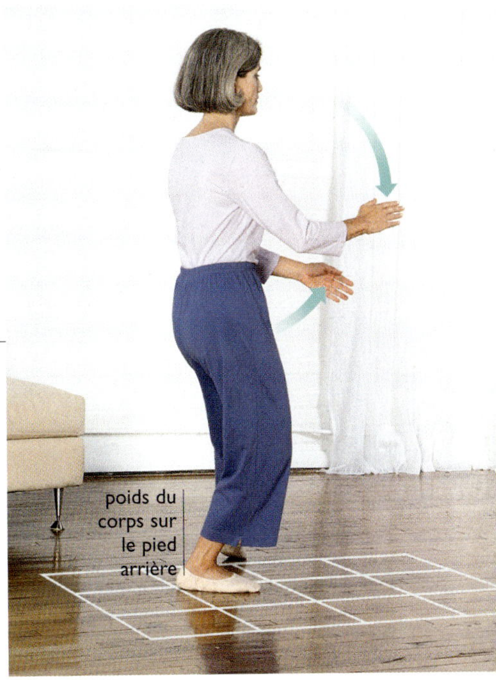

4 En gardant le poids entièrement sur le pied droit, levez le genou gauche devant vous en position *Lever de genou*. Simultanément, pliez le coude gauche, la main devant vous à hauteur du cou, les doigts tendus vers le ciel, paume tournée vers le côté droit. En même temps, baissez le bras droit, paume de main face au sol, inclinée vers l'avant et parallèle à la cuisse droite. Vos bras sont en position *Faisan doré*. Pour continuer, passez au mouvement suivant, *Séparer les bras et frapper du pied.*

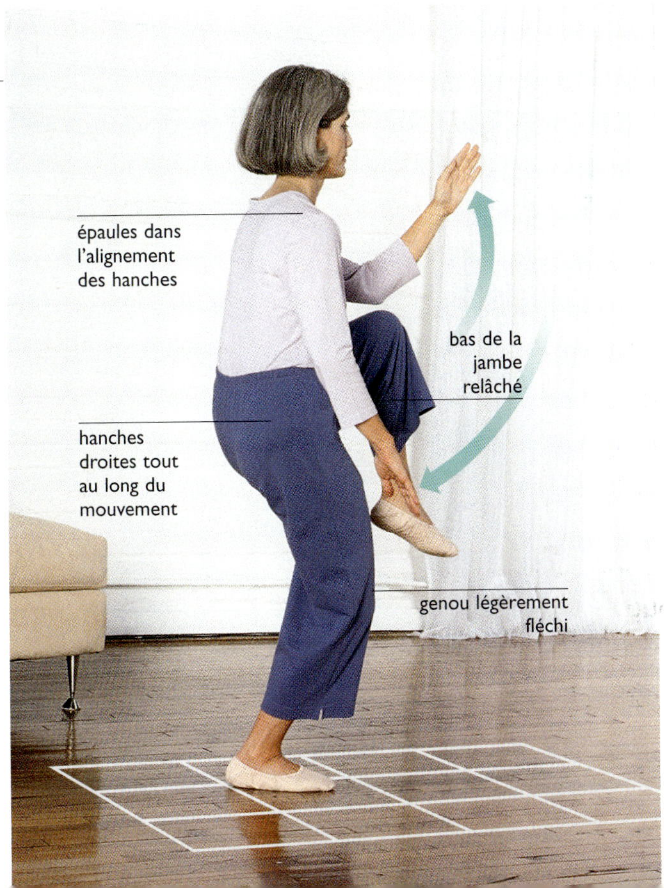

SÉPARER LES BRAS ET FRAPPER DU PIED

Pour exécuter des mouvements à la fois souples et énergiques, imaginez que vos os sont reliés entre eux, sans être serrés, comme des perles à un fil. Cela stimule la circulation du qi dans le corps. Imaginez que vous étirez un élastique ou un rayon de lumière entre vos mains lorsque vous les éloignez l'une de l'autre. Révisez les mouvements de base *Coup de pied* (*pp. 72–73*) et *La danse de la grue* (*pp. 74–75*).

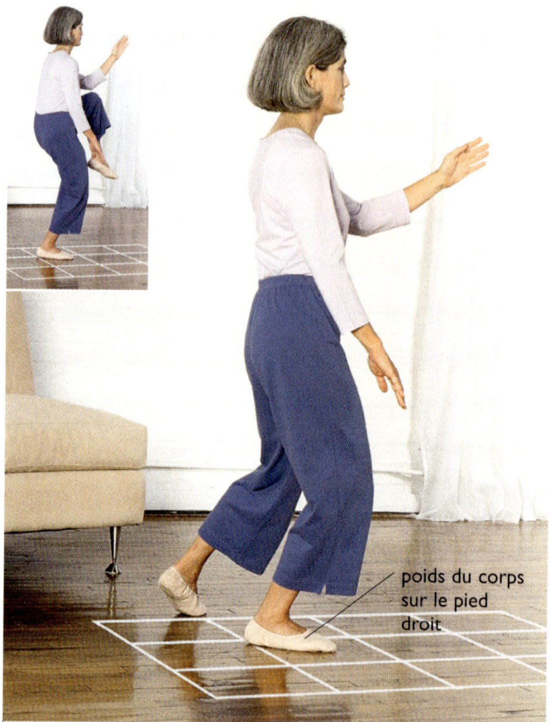

1 Vous êtes en position ***Lever de genou***, les bras en position *Faisan doré*. Reculez le pied gauche en diagonale, en partant des orteils. En même temps, baissez progressivement le bras gauche. Le bras droit reste dans la même position.

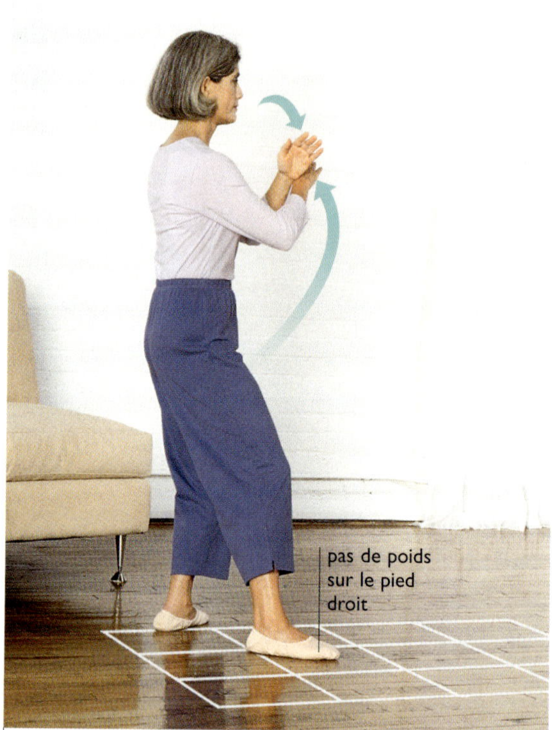

2 Transférez tout le poids du corps sur le pied gauche. Simultanément, croisez les poignets devant la poitrine, bras droit à l'extérieur et bras gauche à l'intérieur. Les paumes sont inclinées sur le côté, face au sol.

D'un coup d'œil

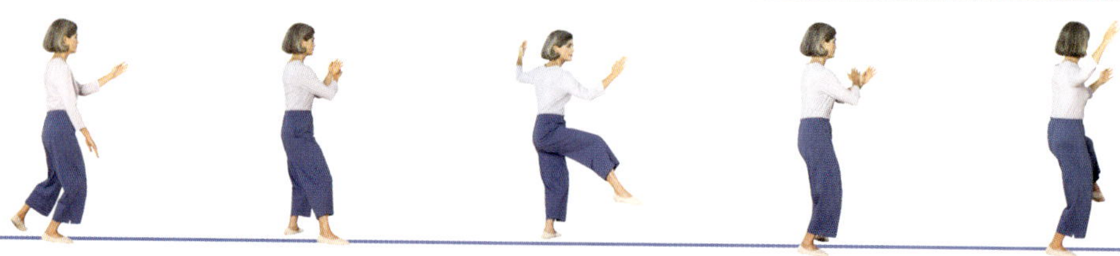

Pas en arrière...Poids en arrière...Coup de pied...Poids à droite...Coup de pied

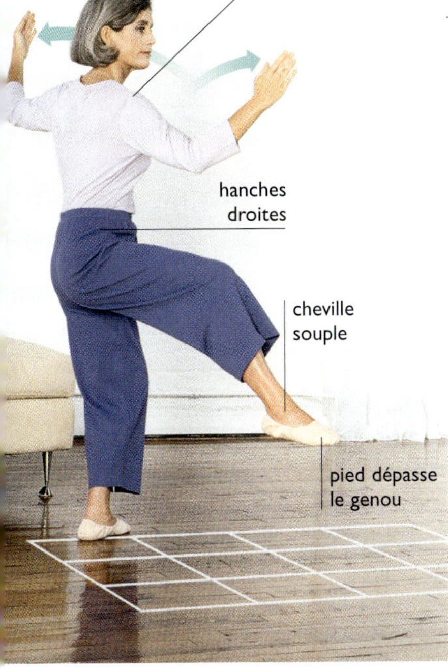
épaules relâchées
hanches droites
cheville souple
pied dépasse le genou

3 Tournez la tête à droite tout en levant la jambe droite dans la diagonale droite en position ***Coup de pied.*** Simultanément, placez le bras droit parallèle à la cuisse droite, le coude au niveau de la poitrine, et allongez le bras gauche sur le côté, le coude à hauteur de l'épaule. Les paumes de main se font face en position ***Séparer les bras.***

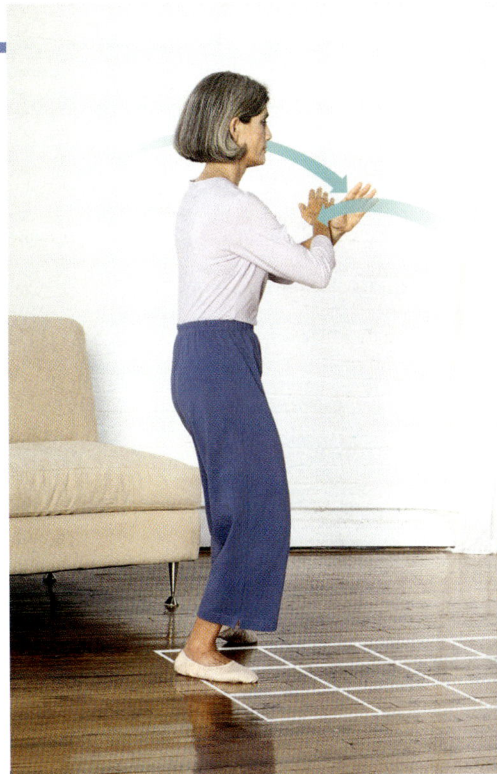

4 En gardant tout le poids du corps sur le pied gauche, reculez le pied droit. Puis portez tout le poids du corps sur le pied droit. Simultanément, croisez les poignets devant la poitrine, le bras gauche à l'extérieur et le bras droit à l'intérieur. Les paumes sont inclinées sur le côté, face au sol.

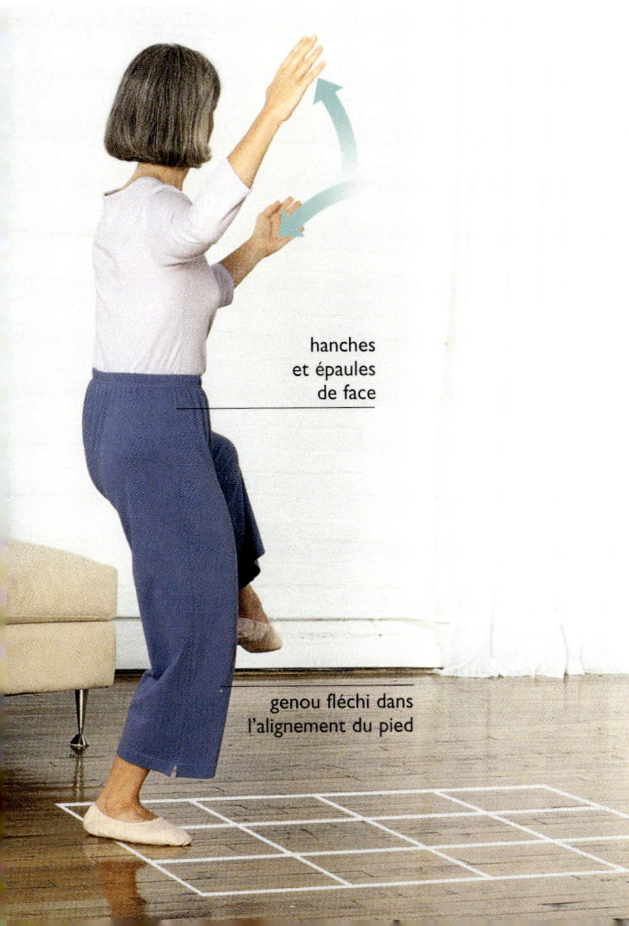
hanches et épaules de face
genou fléchi dans l'alignement du pied

5 Tournez la tête à gauche tout en levant la jambe gauche dans la diagonale gauche en position ***Coup de pied.*** Simultanément, placez le bras gauche parallèle à la cuisse gauche, le coude au niveau de la poitrine, et allongez le bras droit sur le côté, le coude à hauteur de l'épaule. Les paumes de main se font face en position ***Séparer les bras.*** Pour continuer, passez au mouvement suivant, ***Brosser le genou (à gauche).***

BROSSER LE GENOU (À GAUCHE)

Le taï chi utilise la force de l'esprit et non la force physique. Gardez les bras à la fois souples et énergiques en bloquant avec la main gauche et en poussant avec la main droite. Faites le moins d'efforts possible en bougeant votre corps ; ce sont les mains qui diffusent le mouvement. Révisez les mouvements de base *Pas carré* (pp. 46–47) et *Pas carré avec le Pli* (pp. 76–77).

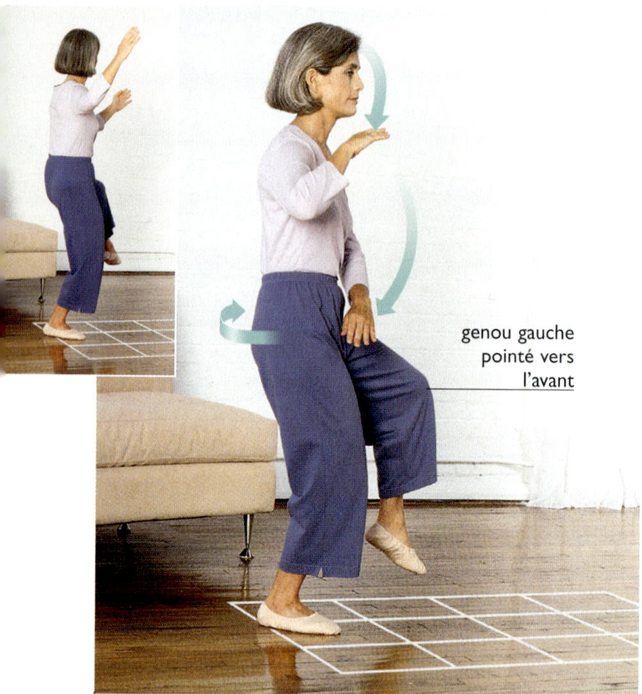
genou gauche
pointé vers
l'avant

1 Vous êtes en position ***Coup de pied***, les bras en position ***Séparer les bras***. Tournez le bassin et le torse à droite. Simultanément, pliez le coude droit, les doigts tendus vers l'avant, et ramenez la main gauche au niveau de la hanche droite en un mouvement circulaire, paume face au sol.

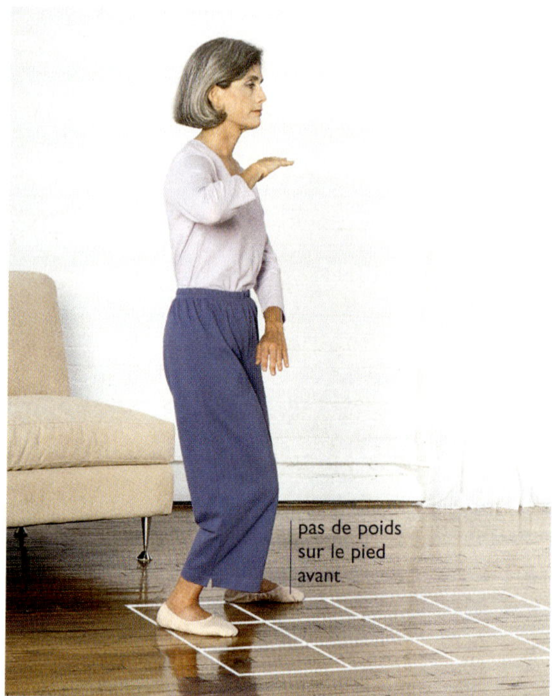
pas de poids
sur le pied
avant

2 Posez le pied gauche à terre, les deux pieds écartés à la largeur des hanches, pour vous mettre en ***Pas carré arrière***. Simultanément, descendez la main gauche devant la cuisse droite, paume inclinée vers le côté gauche.

D'un coup d'œil

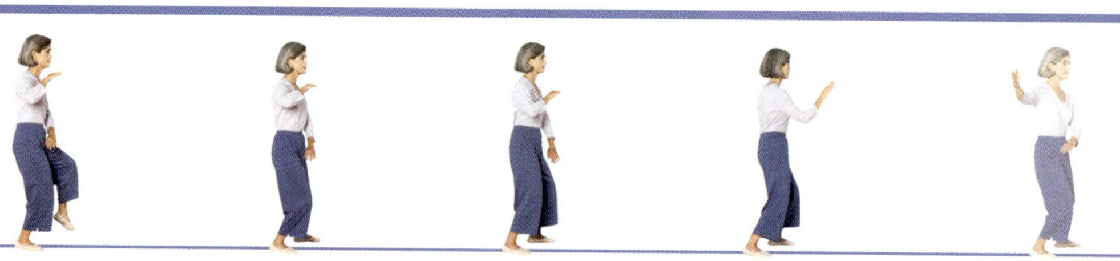

Tournez à droite... Pas à gauche... Alignez le genou... Transférez votre poids/Tournez... Pivotez à droite

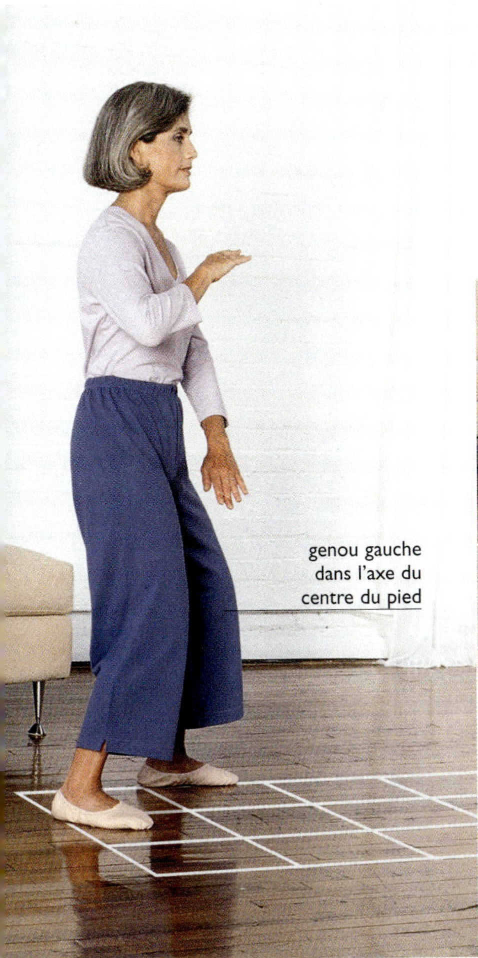
genou gauche
dans l'axe du
centre du pied

3 Pliez légèrement le genou gauche dans l'alignement du pied. Les bras restent dans la même position.

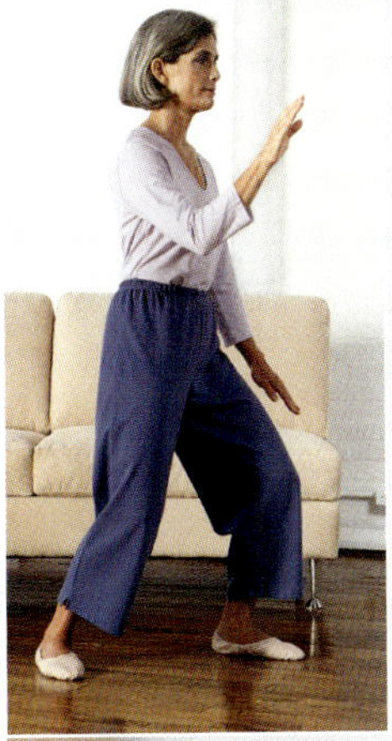

De profil : le genou gauche est dans l'alignement du pied ; la main gauche est parallèle à la cuisse gauche.

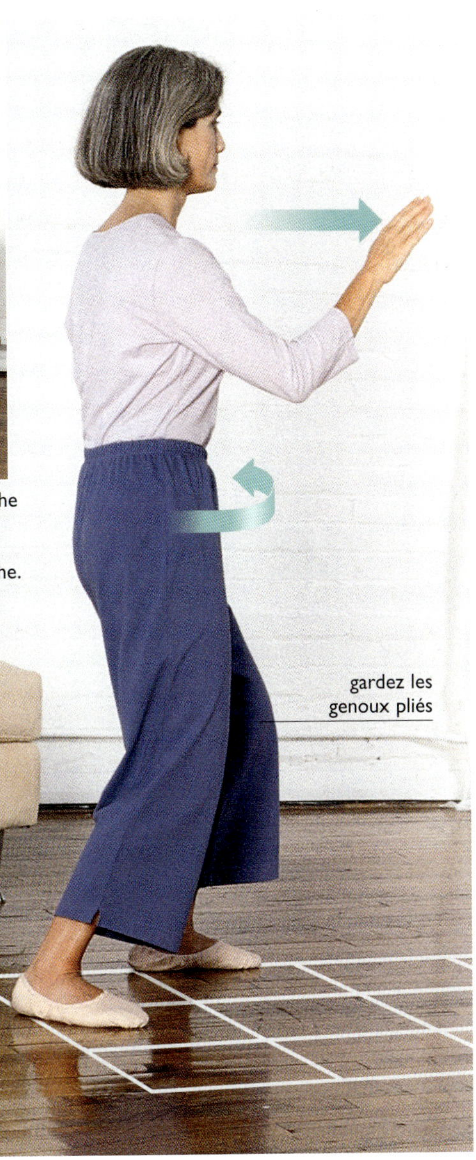
gardez les
genoux pliés

4 Tournez le bassin et le torse dans la direction du pied gauche tout en transférant 70 % du poids du corps vers l'avant, pour vous mettre en *Pas carré avant*. Simultanément, placez les mains en position ***Brosser le genou*** : avancez la main droite en position *Pousser*, et mettez la main gauche parallèle à la cuisse gauche, paume face au sol, doigts tendus vers le sol et inclinés vers l'avant.

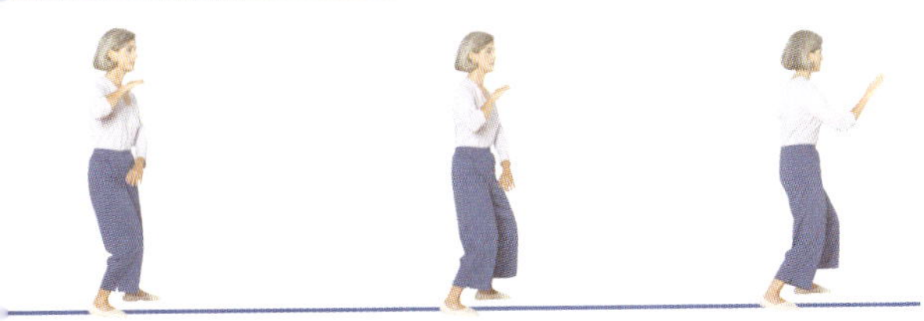

Mouvement des bras...Alignez le genou... Transférez votre poids/Tournez

5 Pivotez en tournant le bassin et le torse à droite, tout en transférant le poids du corps sur le pied droit pour vous mettre en *Pas carré avec le Pli*. Simultanément, balancez le bras droit par-dessous sur le côté du corps, à hauteur de l'épaule, paume tournée vers l'extérieur, et ramenez la main gauche au niveau de la hanche droite en un mouvement circulaire, paume face au sol.

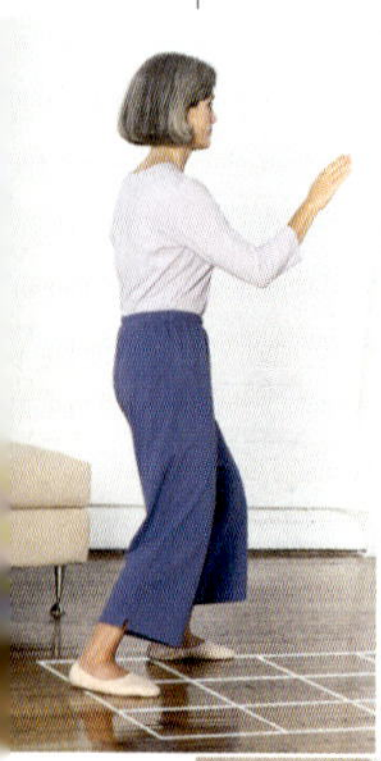

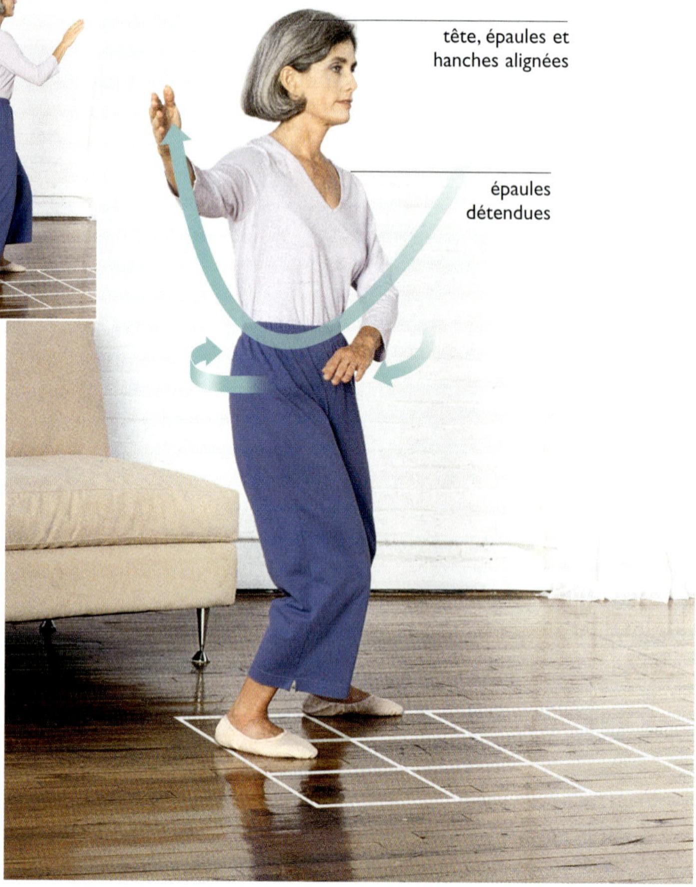

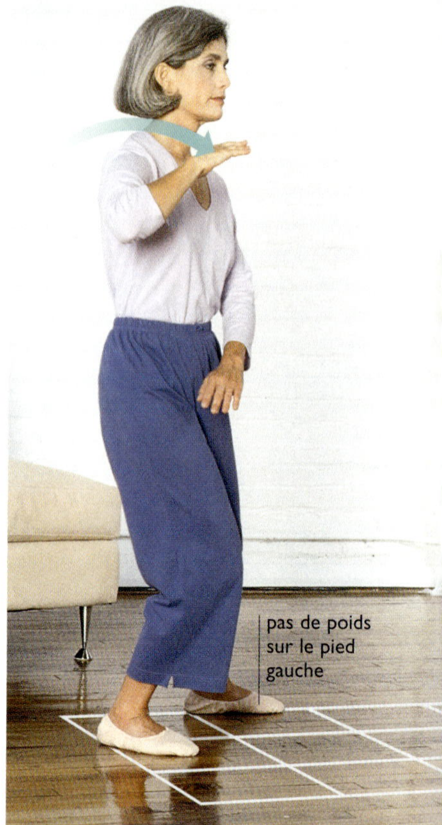

6 Pliez le coude droit, les doigts de la main droite sont tendus dans la même direction que le pied gauche. Simultanément, descendez la main gauche devant la cuisse droite, paume inclinée vers le côté gauche.

D'un coup d'œil

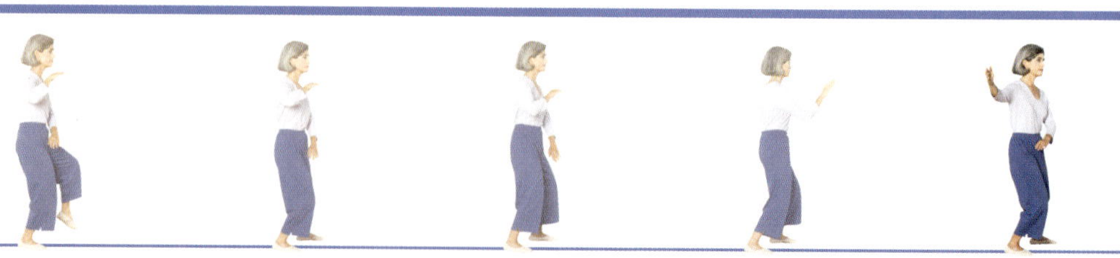

Tournez à droite...Pas à gauche...Alignez le genou...
Transférez votre poids/Tournez...Pivotez à droite

7 Pliez légèrement le genou gauche pour qu'il soit dans l'alignement du centre du pied. Les bras restent dans la même position.

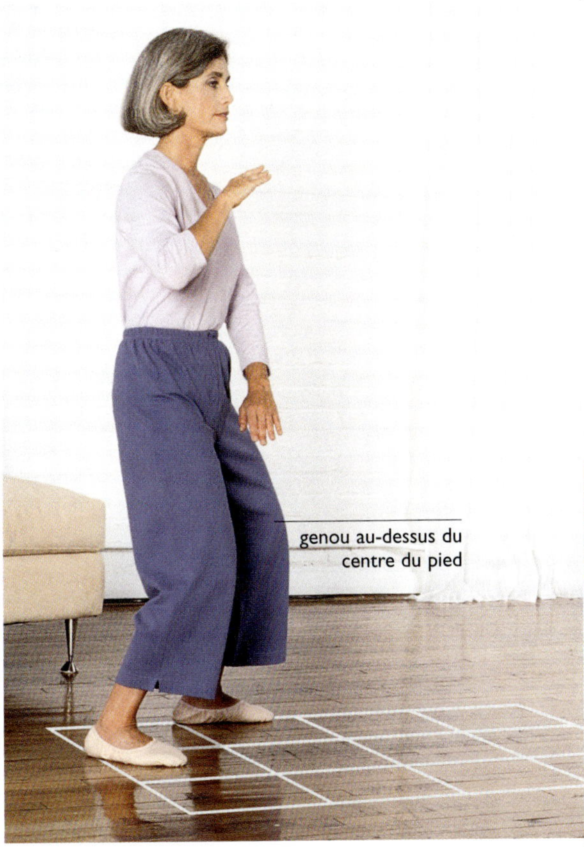
genou au-dessus du centre du pied

8 Tournez le bassin et le torse dans la direction du pied gauche tout en transférant 70 % du poids du corps vers l'avant, pour vous mettre en *Pas carré avant*. Simultanément, placez les bras en position *Brosser le genou* : avancez la main droite en position *Pousser* et mettez la main gauche parallèle à la cuisse gauche, paume face au sol, doigts tendus vers le sol et inclinés vers l'avant. Pour continuer, passez au mouvement suivant, *Brosser le genou (à droite)*.

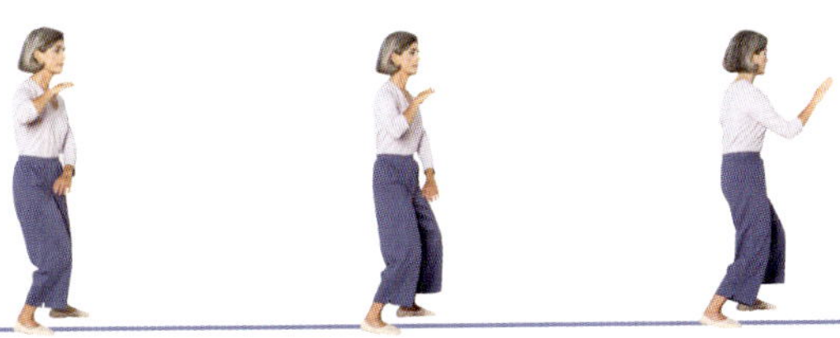

Mouvement des bras...Alignez le genou... Transférez votre poids/Tournez

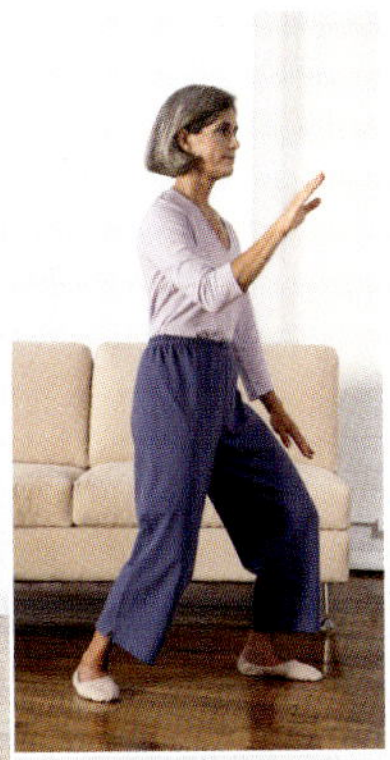

De profil : corps droit, épaules dans l'alignement des hanches, genou gauche dans l'alignement du pied.

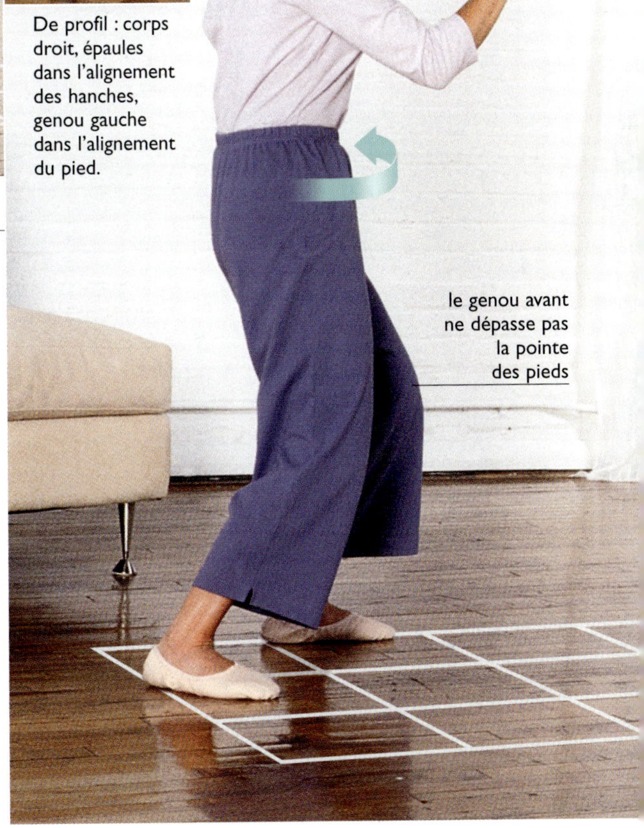
le genou avant ne dépasse pas la pointe des pieds

BROSSER LE GENOU (À DROITE)

Après la *Transition avant,* nous répétons ici le mouvement *Brosser le genou* avec le pied droit devant. Pensez à garder les bras souples et sentez que le mouvement part de la rotation du torse. Révisez les mouvements de base *Pas carré, transition avant* (*pp. 50–51*) et *Pas carré avec le Pli* (*pp. 76–77*).

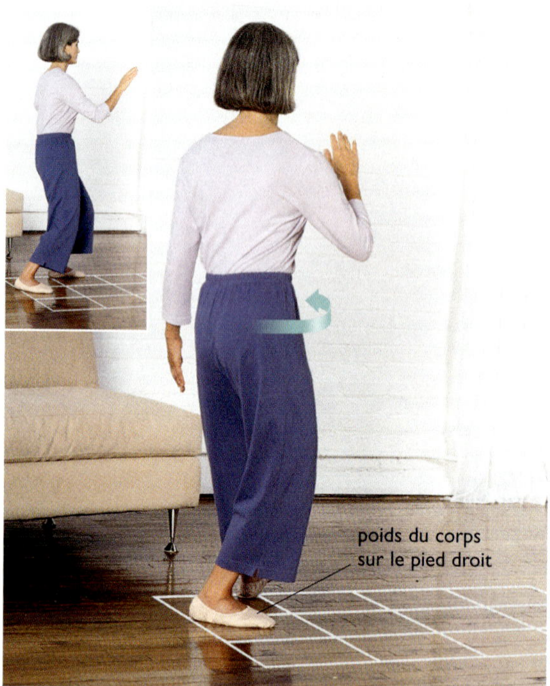

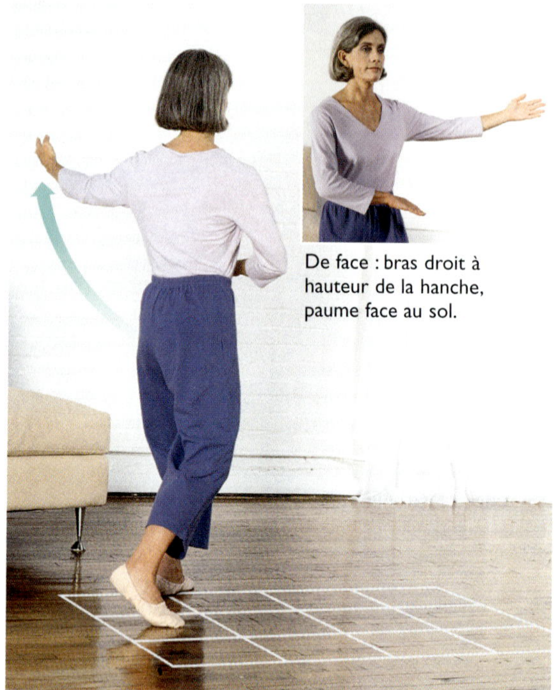

De face : bras droit à hauteur de la hanche, paume face au sol.

1 Vous êtes en *Pas carré avant,* les bras en position *Brosser le genou.* Transférez tout le poids du corps sur le pied droit et tournez le bassin et le torse dans la diagonale gauche, en pivotant sur le talon du pied gauche. Simultanément, tournez la paume de la main gauche vers l'extérieur, et la paume de la main droite vers le côté gauche, en l'inclinant légèrement vers le sol.

2 Transférez le poids du corps sur le pied gauche pour vous mettre en *Transition avant.* Simultanément, balancez le bras gauche sur le côté, à hauteur de l'épaule, paume tournée vers l'avant, et descendez le bras droit devant la hanche gauche, paume face au sol.

D'un coup d'œil

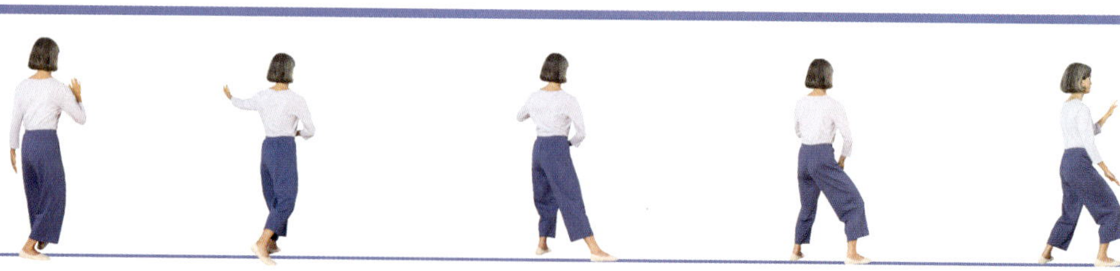

Transférez votre poids/Tournez... Poids en avant... Pas en avant... Alignez le genou... Transférez/Tournez...

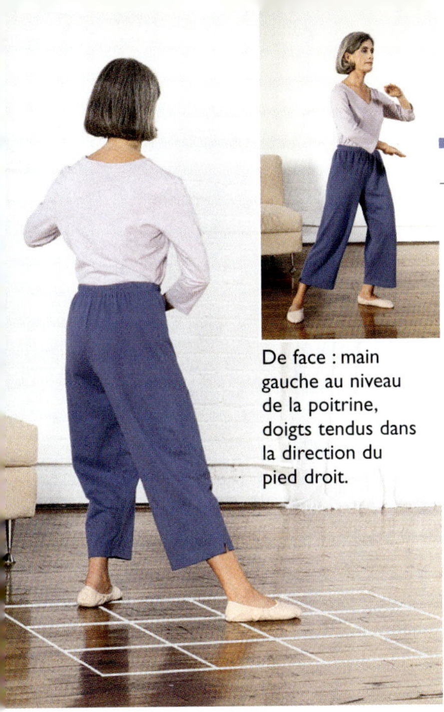

De face : main gauche au niveau de la poitrine, doigts tendus dans la direction du pied droit.

3 Avancez le pied droit pour vous mettre en ***Pas carré arrière.*** Simultanément, pliez le coude gauche, les doigts tendus vers l'avant, et descendez la main droite devant la cuisse gauche, paume face au sol.

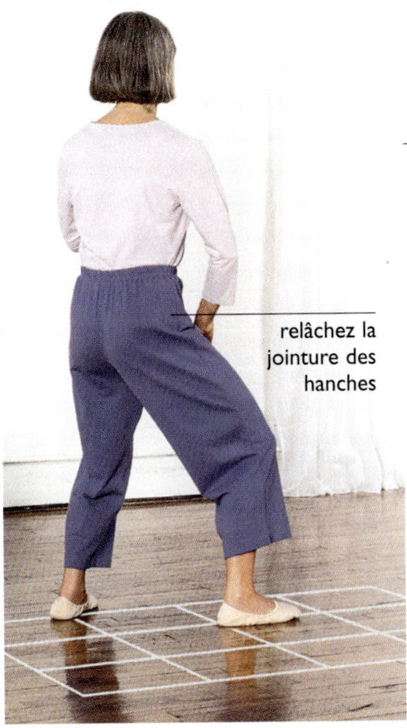

relâchez la jointure des hanches

4 Pliez légèrement le genou droit pour qu'il soit dans l'axe du centre du pied. Les bras restent dans la même position.

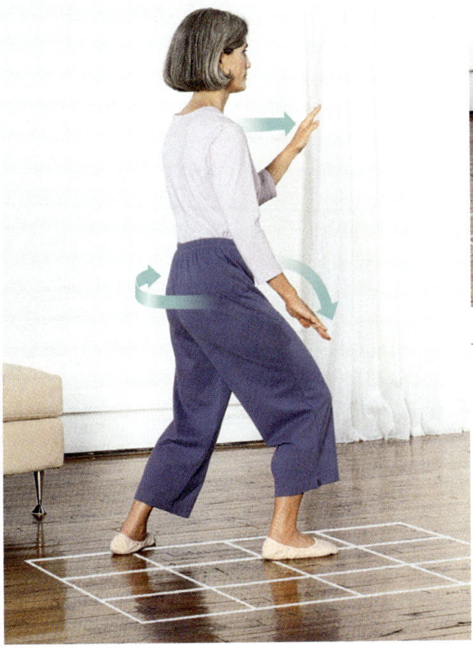

5 Tournez le bassin et le torse dans la direction du pied droit tout en transférant 70 % du poids du corps sur le pied droit, pour vous mettre en ***Pas carré avant.*** Simultanément, placez les mains en position ***Brosser le genou*** : avancez la main gauche en position ***Pousser,*** paume tournée vers l'extérieur et un peu inclinée vers le sol, et descendez la main droite parallèle à la cuisse droite, les doigts tendus vers le sol et inclinés vers l'avant.

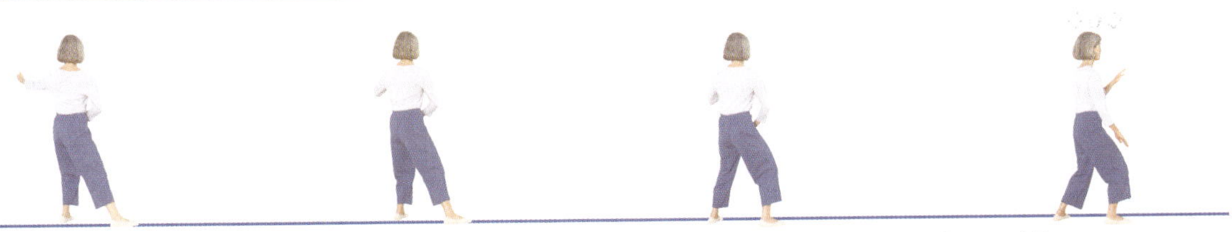

Pivotez à gauche... Pliez le coude... Alignez le genou... Transférez/Tournez

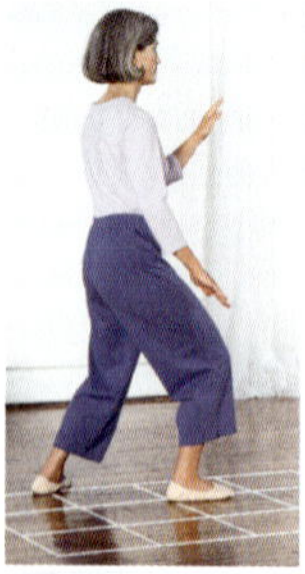

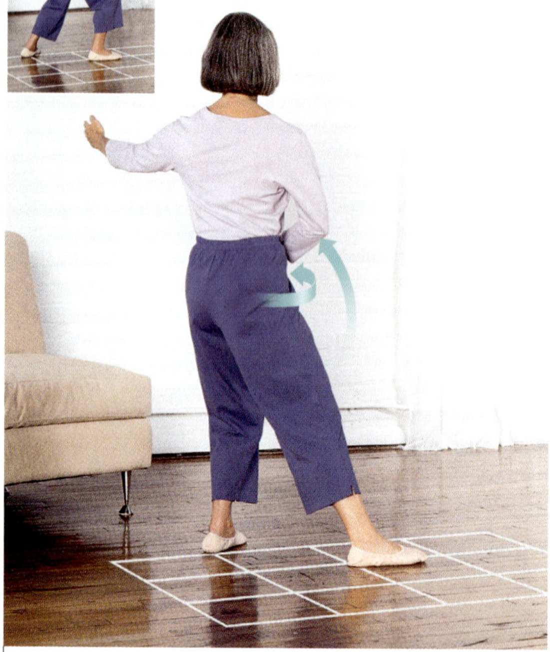

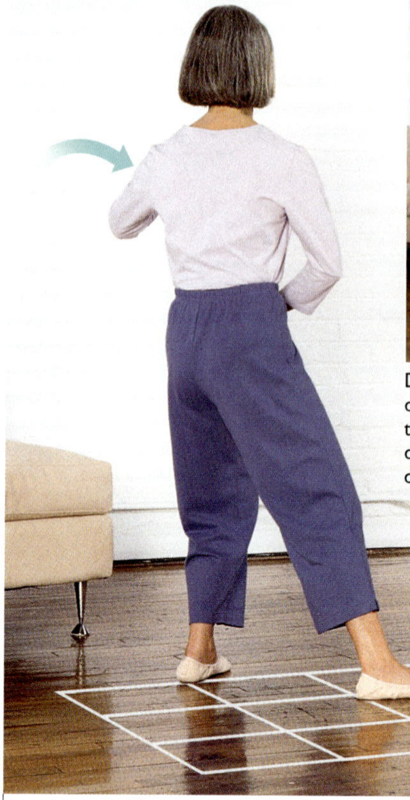

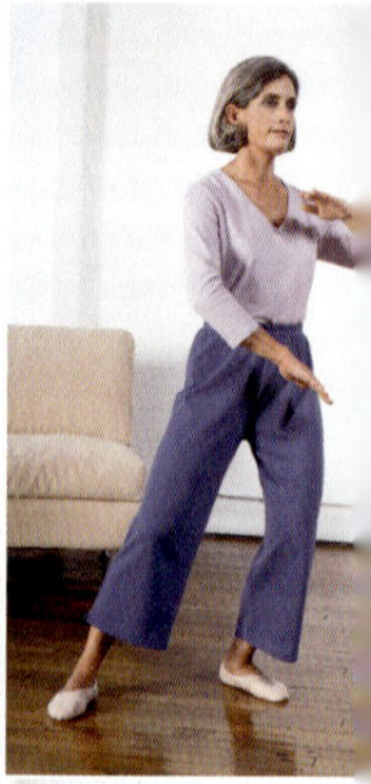

De profil : les doigts de la main gauche son tendus en avant, la ma droite est au niveau de la hanche gauche.

6 Vous êtes en *Pas carré avant*, les bras en position *Brosser le genou*. Pivotez en tournant le bassin et le torse à gauche, tout en transférant le poids du corps sur le pied gauche, pour vous mettre en *Pas carré avec le Pli*. Simultanément, balancez le bras gauche sur le côté, à hauteur de l'épaule, paume tournée vers l'extérieur, et ramenez la main droite devant la hanche gauche en un mouvement circulaire, paume face au sol.

7 Restez tourné vers la gauche, le poids du corps sur le pied gauche. Pliez le coude gauche, de façon à ce que les doigts soient tendus en avant, dans la même direction que le pied droit, et descendez la main droite devant la cuisse gauche, paume inclinée vers le côté droit.

D'un coup d'œil

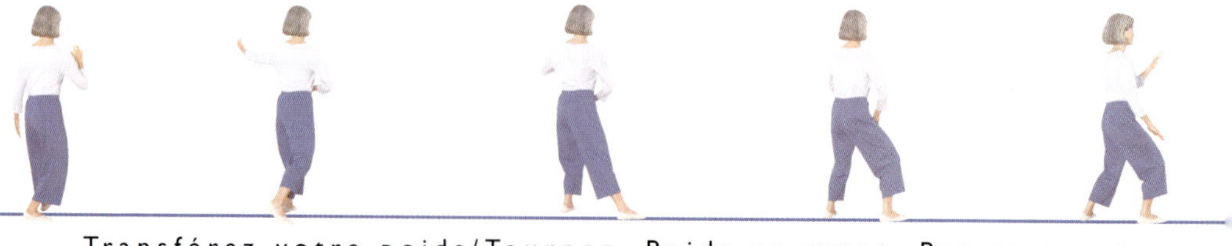

Transférez votre poids/Tournez...Poids en avant...Pas en avant...
Alignez le genou...Transférez/Tournez...

8 Pliez le genou droit pour qu'il soit dans l'axe du centre du pied. Les bras restent dans la même position.

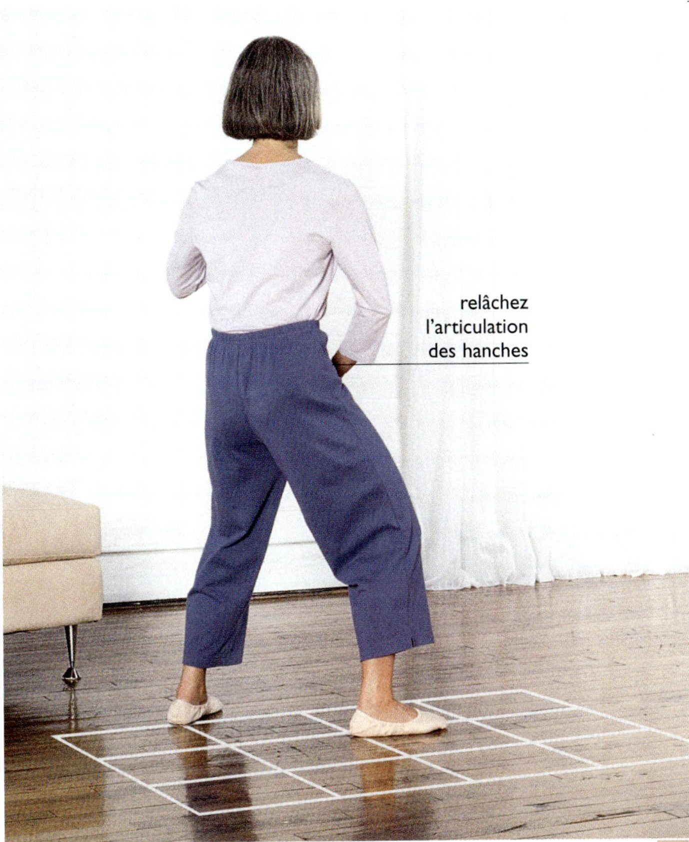

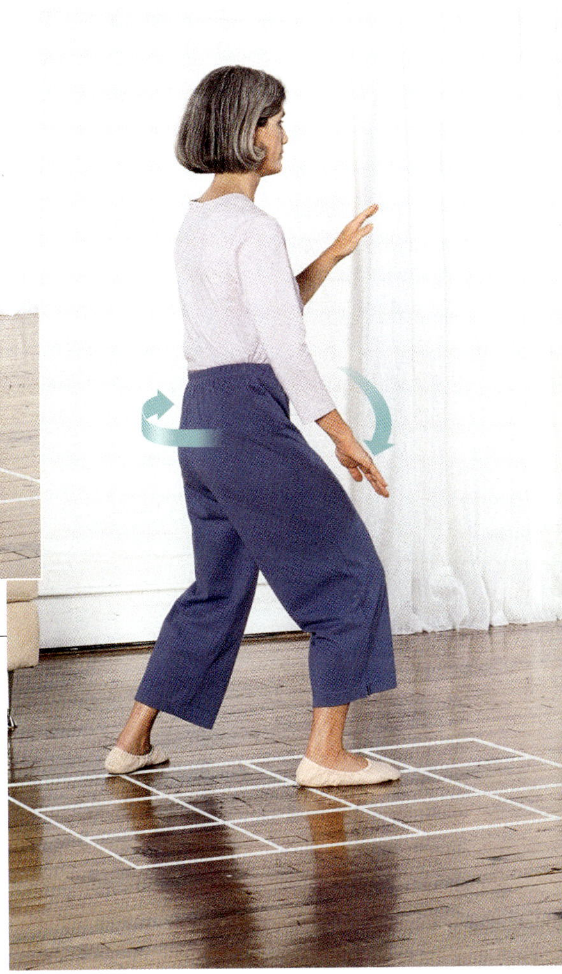

9 Tournez le bassin et le torse dans la direction du pied droit tout en transférant 70 % du poids du corps sur le pied droit, pour vous mettre en *Pas carré avant.* Simultanément, placez les mains en position *Brosser le genou* : avancez la main gauche en position *Pousser,* paume tournée vers l'extérieur et un peu inclinée vers le sol, et mettez la main droite parallèle à la cuisse droite, les doigts tendus vers le sol et inclinés vers l'avant. Pour continuer, passez au mouvement suivant, *Poing.*

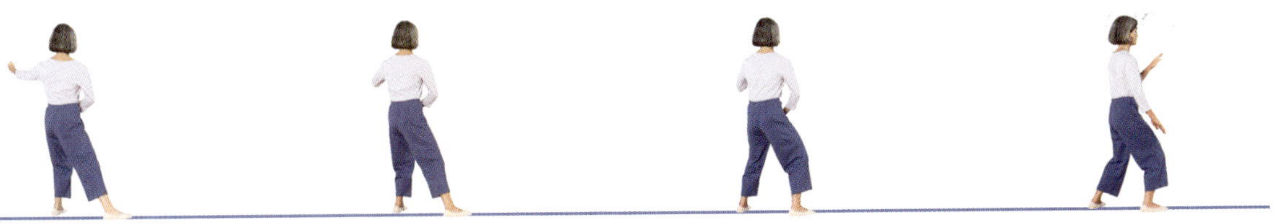

Pivotez à gauche....Pliez le coude....Alignez le genou....Transférez/Tournez

POING

Dans ce mouvement, vous bloquez avec le bras gauche et vous frappez avec le poing droit. Soyez à la fois tranquille et alerte, comme un chat qui guette une souris. Pour que votre action soit efficace, détendez-vous. Révisez les mouvements de base *Pas carré, transition avant* (pp. 50–51) et *Pas carré* (pp. 46–47).

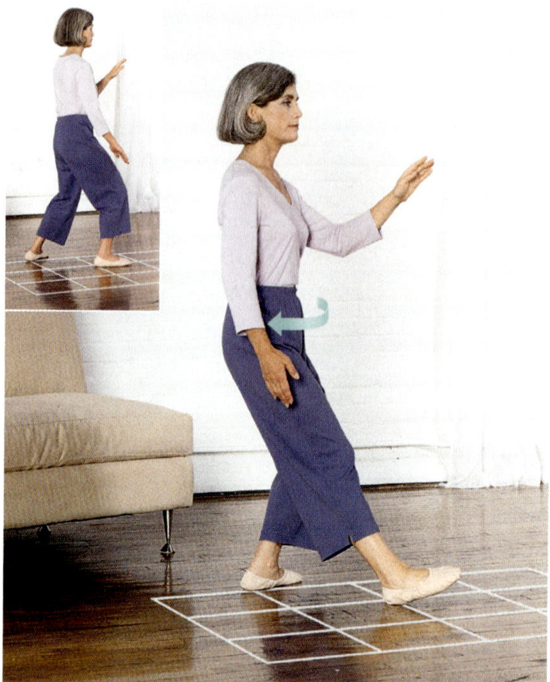

1 Vous êtes en *Pas carré avant,* les bras en position *Brosser le genou.* Transférez tout le poids du corps sur le pied gauche et tournez le bassin et le torse dans la diagonale droite, en pivotant sur le talon du pied droit. Simultanément, tournez la paume de la main droite vers l'extérieur, et la paume de la main gauche vers le côté droit, en l'inclinant légèrement vers le sol.

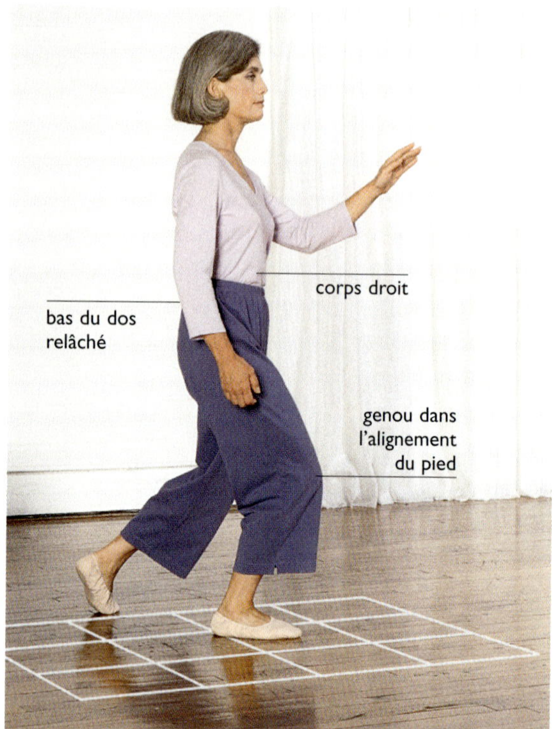
corps droit
bas du dos relâché
genou dans l'alignement du pied

2 Portez le poids du corps sur le pied droit pour vous mettre en *Transition avant.* Le bras gauche reste dans la même position. Pendant ce temps, commencez à enrouler les doigts de la main droite.

D'un coup d'œil

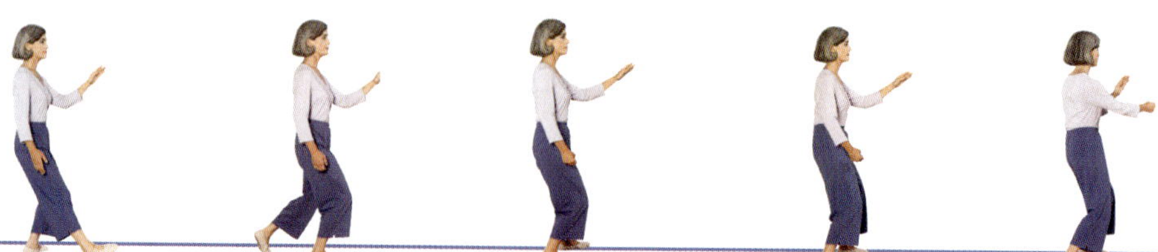

Transférez votre poids/Tournez...Poids en avant...Pas en avant... Alignez le genou...Transférez/Tournez

3 Avancez le pied gauche pour vous mettre en *Pas carré arrière*. Simultanément, serrez légèrement la main droite pour former un poing. Gardez la main gauche dans la même position.

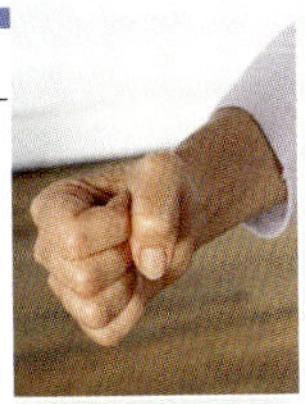

Les doigts sont enroulés avec souplesse, le pouce est au-dessus.

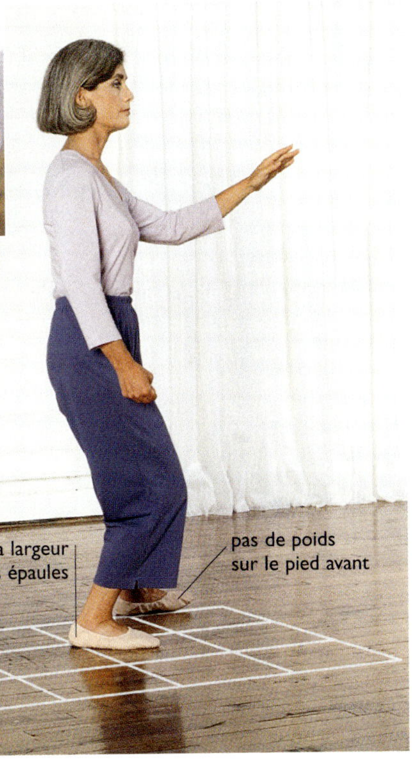

pieds à la largeur des épaules
pas de poids sur le pied avant

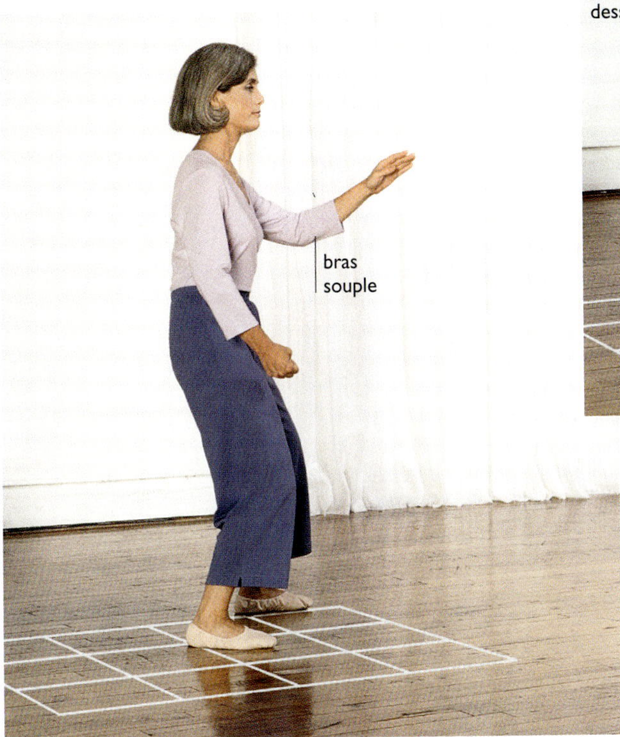

bras souple

4 Pliez le genou gauche pour qu'il soit dans l'alignement du centre du pied. Les bras restent dans la même position.

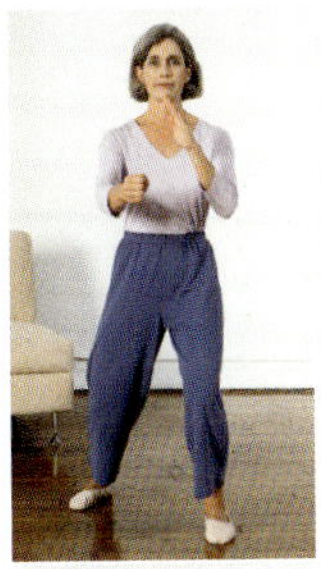

De face : coudes à la même hauteur devant vous, épaules relâchées.

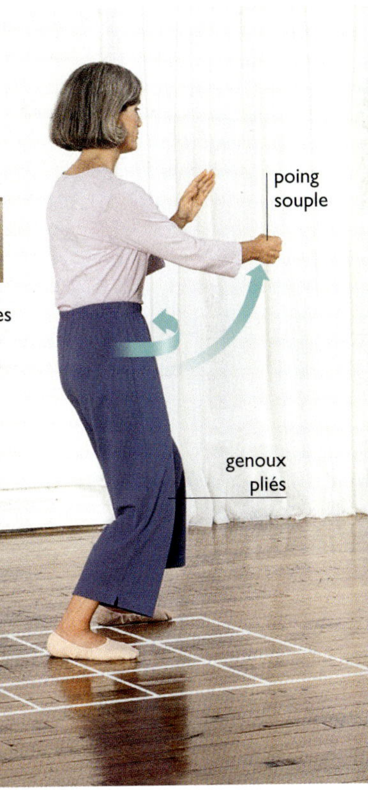

poing souple
genoux pliés

5 Tournez le bassin et le torse dans la direction du pied gauche, tout en transférant 70 % du poids du corps sur le pied gauche, pour vous mettre en *Pas carré avant*. Simultanément, levez le poing droit devant vous, l'avant-bras parallèle au sol, et pliez le coude gauche, de sorte que la main gauche soit au niveau de la poitrine devant vous, la paume face à l'avant-bras droit. Vous êtes en position *Poing*. Pour continuer, passez au mouvement suivant, *Se dégager et pousser*.

SE DÉGAGER ET POUSSER

Ici, la main gauche frappe pendant que la main droite se dégage, puis les deux mains poussent. En effectuant le *Pli Taï Chi*, vous vous dégagez et vous prenez l'élan pour pousser. Révisez les mouvements de base *Pas carré avec le Pli* (pp. 76-77) et *Pas carré* (pp. 46-47).

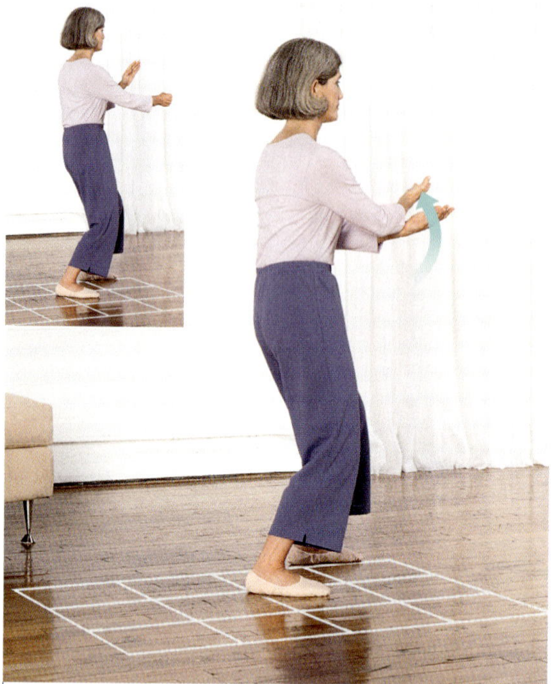

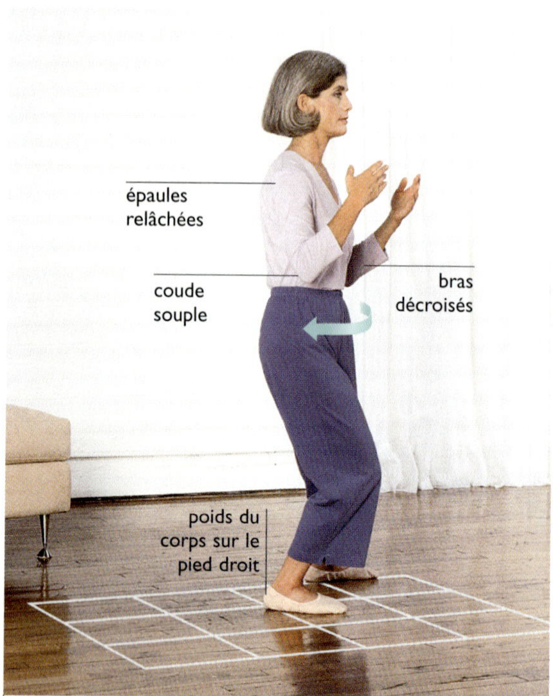

1 Vous êtes en *Pas carré avant*, les bras en position *Poing*. Commencez à transférer le poids du corps en arrière sur le pied droit. Dans le mouvement, croisez les avant-bras à l'horizontale, le bras droit dessus, paume tournée vers le haut, le bras gauche dessous, paume vers le haut.

2 Pivotez en tournant le bassin et le torse dans la diagonale droite, tout en transférant le poids du corps sur le pied droit, pour vous mettre en *Pas carré avec le Pli*. Simultanément, décroisez les bras, en faisant passer le bras droit au-dessus du poignet gauche, les paumes de main sont face au corps et inclinées vers le haut.

D'un coup d'œil

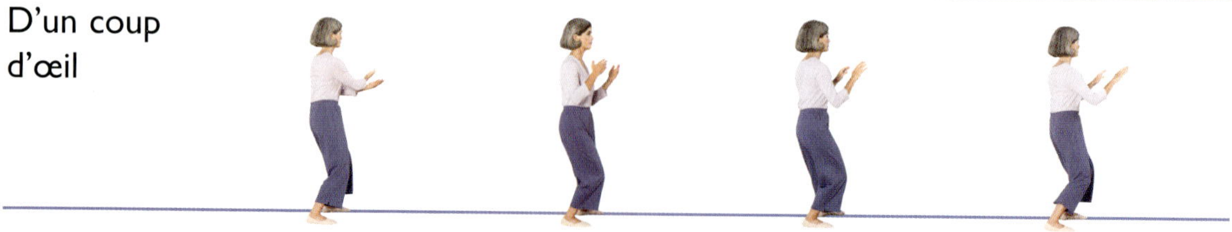

Poids du corps en arrière...Pivotez à droite...Tournez vers le centre...Poids en avant

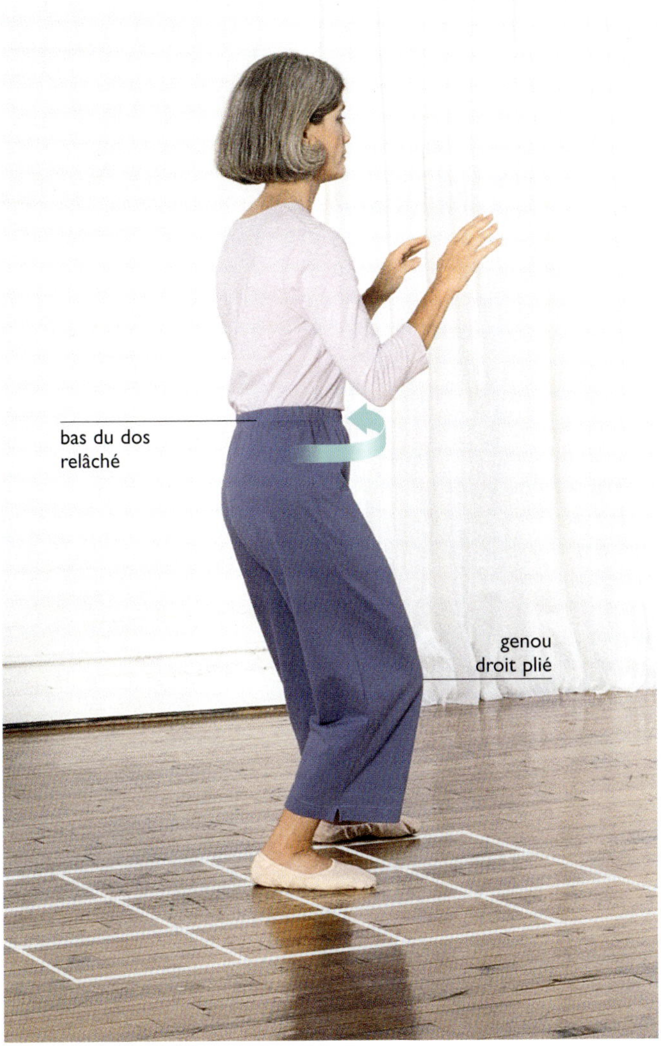
bas du dos relâché
genou droit plié

3 Tournez le bassin et le torse de face, dans la direction du pied gauche, pour vous mettre en *Pas carré arrière*. En même temps, placez les bras en position *Pousser*, en tournant les deux paumes de main vers l'extérieur. Les avant-bras sont parallèles.

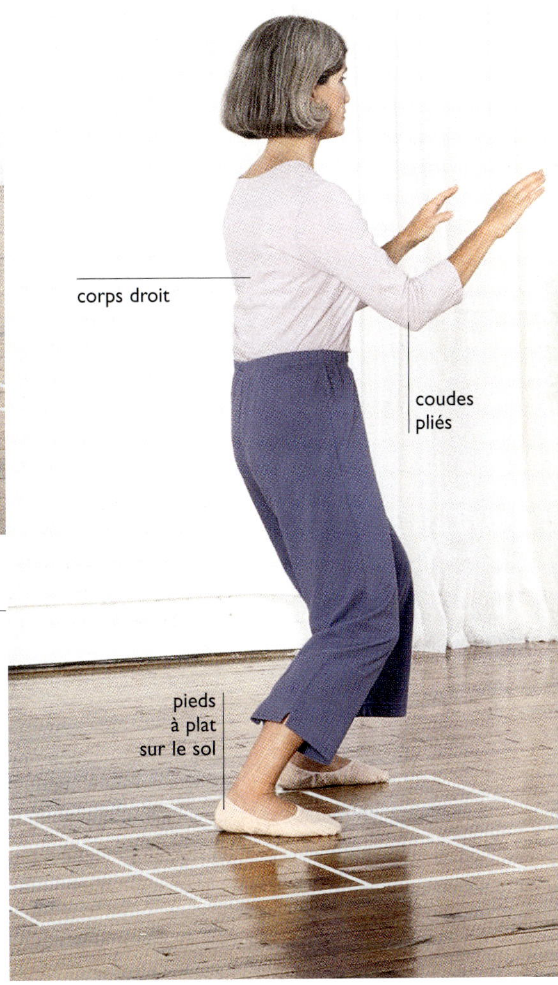
corps droit
coudes pliés
pieds à plat sur le sol

4 Transférez 70 % du poids du corps vers l'avant sur le pied gauche, pour vous mettre en *Pas carré avant*. Gardez les bras dans la position *Pousser*, mais avancez légèrement les coudes en avant. Pour continuer, passez au mouvement suivant, *Croiser les mains*.

CROISER LES MAINS

Imaginez qu'en ouvrant les bras, vous tracez un arc-en-ciel avec vos mains, et qu'en les fermant d'un mouvement circulaire puis en les croisant devant vous, vous rassemblez un nouveau souffle de vie. Révisez le mouvement de base *Du Pas carré à la position du cavalier* (*pp. 80–81*).

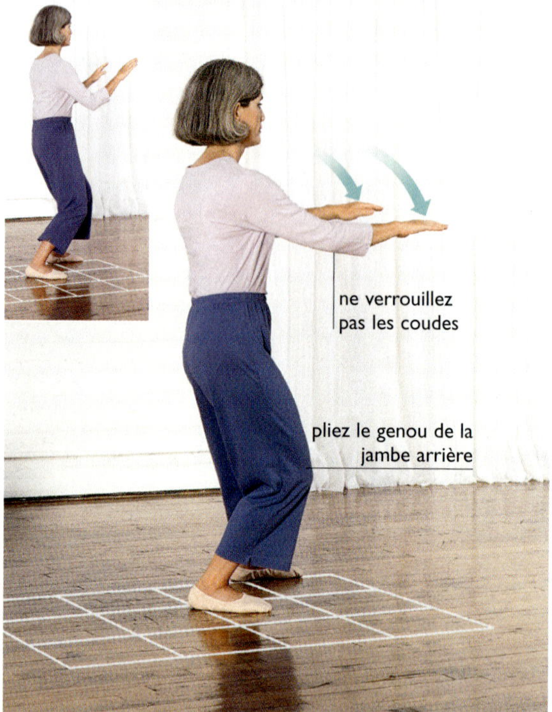
ne verrouillez
pas les coudes
pliez le genou de la
jambe arrière

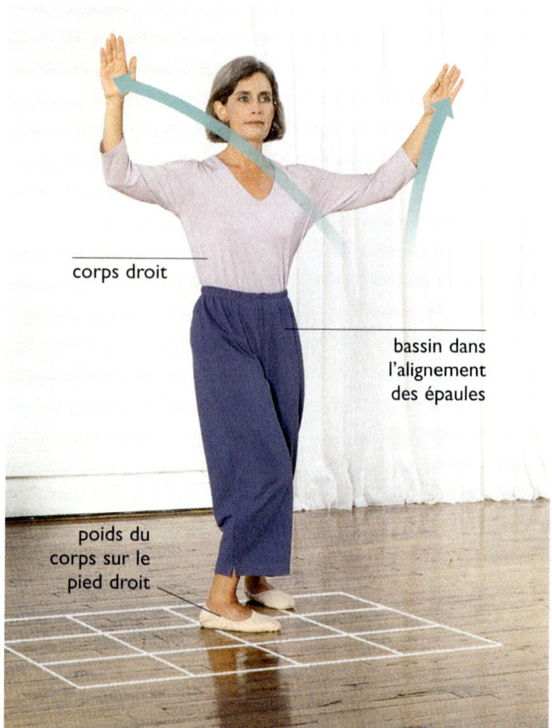
corps droit
bassin dans
l'alignement
des épaules
poids du
corps sur le
pied droit

1 Vous êtes en *Pas carré avant*, les bras en position *Pousser*. Transférez tout le poids du corps sur le pied droit pour vous mettre en *Pas carré arrière*. Dans le mouvement, tendez les coudes, de sorte que les paumes de main soient face au sol, et les doigts tendus vers l'avant.

2 En gardant tout le poids du corps sur le pied droit, pivotez en tournant le bassin et le torse à droite. Simultanément, tournez le pied gauche de 90° à droite, en pivotant sur le talon gauche, et levez les bras sur les côtés, au niveau de la tête, les doigts tendus vers le ciel, et les paumes tournées vers l'extérieur.

D'un coup d'œil

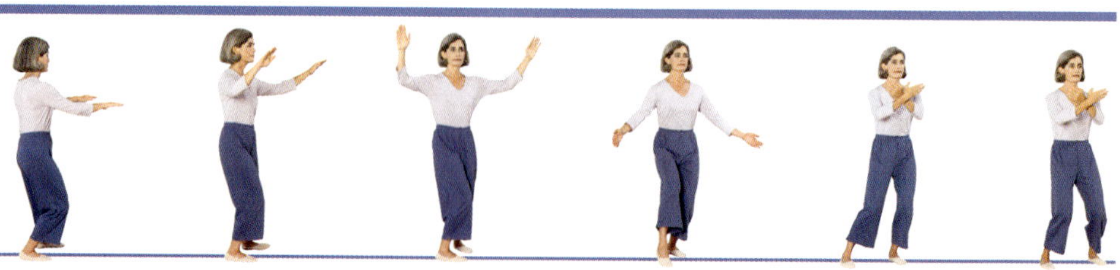

Poids du corps à droite...Pivotez à droite...Poids à gauche...Pas en arrière...Poids au centre

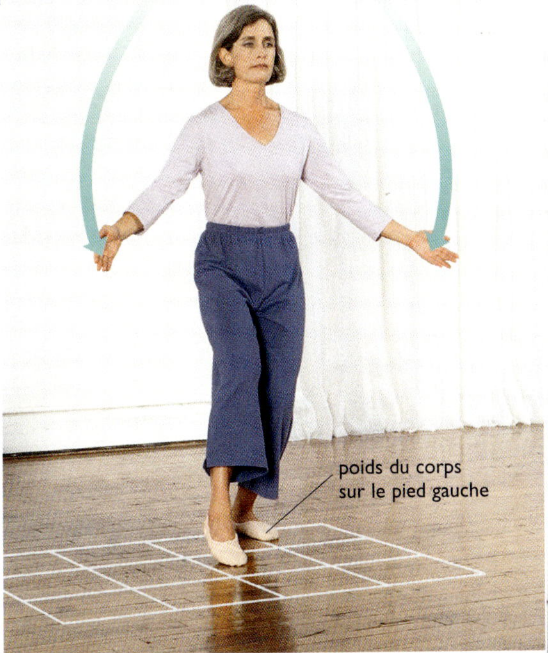

3 Transférez le poids du corps sur le pied gauche, en pivotant sur les orteils du pied droit. Les deux pieds pointent vers la même direction. Simultanément, descendez les deux bras en un mouvement circulaire, doigts tendus vers le sol, et paumes tournées vers l'extérieur.

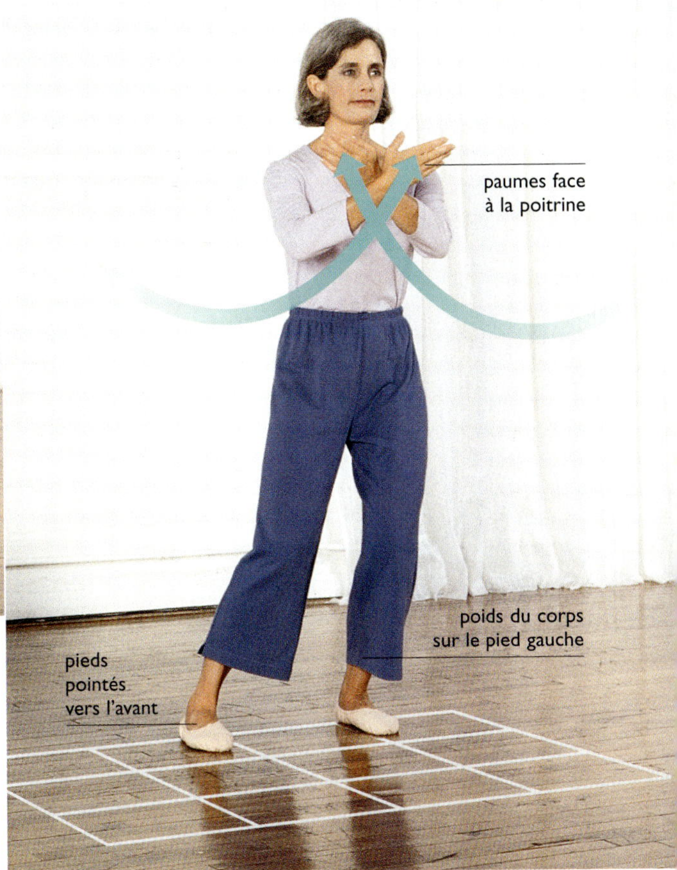

4 Reculez le pied droit pour que les deux pieds soient parallèles et écartés à la largeur des hanches. Dans le mouvement, croisez les bras, le bras droit sous le bras gauche, les coudes pliés. Les paumes de main sont face à la poitrine, et les doigts sont pointés vers le haut, en diagonale. Vos bras sont en position *Croiser les mains*.

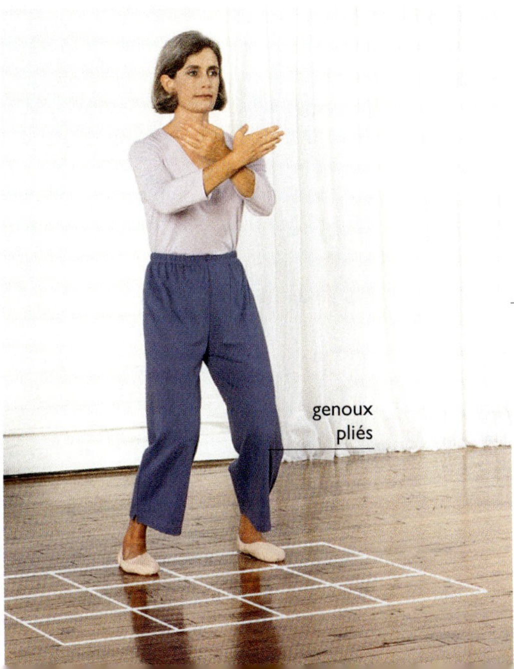

5 Mettez-vous en *position du cavalier*, en ramenant le poids du corps au centre, également réparti sur chaque pied, les genoux pliés. Les bras restent en position *Croiser les mains*.
Pour continuer, passez au mouvement suivant, *Mouvement de fermeture*.

MOUVEMENT DE FERMETURE

Dans ce mouvement de clôture de la Forme, les bras reviennent de chaque côté du corps. Respirez lentement et profondément. Pensez à l'unité de tous les éléments. Pour finir, retournez au point de départ. Révisez les mouvements de base *position du cavalier* (p. 34) et *Stable et ouvert* (pp. 42-43).

1 Vous êtes en ***position du cavalier***, les bras en position ***Croiser les mains***. Tendez légèrement les jambes et relâchez les bras. Les coudes sont légèrement pliés, les poignets droits, les doigts tendus vers le sol et un peu inclinés vers l'avant en position ***Wu Chi***. Restez ainsi et respirez.

2 Pliez les genoux et transférez tout le poids du corps sur le pied gauche. Tournez le bassin et le torse dans la diagonale droite en pivotant sur le talon pour que le pied droit soit tourné vers l'extérieur, dans la position ***Stable et ouvert***. Les paumes sont face à face.

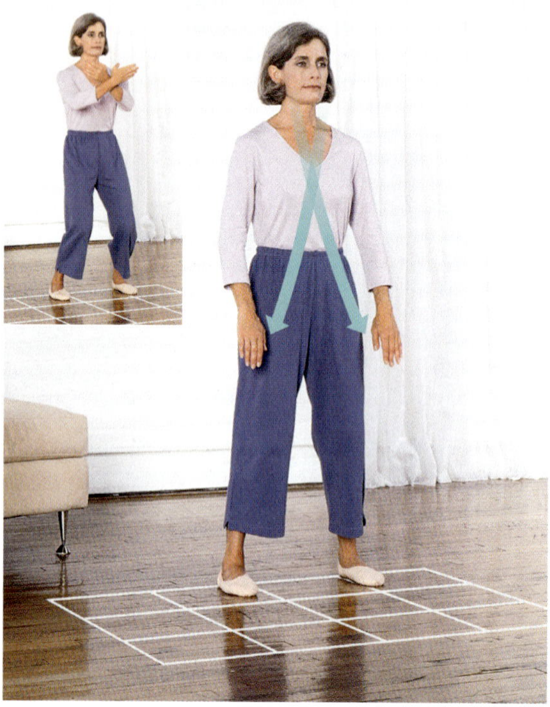

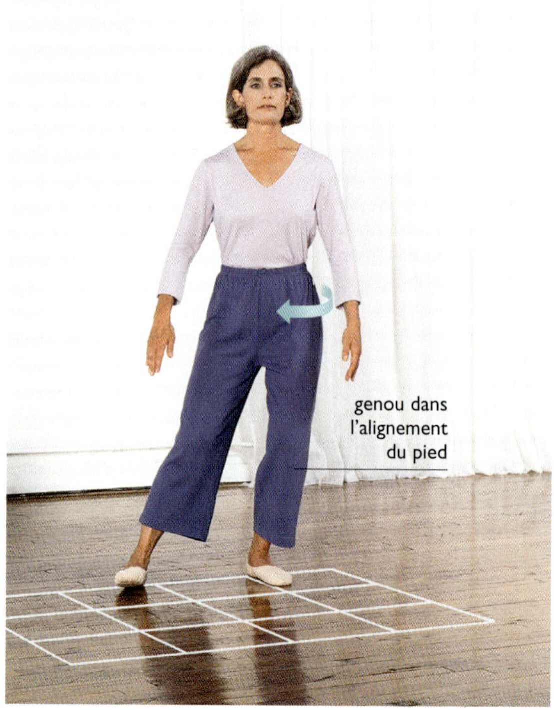

D'un coup d'œil

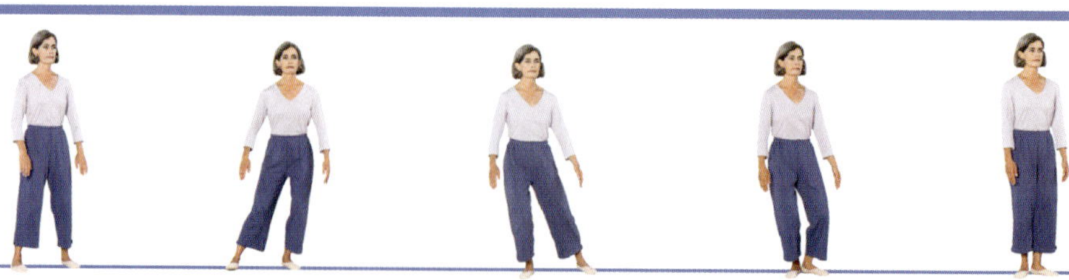

Tendez les jambes... Transférez votre poids/Tournez... Poids à droite... Pas vers l'intérieur... Poids au centre

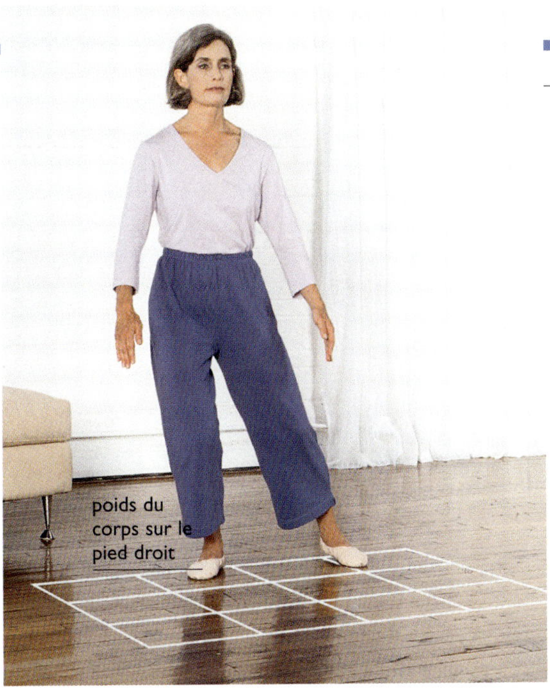

3 Transférez tout le poids du corps sur le pied droit. Gardez les bras dans la même position.

4 Rapprochez le pied droit du pied gauche en passant par la diagonale afin de réunir les talons en V. Les bras restent dans la même position.

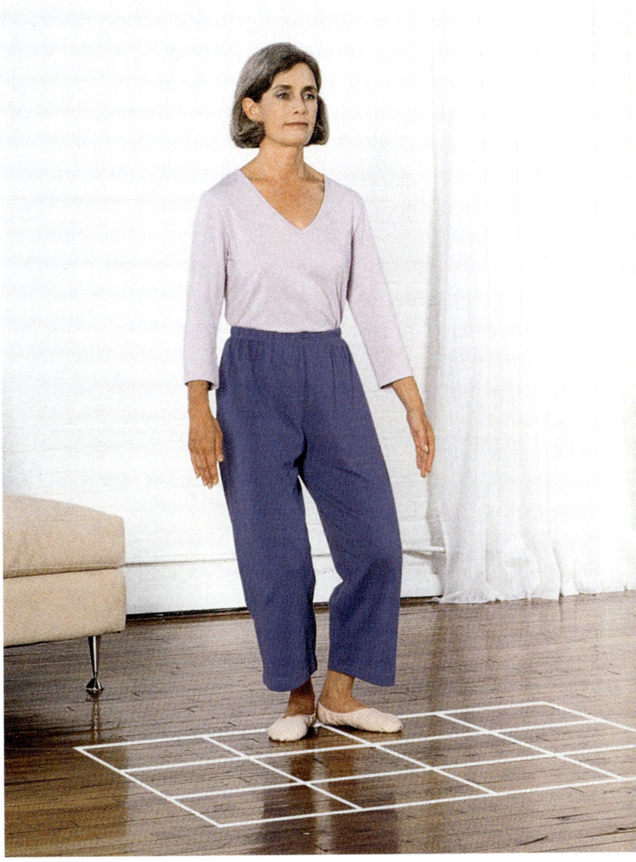

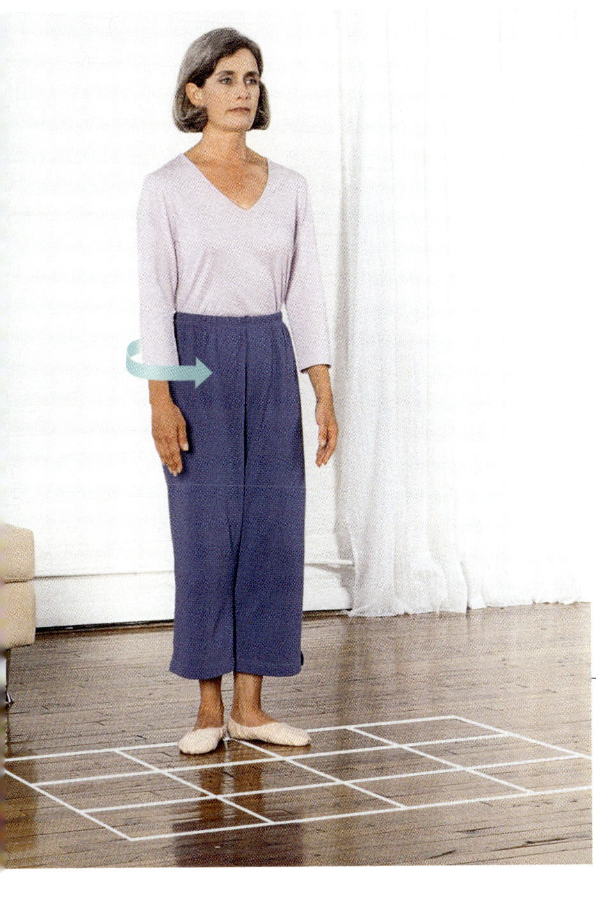

5 Ramenez le poids du corps au centre, tout en tournant le bassin et le torse de face. Puis tendez légèrement les jambes. Relâchez les bras le long du corps. Pour finir, prenez un moment pour vous concentrer sur votre respiration.

RÉCAPITULATIF DE LA FORME

Ce récapitulatif est une référence pour toute la séquence de mouvements constituant la Forme. Lorsque vous maîtrisez ces mouvements, référez-vous à ce résumé pour vous aider à mémoriser chaque partie ou l'ensemble de la Forme. N'oubliez pas avant chaque séance de vous échauffer (*voir pp. 24–29*) et de vous entraîner à sentir le qi (*voir pp. 20–23*). Vous pouvez conclure avec les exercices « faire circuler et rassembler le qi » (*voir pp. 148–153*).

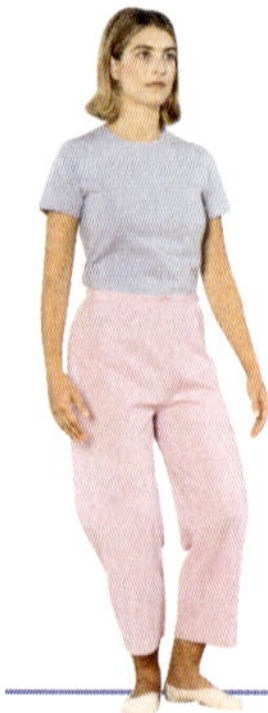

Préparation
pp. 88-89

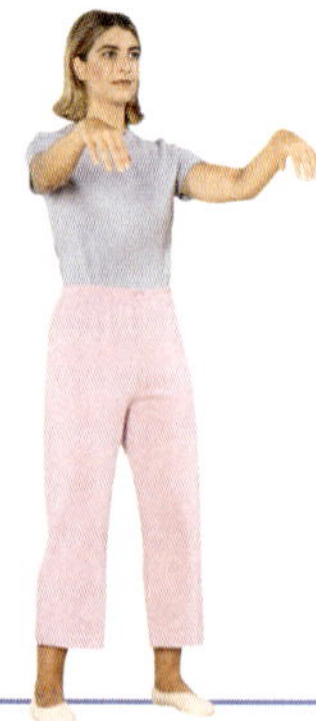

Commencement
pp. 90-91

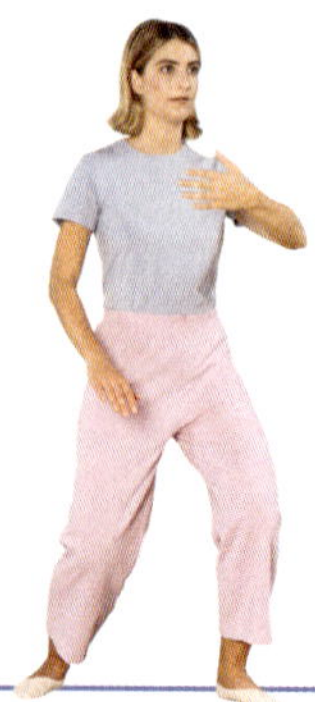

Parer (à gauche)
pp. 92-93

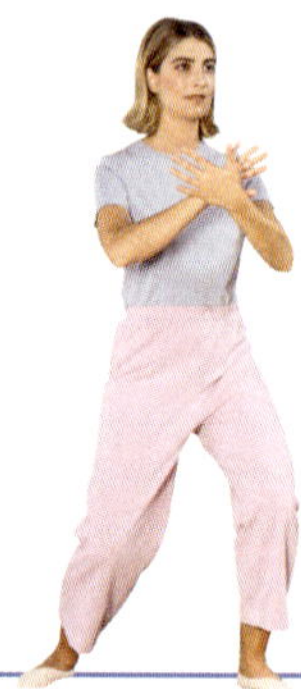

Presser (à gauche)
p. 94

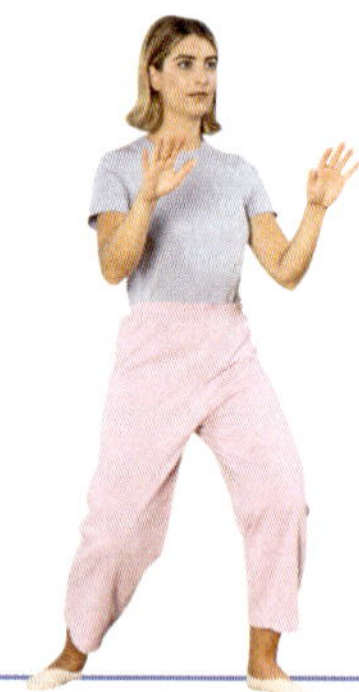

Pousser (à gauche)
p. 95

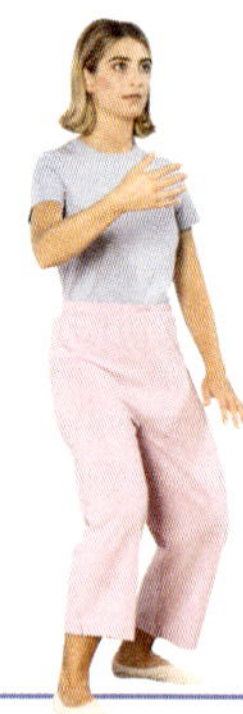

Parer (à droite)
pp. 96-97

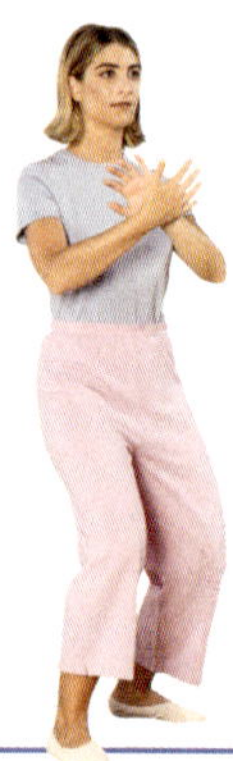

Presser (à droite)
p. 98

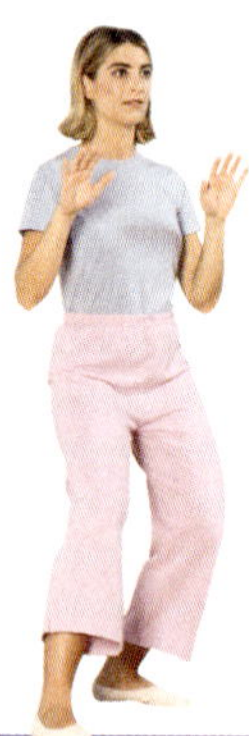

Pousser (à droite)
p. 99

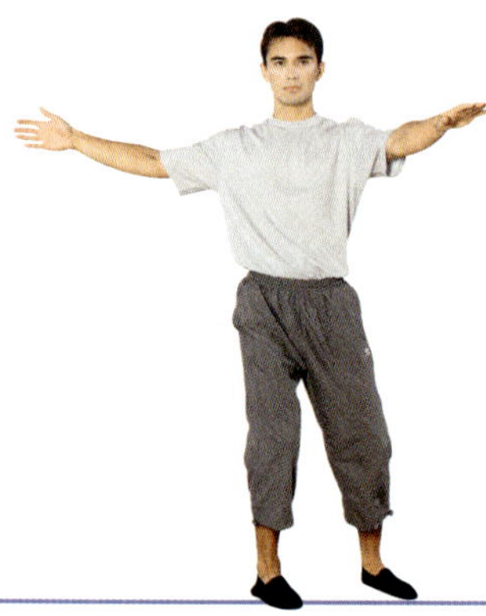

Avancer et repousser le singe
pp. 102-103

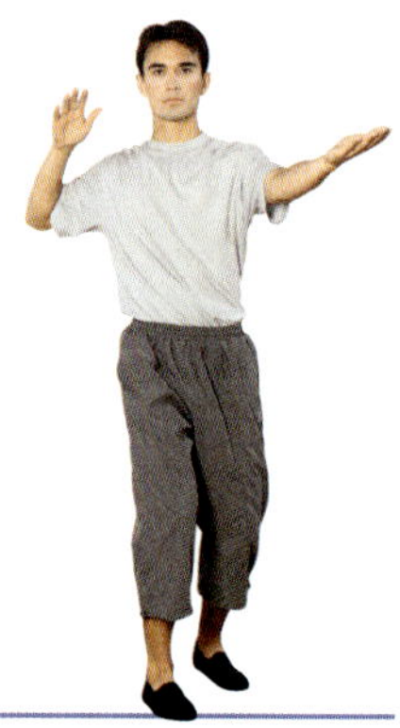

Reculer et repousser le singe
pp. 104-105

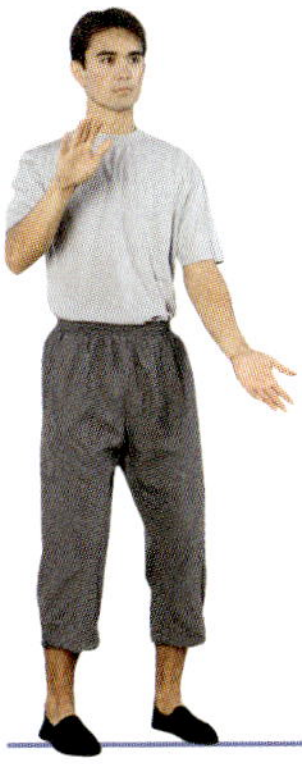

De repousser le singe à la position du cavalier
pp. 106-107

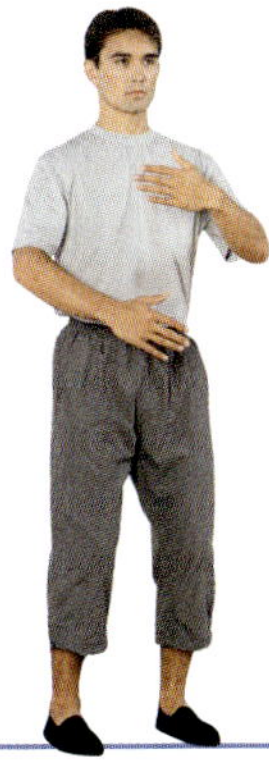

Les mains se meuvent comme des nuages (bras)
pp. 108-109

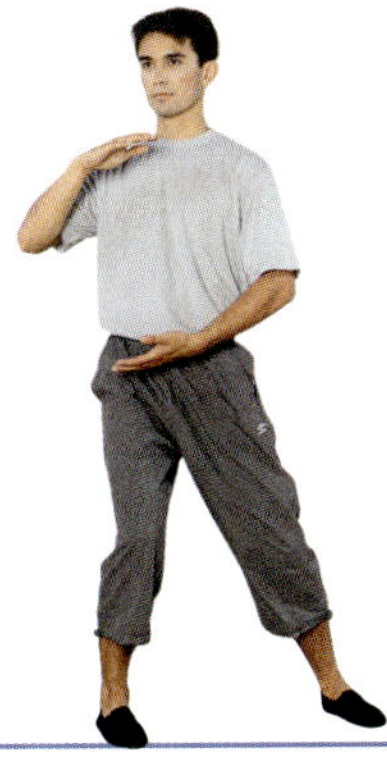

Les mains se meuvent comme des nuages
pp. 110-113

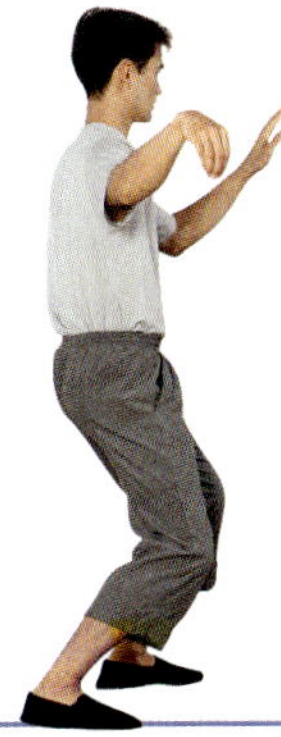

Simple fouet
pp. 114-117

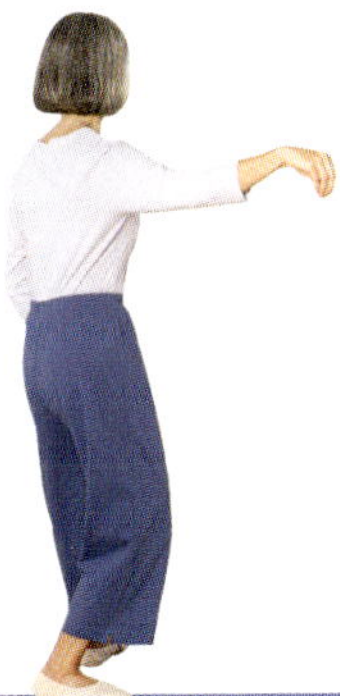

Le serpent qui rampe
pp. 120-121

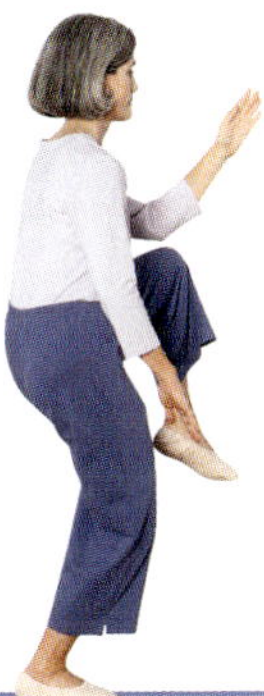

Le faisan doré se tient sur une patte
pp. 122-123

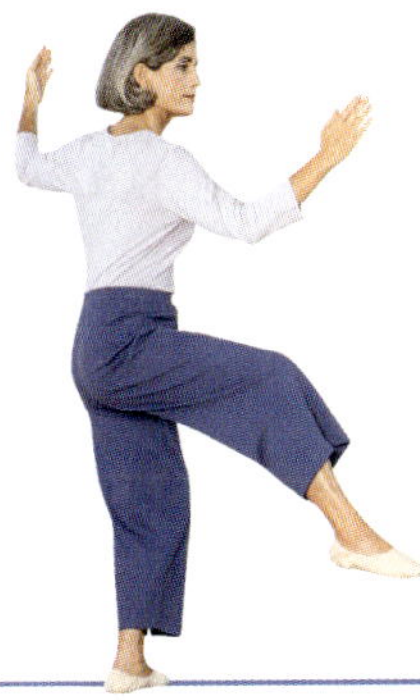

Séparer les bras et frapper du pied
pp. 124-125

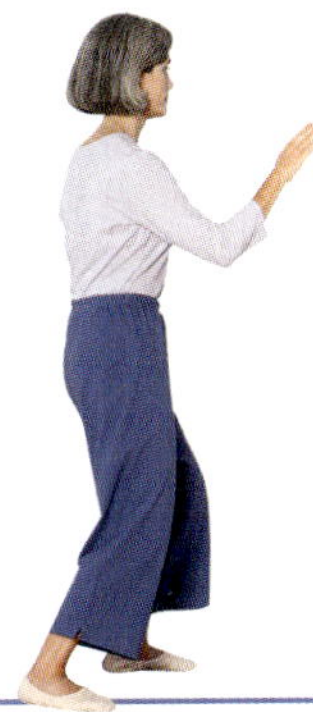

Brosser le genou (à gauche)
pp. 126-127

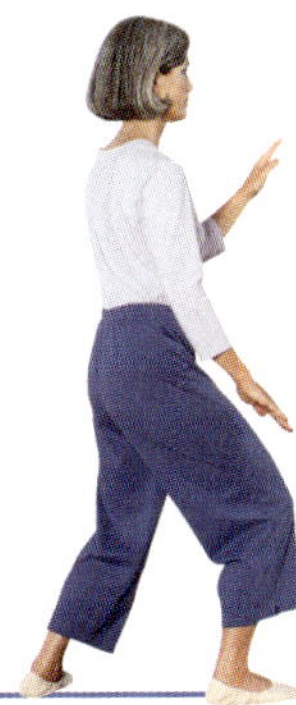

Brosser le genou (à droite)
pp. 130-133

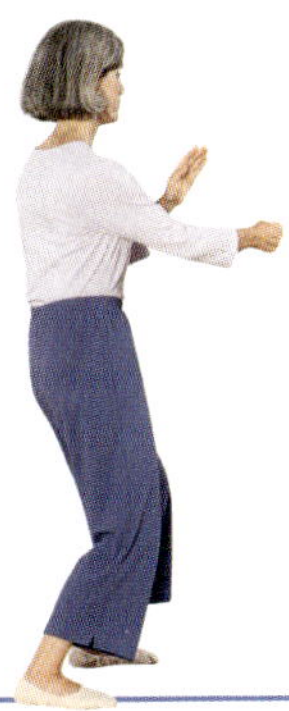

Poing
pp. 134-135

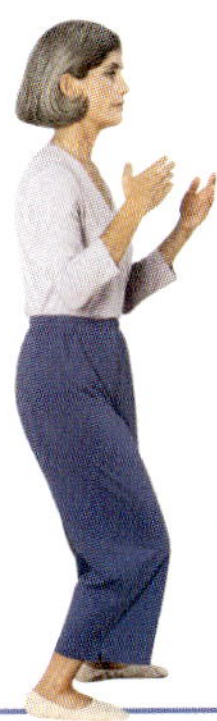

Se dégager et pousser
pp. 136-137

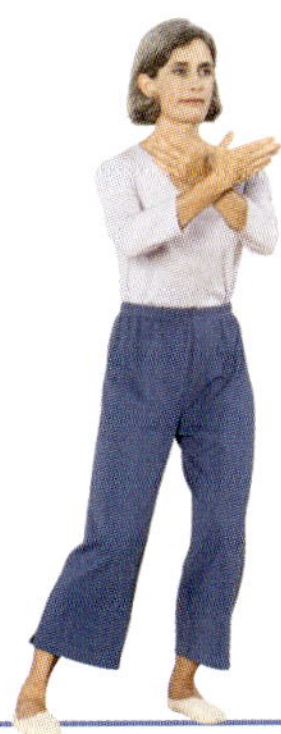

Croiser les mains
pp. 138-139

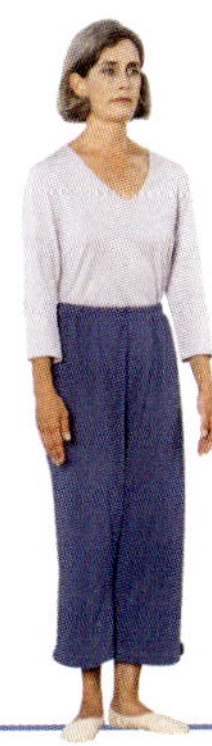

Mouvement de fermeture
pp. 140-141

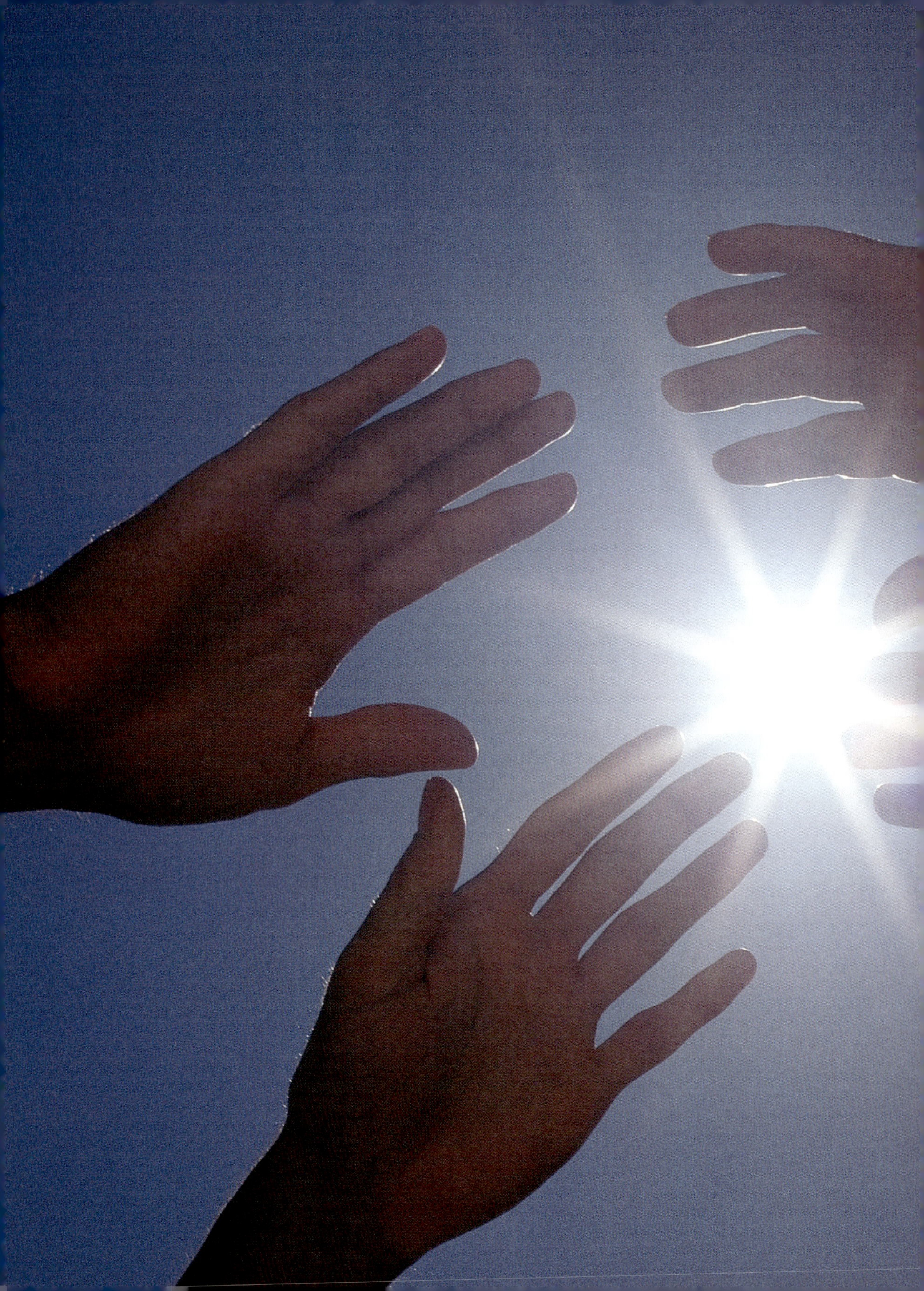

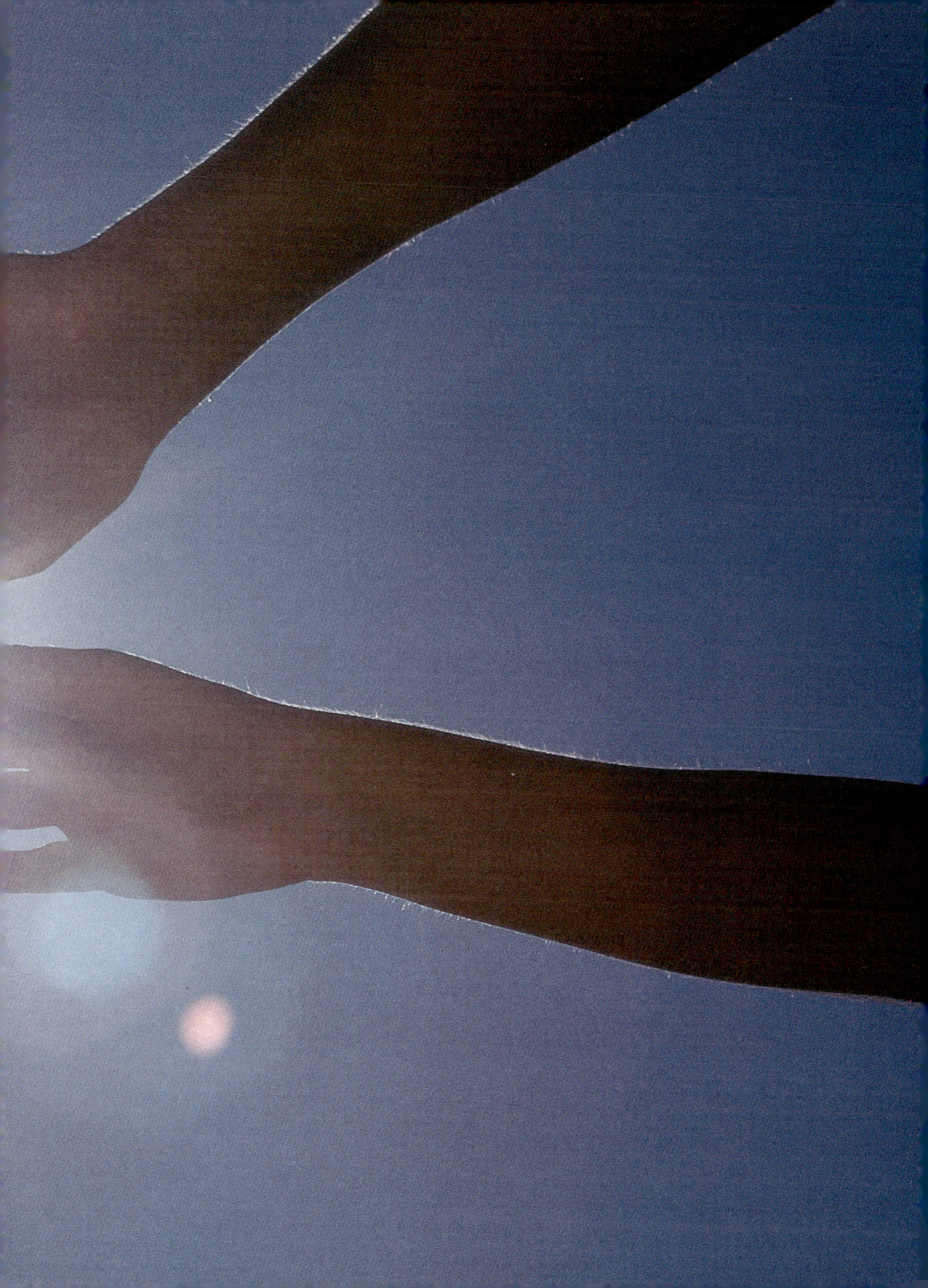

CULTIVER LE QI

Le qi, ou « énergie vitale », imprègne tout l'univers. C'est la force vitale qui circule dans notre corps et tout autour de nous. Ici, vous découvrirez comment prendre davantage conscience du qi dans votre propre corps et comment percevoir plus aisément l'énergie subtile du monde naturel, et même au-delà. Il est également utile de comprendre ce qu'est le qi en termes de points vitaux et de champs énergétiques.

ÉNERGIE VITALE

Selon la médecine chinoise, le qi circule dans le corps à travers des canaux reliés entre eux tel un réseau complexe de rivières. Le long de ces méridiens se trouvent de nombreux points vitaux qui correspondent aux points de shiatsu utilisés en acupuncture.
À cela s'ajoutent trois réservoirs de qi ou « champs énergétiques » au sein du corps, appelés *dan tian* inférieur, médian et supérieur, qui génèrent et emmagasinent le qi.

Le *dan tian* inférieur se situe en arrière de la cavité abdominale et correspond au centre de gravité du corps. Principale zone de concentration en taï chi, il contient les sentiments de stabilité personnelle et de sécurité. C'est là que l'intestin réagit à une émotion.

Le *dan tian* médian, dans la poitrine, est le champ de l'énergie nous reliant aux autres, où l'on ressent douleur ou bonheur. Enfin, le *dan tian* supérieur, dans la tête, est source de l'énergie spirituelle.

Prendre conscience de ces points vitaux et champs énergétiques vous aidera à être plus sensible aux changements de sensations dans votre corps. Vous pouvez stimuler vos points vitaux en appuyant doucement dessus, en les massant ou en focalisant simplement votre attention dessus.

Dans de nombreux cas, cette prise de conscience est simplement une redéfinition de ce que vous êtes déjà en train d'expérimenter. Habituellement, la plupart des gens ignorent les signaux que leur envoie leur organisme. Pourtant, il n'est pas difficile de devenir conscient de l'effet des émotions sur notre corps. Si vous êtes enfermé toute la journée dans un bureau et que vous sortez prendre l'air, vous vous sentirez mieux et vous aurez l'impression d'avoir fait le plein d'énergie. Vous avez stimulé votre qi.

ALIGNER ET AUGMENTER LE QI

Essayez de faire cet exercice simple, appelé de façon évocatrice « aligner les Trois Trésors : le Ciel, la Terre et l'Homme » ou « fusionner la lumière du ciel et les éléments terrestres ». Il s'agit de déplacer sa conscience sur chaque point vital et chaque champ énergétique (*voir ci-contre*). Visualisez les trois points vitaux comme des portes d'entrée vers les champs énergétiques. Ces zones de concentration sont très employées en taï chi. En se focalisant sur ces points, l'esprit entre en contact avec tout le corps.

Trouvez un endroit tranquille dehors, tenez-vous droit, les pieds écartés à la largeur des hanches, les bras sur les côtés, le corps détendu et aligné.

- *Concentrez-vous sur le Ciel :* sentez le point au sommet du crâne et le *dan tian* supérieur ; méditez, élevez votre esprit au-delà de ce qui vous entoure. Prenez conscience de votre énergie spirituelle.
- *Concentrez-vous sur la Terre :* focalisez votre attention sur le point du Printemps Pétillant et le *dan tian* inférieur ; visualisez le monde physique autour de vous. Prenez conscience que votre corps est relié.
- *Concentrez-vous sur l'Homme :* dirigez votre attention sur le point du Palais du Travail et le *dan tian* médian ; soyez attentif à votre énergie propre et à la vie autour de vous.

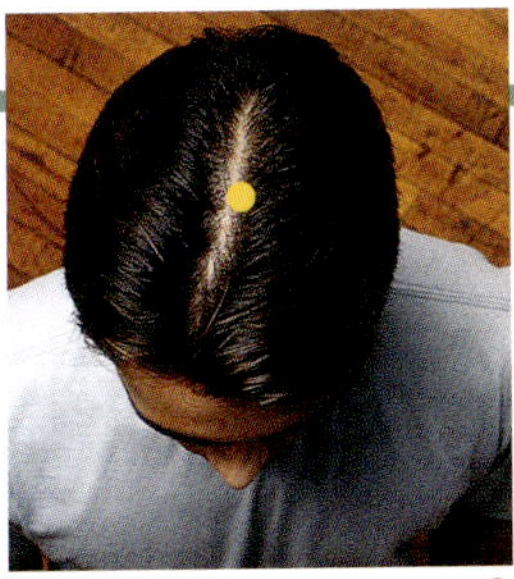

Bai Hui Les Cent Réunions ou point au sommet du crâne : permet de positionner correctement la tête dans l'alignement du corps et d'entrer en contact avec l'énergie spirituelle et universelle.

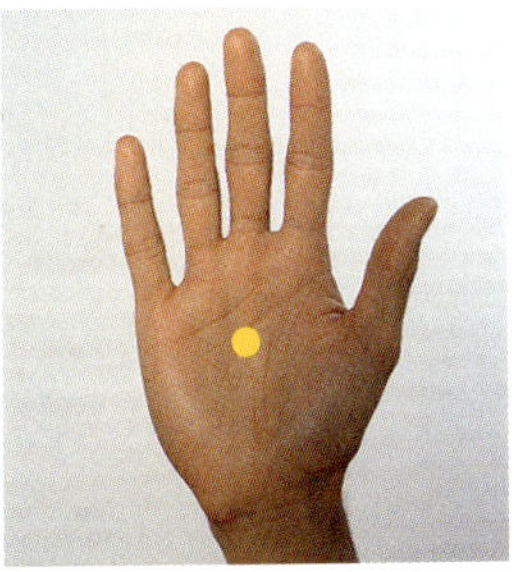

Laogong (Lao Kung) Palais du Travail ou point de la main : diffuse de l'énergie, répand le qi jusque dans les doigts, et possède des vertus curatives.

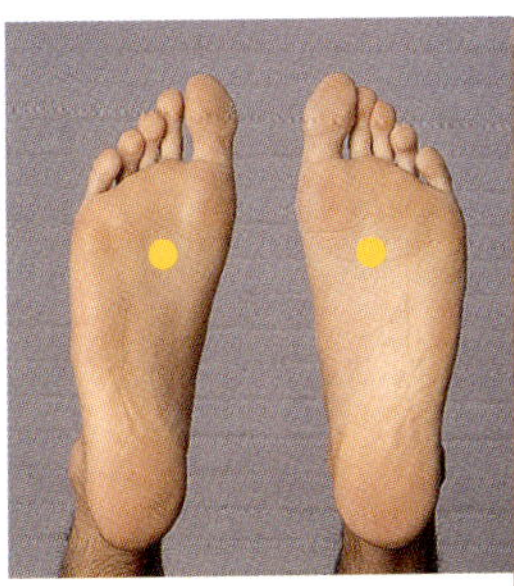

Yong Quan Printemps Pétillant ou point du pied : donne le sens de l'équilibre et enracine le corps dans la terre.

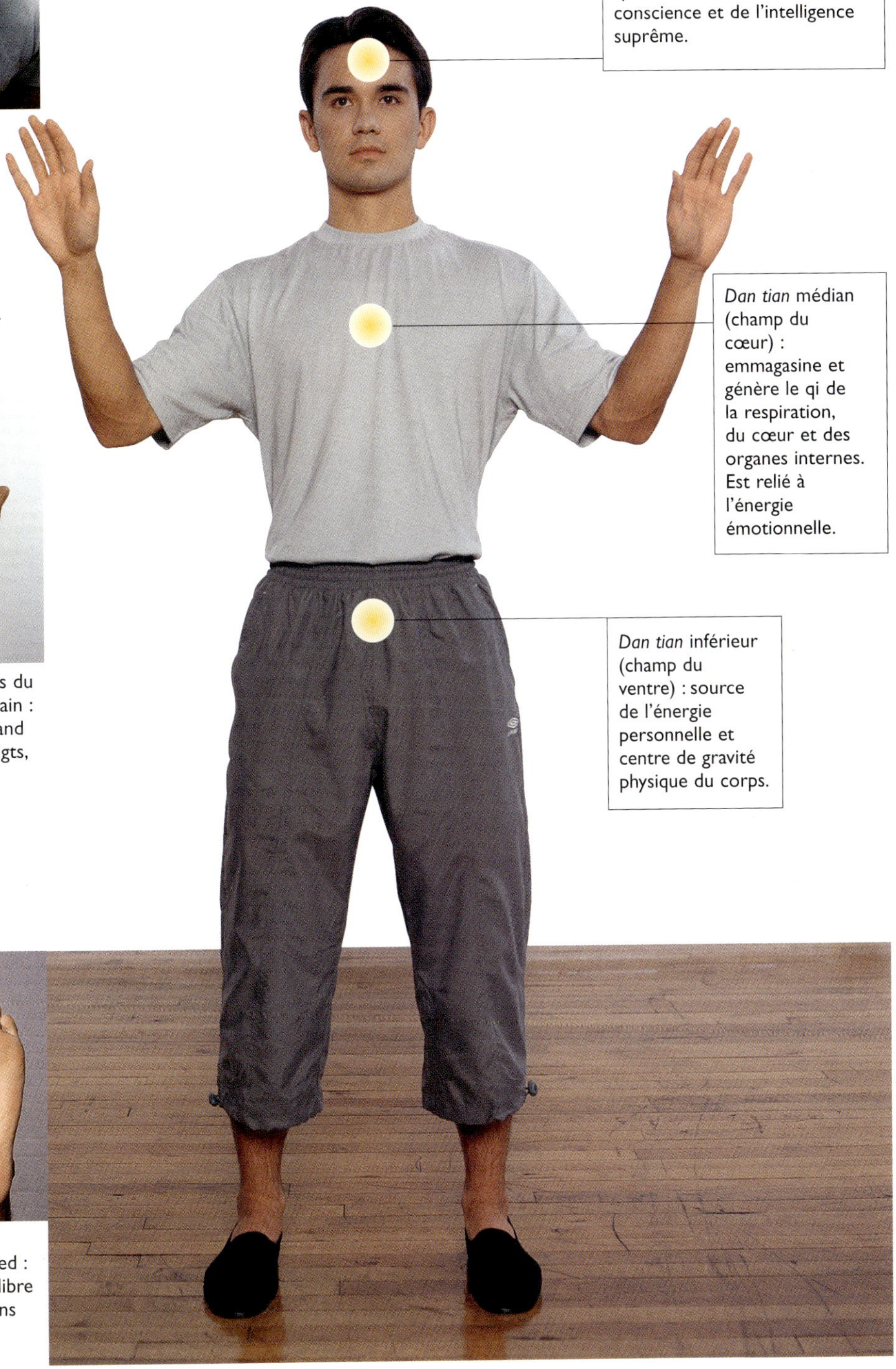

Dan tian supérieur (champ spirituel) : source de l'énergie spirituelle. Point de la conscience et de l'intelligence suprême.

Dan tian médian (champ du cœur) : emmagasine et génère le qi de la respiration, du cœur et des organes internes. Est relié à l'énergie émotionnelle.

Dan tian inférieur (champ du ventre) : source de l'énergie personnelle et centre de gravité physique du corps.

FAIRE CIRCULER ET RASSEMBLER LE QI

Les exercices suivants servent à coordonner la respiration et les mouvements du corps tout en étant mentalement très concentré. Ils vous aident à vous détendre et favorisent la circulation du qi dans le corps. Enchaînez les positions ou faites-les séparément, avant ou après une séance de taï chi. N'oubliez pas de bouger lentement.

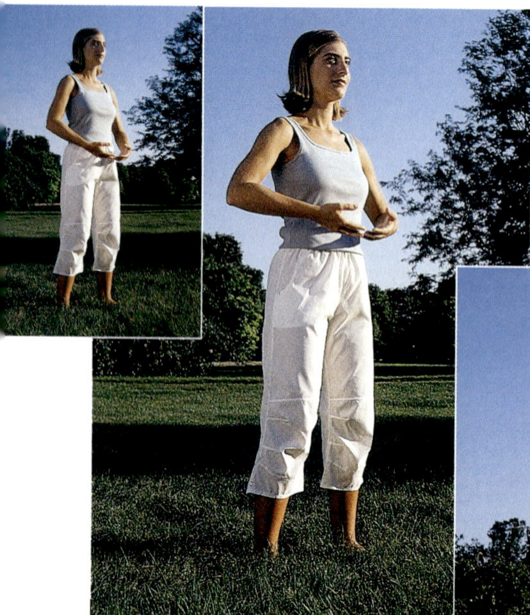

LA RESPIRATION DE LA GRUE

Cet exercice de qigong fait circuler l'énergie entre les ***dan tian*** inférieur et médian. Il rétablit l'équilibre émotionnel et augmente la vitalité physique ou ***jing***. Visualisez le ballon imaginaire que vous tenez comme une boule d'énergie. Gardez les épaules relâchées et les poignets souples.

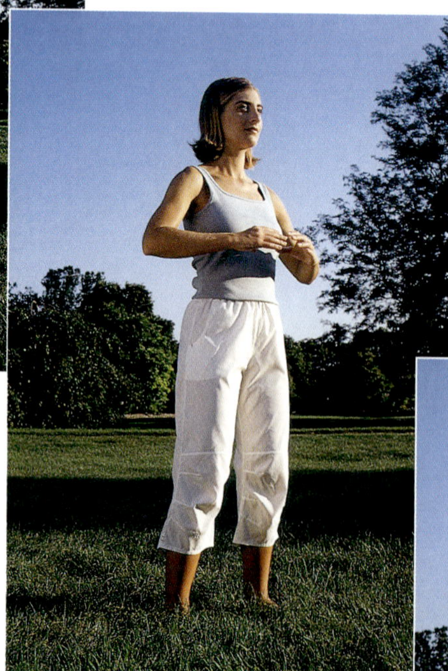

1 Mettez-vous en ***position du cavalier***, les mains au niveau du ventre, les doigts face à face. Sentez les points vitaux dans vos pieds et au sommet du crâne. Respirez lentement et profondément. Sentez vos doigts et les points vitaux dans vos mains. Concentrez-vous sur votre ventre. Puis inspirez et pliez les coudes en levant les mains devant le plexus solaire. Dans le mouvement, déplacez votre conscience du ***dan tian*** inférieur (le ventre) au médian (le cœur).

2 Sur l'expiration, tournez les paumes de main face au sol. Les mains sont à la hauteur du plexus solaire, comme si elles étaient posées sur le sommet d'un ballon. Gardez les poignets souples et allongés.

3 Toujours sur l'expiration, descendez les mains à la hauteur du ventre. Déplacez votre conscience du ***dan tian*** médian à l'inférieur. Répétez le mouvement 5 fois, puis arrêtez-vous les paumes face au ventre.

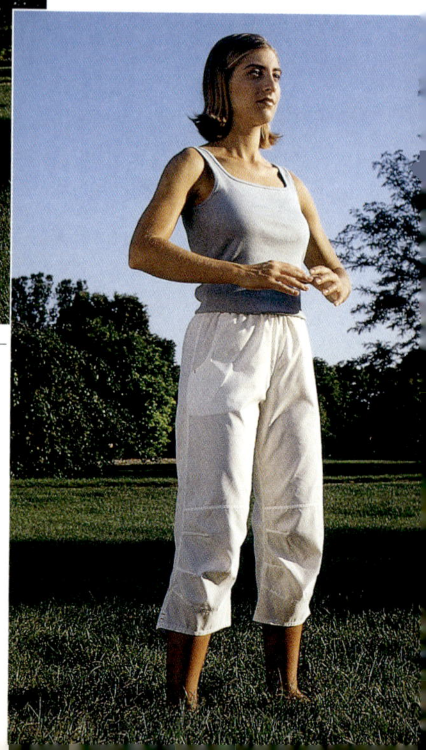

PRENDRE UN BAIN DE LUMIÈRE

La lumière est la forme d'énergie la plus pure, associée au champ énergétique supérieur et au point au sommet du crâne (*voir p. 147*). Respirez lentement et profondément. Tout en rassemblant le qi, méditez sur les vertus purificatrices et curatives de la lumière. Enchaînez les mouvements avec fluidité ou arrêtez-vous quelques instants dans chaque position.

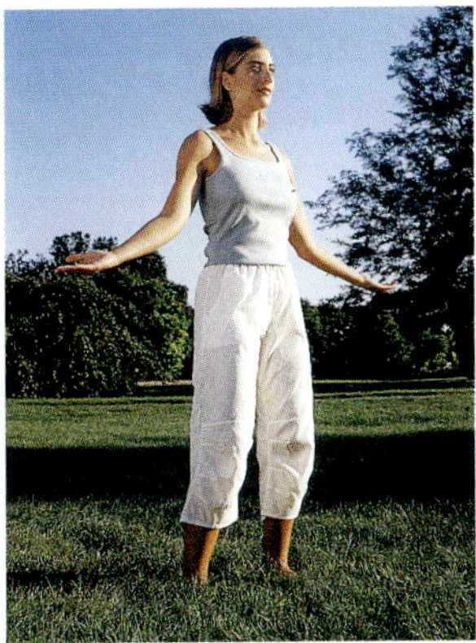

1 Mettez-vous en *position du cavalier*, les bras le long du corps, les paumes tournées vers le ciel. Prenez une lente et profonde respiration. Sentez vos points vitaux dans les pieds, les mains et la tête. Visualisez le bain de lumière autour de votre tête, vos bras et vos mains.

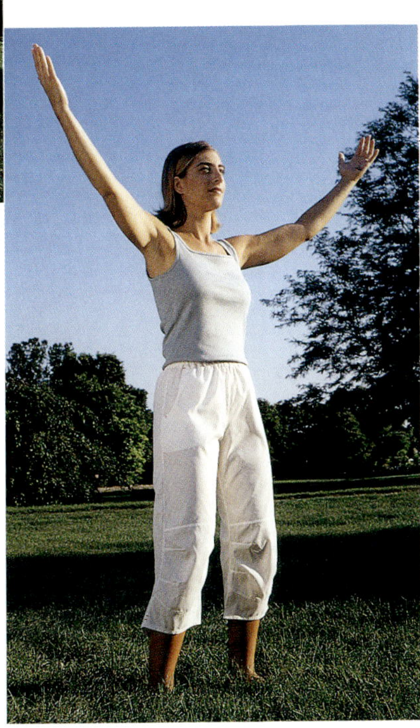

2 Sur l'inspiration, levez les bras au ciel, les doigts tendus vers le haut. Sentez l'énergie dans le bout des doigts, et imaginez que vous soulevez la lumière et que vous la tenez entre vos mains.

3 Toujours sur l'inspiration, pliez les coudes, rapprochez les doigts face à face au-dessus de votre tête. Imaginez qu'ils sont posés sur la lumière que vous avez rassemblée au-dessus de vous. Prenez conscience du lien entre les points vitaux dans les mains et le point au sommet du crâne.

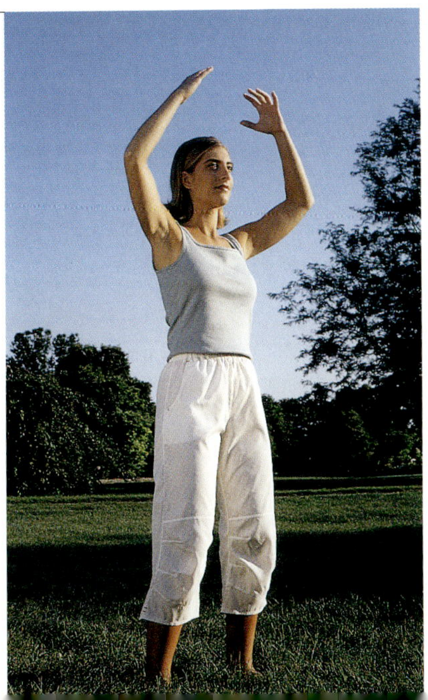

4 Sur l'expiration, descendez les mains devant vous, paumes face au sol, le bout des doigts face à face. Imaginez que vous répandez la lumière dans tout votre corps, à travers vos jambes et vos pieds. Répétez au moins 5 fois l'exercice, puis arrêtez-vous pendant plusieurs respirations.

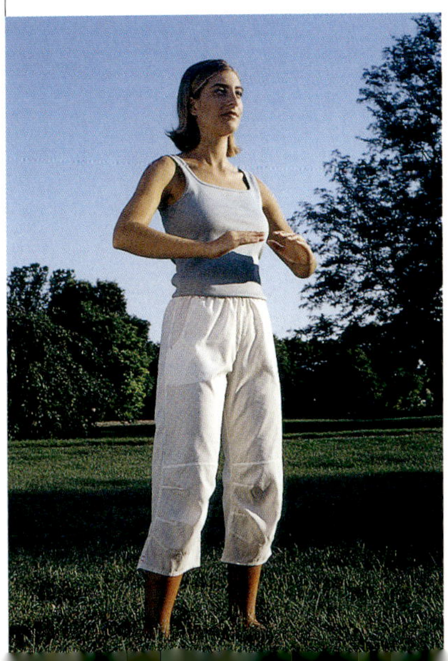

ACCORDER SON QI AVEC UN PARTENAIRE

Ces exercices apprennent à accorder son qi avec un partenaire. Une telle aptitude est primordiale dans l'application martiale du taï chi. En effet, il faut réussir, en toutes circonstances, à rester calme et conscient de sa propre énergie, tout en percevant celle de l'autre personne, qu'elle soit positive ou négative. Entraînez-vous avec quelqu'un qui vous met à l'aise et évitez de vous regarder dans les yeux car cela risque de vous distraire. Vous éprouverez peut-être une sensation de chaleur, de lourdeur, de picotements ou de magnétisme dans les mains. Cela indique que votre perception de l'énergie devient subtile.

EN HARMONIE AVEC LE QI

Au cours de l'exercice, restez centré, enraciné dans le sol, le corps aligné. Vous pouvez faire le premier exercice tout seul pour réguler votre propre qi. Restez dans chaque position au moins une minute.

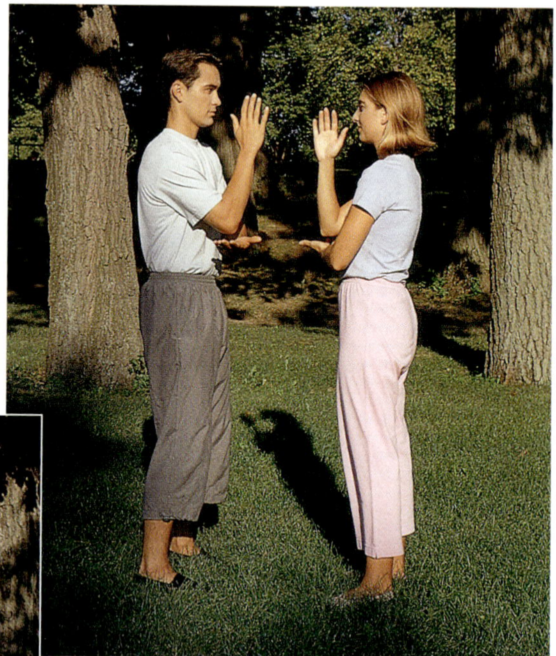

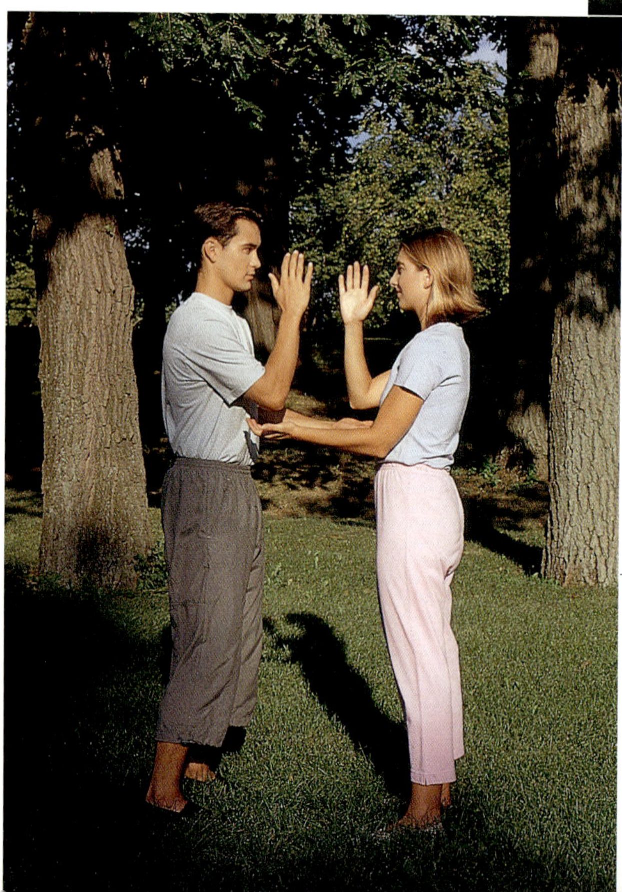

1 Vous êtes debout, face à face, en ***position du cavalier.*** Chacun place sa main gauche sous son coude droit, le pouce droit est entre le nez et la bouche. Notez les sensations dans votre corps. Bougez doucement la paume de la main gauche, et sentez les changements de sensations.

2 Placez la main gauche sous le coude droit de votre partenaire, qui fait de même. Soyez attentif aux différentes sensations. Bougez doucement la paume gauche, et sentez les changements. Enfin, détendez-vous, les mains de chaque côté du corps.

DÉPLACER LA BOULE D'ÉNERGIE

Cet exercice vous apprend à harmoniser respiration, mouvements du corps et concentration mentale avec un partenaire. Exercez-vous à reconnaître les éléments réceptifs et actifs (yin et yang) de la position *Pousser* du taï chi. Soyez attentif à l'augmentation d'énergie quand vous déplacez le qi avec votre partenaire. Tenez chaque position au moins une minute.

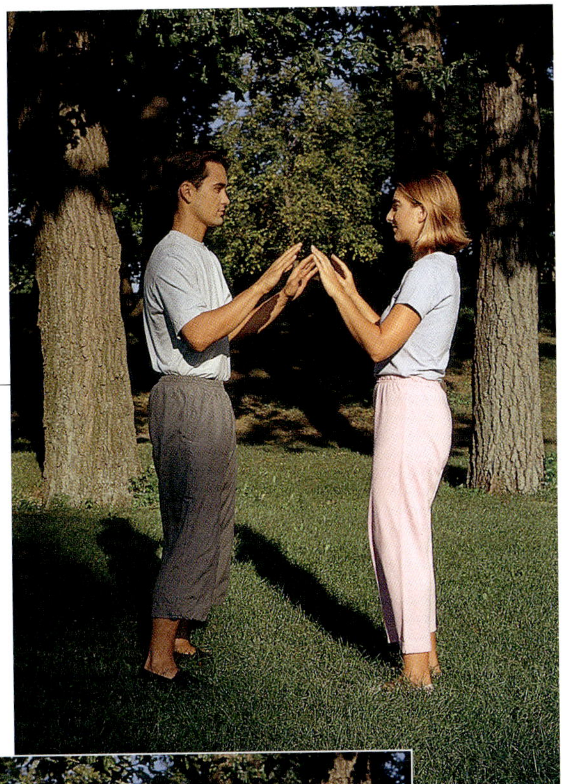

1 Vous êtes debout, face à face, en ***position du cavalier***, les mains en position *Pousser* – bras parallèles, poignets souples, paumes tournées vers l'extérieur et légèrement inclinées vers le sol. Concentrez-vous sur votre respiration, et notez les sensations dans les paumes de main et les doigts. Harmonisez vos respirations de façon à inspirer et expirer tous les deux en même temps.

2 Sur l'inspiration, pliez les coudes et éloignez vos mains en position *Pousser* de celles de votre partenaire. Sur l'expiration, rapprochez vos mains comme dans l'étape 1. Répétez l'exercice 5 fois, en vous concentrant sur la respiration et sur les changements de sensations. Entraînez-vous à bouger les mains dans différentes positions, tout en restant à l'écoute de l'autre. Enfin, détendez-vous, les bras le long du corps.

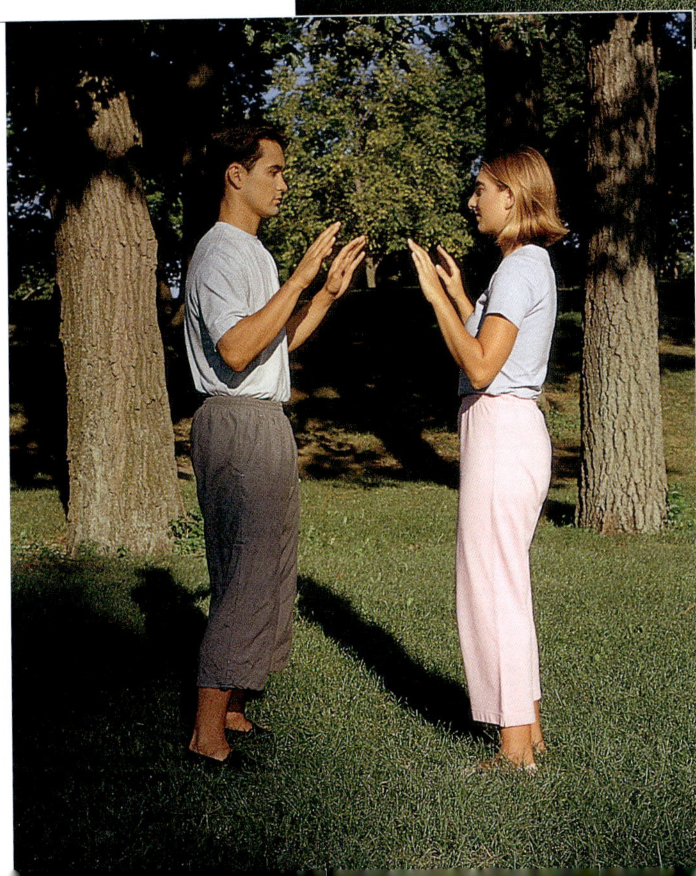

LE QI EN GROUPE

La sensation de paix éprouvée lors d'une séance de taï chi en groupe est sans égale ; c'est une expérience unique. Chacun est à la fois centré sur lui-même et ouvert aux autres afin d'intégrer tout le monde dans le groupe. Ainsi, en étant en harmonie avec son propre corps tout en ressentant l'énergie de ses partenaires, chaque personne renforce et développe sa propre conscience du qi.

Après avoir pratiqué le taï chi à plusieurs, terminez la session en formant un cercle de qi. Il vous faut au moins trois personnes. Restez centré, enraciné dans le sol, le corps aligné, car cela accroît votre propre énergie et celle du cercle. Dans l'idéal, faites cet exercice dehors, dans un cadre paisible.

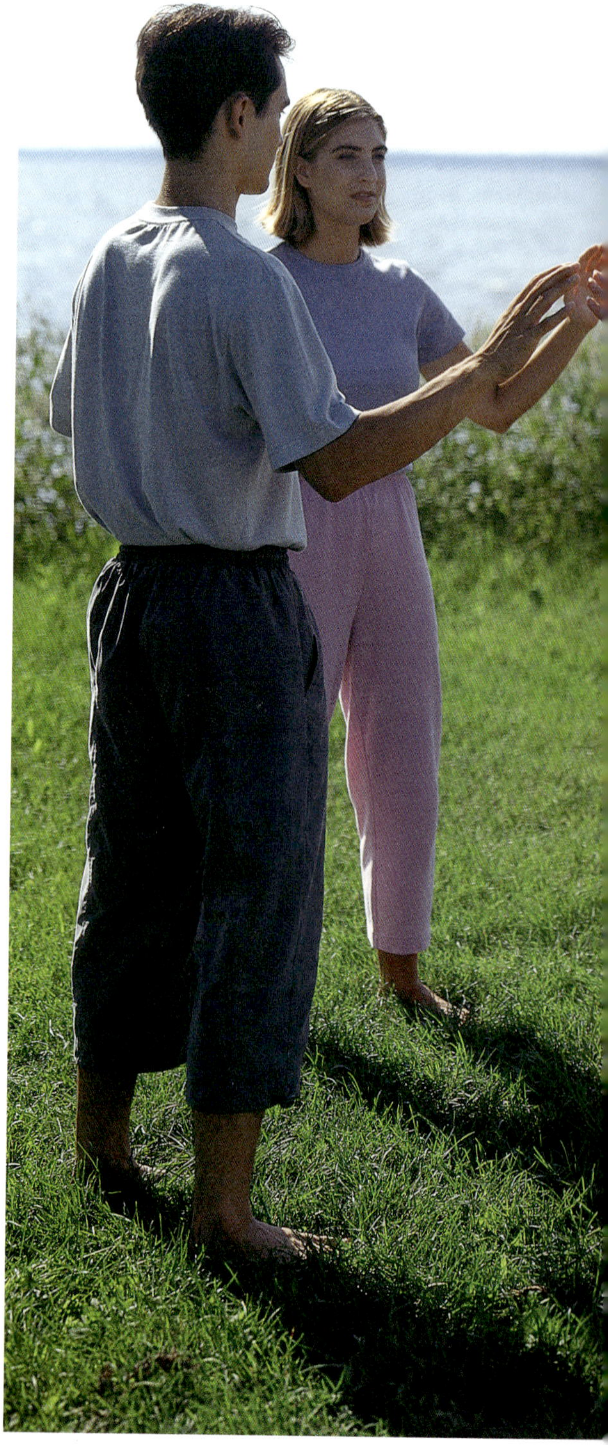

LE CERCLE DE QI

Formez un cercle, les bras relâchés, les coudes lourds, les poignets souples et droits. Placez les mains devant vous dans le cercle, de façon à ce qu'elles soient tout de même légèrement tournées vers les personnes à côté de vous. Respirez lentement, sans aucune tension, et gardez le corps aligné. Prenez quelques instants pour vous centrer et sentir vos points vitaux et vos champs énergétiques (*voir pp. 146–147*).

Concentrez-vous sur les changements de sensations dans vos mains et votre corps tout en restant conscient de la présence du groupe. Pensez à la signification symbolique du cercle – il n'a ni début ni fin. De la même façon, le taï chi, ou Faîte suprême, est circulaire, il inclut tous les opposés. Réfléchissez également au symbole du taï chi, à l'équilibre entre yin et yang. Restez dans cette position pendant au moins 1 à 3 minutes.

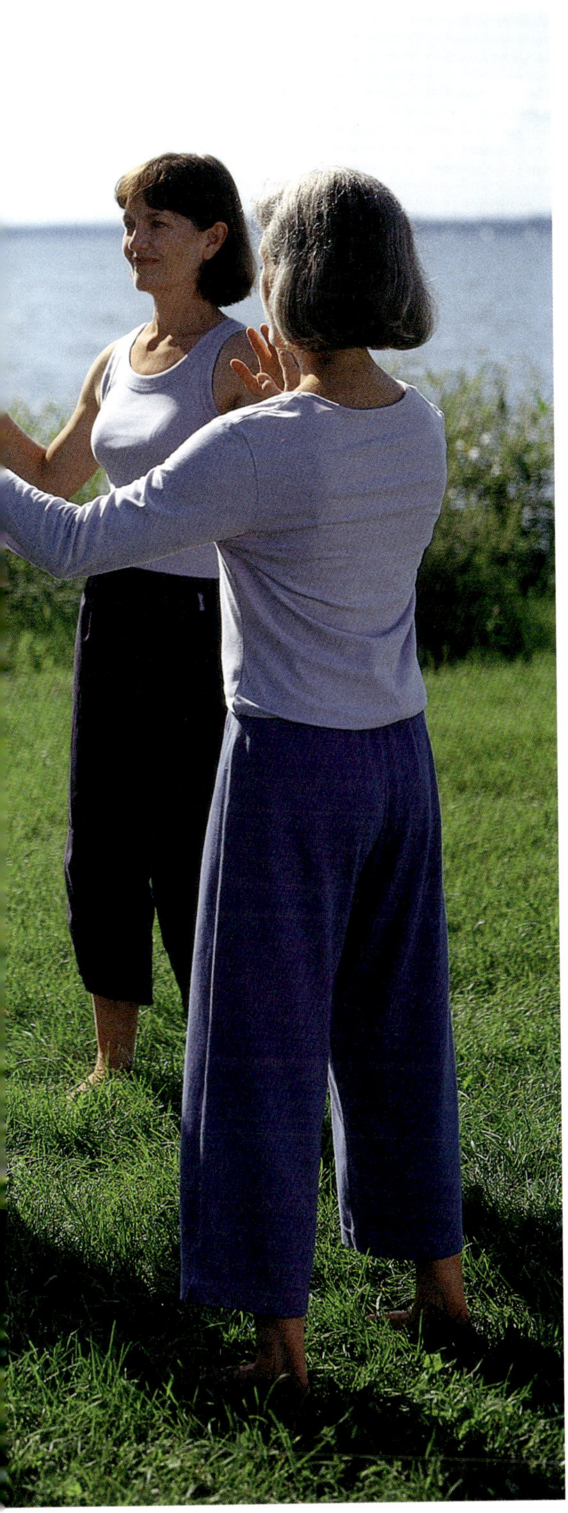

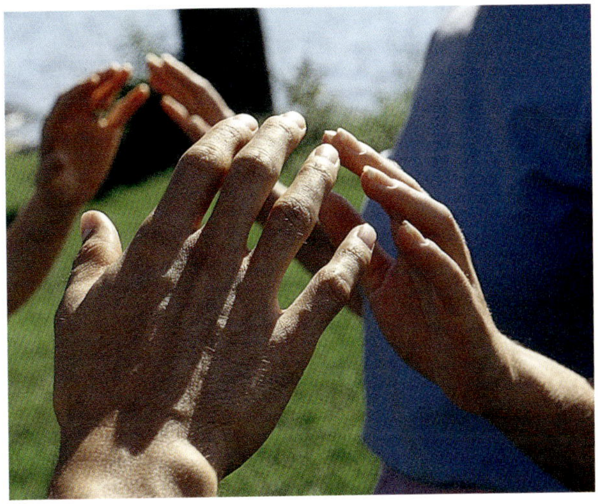

Vos doigts sont alignés sur ceux des voisins, mais ne se touchent pas. Soyez attentif aux changements de sensations dans vos mains et vos doigts. Imaginez qu'un rayon de lumière relie les points vitaux de toutes les mains autour du cercle.

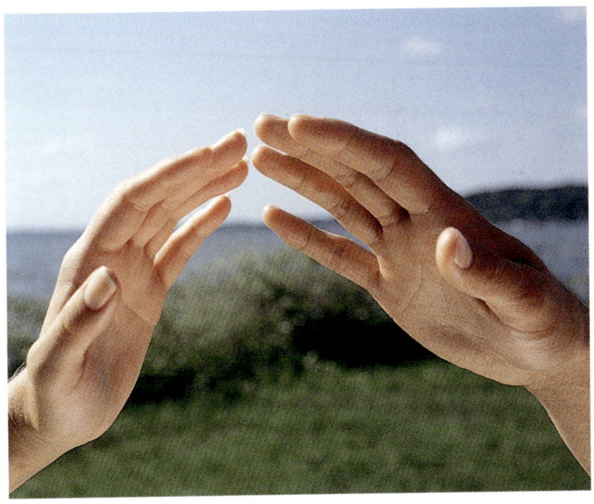

Les mains sont tournées les unes vers les autres, de sorte qu'elles se font légèrement face, tout en étant orientées vers le centre du cercle. Grâce à ce positionnement, les épaules et les poignets restent souples. Vous remarquerez cependant que vos mains ne sont pas face à face avec celles du voisin, contrairement à l'exercice « accorder son qi avec un partenaire ».

GLOSSAIRE

L'orthographe des mots chinois varie suivant le système de translittération employé, selon que l'on utilise l'ancien système Wade-Giles ou le moderne Pinyin. Dans cet ouvrage, je me suis appuyée sur les deux en ne retenant que la forme la plus couramment employée. J'ai choisi par exemple de garder l'écriture la plus ancienne et la plus connue du mot *taï chi*, mais d'orthographier le mot *qi* selon le système Pinyin, plus connu sous cette forme par les Occidentaux. J'ai mis entre parenthèses les différentes orthographes possibles pour chaque terme.

Bai Hui (Bai Hwei)
Le point de réunion des Cent Méridiens ou point des Cent Réunions. Aide à positionner correctement la tête dans l'alignement du corps, à entrer en contact avec l'énergie spirituelle ou universelle et à s'en imprégner. Situé au sommet du crâne, ce point d'acupuncture relie les vaisseaux Gouverneur et Conception, principaux méridiens des énergies *yin* et *yang* du corps.

Dan Tian (Tan T'ien)
Champ d'énergie vitale ou champ d'élixir, littéralement le « cinabre » ou « champ rouge », il stocke et génère l'énergie subtile du corps. En *taï chi*, lorsqu'on parle du *dan tian* sans préciser lequel, il s'agit du *dan tian* inférieur. Cependant, il en existe trois : le *dan tian* inférieur, champ de l'énergie personnelle, se situe dans le ventre, centre de gravité physique du corps. C'est le champ le plus important qui stocke et génère le qi de notre corps physique. Le *dan tian* médian, champ de l'énergie du cœur, se situe dans la poitrine. Il stocke et génère le qi de la respiration, du cœur et des organes internes. En chinois, l'esprit, le *hsin*, signifie également le cœur. Le *dan tian* supérieur, champ de l'énergie spirituelle, se situe dans la tête. Il stocke le *shen*, qui en chinois désigne l'esprit, la conscience, l'intelligence suprême.

Jing (Ching)
Énergie physique ou sexuelle, considérée comme un yin ou une forme concrète du qi.

Kwa (Gua)
Articulation de la hanche. Plus spécifiquement, l'endroit où l'articulation de la hanche forme un pli en haut du fémur, l'os de la cuisse. C'est un point-clé pour le *Pli Taï Chi*.

Laogong (Lao Kung)
Palais du Travail ou Temple du Labeur. Situé au centre de la paume, ce point diffuse de l'énergie, répand le qi jusque dans les extrémités des doigts, et possède des vertus curatives. Ses méridiens sont connectés au cœur. C'est un point d'acupuncture situé sur le méridien du péricarde (Le péricarde est une poche qui enveloppe et protège le cœur ; en médecine chinoise, il est considéré comme un organe à part).

Qi (Ch'i ou Chi)
Énergie vitale ou force vitale qui imprègne toute matière vivante. C'est un terme courant utilisé dans le langage quotidien des Chinois. Le temps se dit par exemple *tien qi* ou énergie du ciel, l'air est *kung qi* ou énergie vide, le ventilateur *lung qi ji* ou machine qui produit de l'énergie froide, et la colère *sheng qi* ou énergie montante.

Qigong (Ch'i Kung)
Culture de l'énergie vitale. Le qigong englobe divers exercices debout, assis et en mouvement qui visent à faire circuler le *qi* dans le corps. Le *taï chi* est une forme de *qigong*.

Shen
Esprit ou énergie spirituelle, considéré comme un yang ou une forme universelle du *qi*.

Sung
Relaxation active. Signifie également lâcher prise. État d'esprit calme, vigilant et énergique.

Taï Chi (Taiji)
Faîte suprême. C'est le point d'unification, le Grand Terminal ou Point au Faîte qui relie les cieux à la terre. Le symbole *yin yang* est appelé digramme du *taï chi* en chinois.

Taï Chi Ch'uan (Taijiquan)
Boxe du Faîte suprême. *Taï chi* signifie Point d'unification, Grand Terminal ou Point au Faîte qui relie les cieux à la terre. Ch'uan ou Quan veut dire Boxe ou Poing.

Tao (Dao)
Chemin ou voie en harmonie avec l'univers, la nature et l'homme lui-même. Également appelé voie médiane, voie de la nature ou chemin de la paix.

Wu Chi (Wuji)
Unité indivisible ou état primordial de l'infini potentiel dans l'univers qui donne naissance à la polarité yin et yang. Le Wu Chi est représenté par le cercle entourant le symbole yin yang du taï chi.

Yin et Yang
Les deux expressions distinctives du Wu Chi. Unité qui donne naissance à d'infinies variations. Le *yin* est froid, noir, passivité et terre ; le *yang* est chaleur, clarté, action et ciel.

Yong Ch'uan (Yong Quan)
Point du Printemps Pétillant, ou source bouillonnante, qui donne le sens de l'équilibre et de l'enracinement. Il se situe au centre de la partie antérieure de la plante du pied. Concentrez-vous sur ce point pour vous sentir enraciné dans le sol lorsque vous avez peur. C'est un point d'acupuncture situé sur le méridien du rein ; le stimuler apaise l'esprit et diminue la tension artérielle.

POUR EN SAVOIR PLUS

Le taï chi est souvent enseigné dans les centres de remise en forme, clubs de gym, clubs sportifs, centres de loisirs, instituts de formation pour adultes, foyers municipaux et MJC, universités, collèges et clubs spécialisés. Dans l'annuaire, vous trouverez les écoles de taï chi sous les rubriques suivantes : Arts martiaux, Clubs de sport, Associations sportives et Entraînements sportifs. Regardez les affiches publicitaires des cours et des écoles dans le magasin de produits diététiques ou la librairie spécialisée près de chez vous.

CONTACTS UTILES

WILLIAM C.C. CHEN
Taï Chi Ch'uan
12 West 23rd Street, 2nd fl.
New York, New York 10010
USA
Tel. : (+001) 212 675 2816.
www.williamcccchen.com
Grand Maître, écrivain ; dirige des ateliers dans le monde entier.

FÉDÉRATION DE TAÏ CHI CHUAN ET QI GONG (FTCCG)
17, rue du Louvre
75001 Paris
Tél. : 01 40 26 95 50.
Fax : 01 40 26 95 44.
Email : ftccg@wanadoo.fr
http://www.fed-taichichuan.asso.fr
Comprend une liste des associations adhérentes en France métropolitaine et dans les Départements d'Outre-Mer. Organise des compétitions, des tournois, des rencontres. Propose des formations continues et délivre le brevet d'enseignement homologué.

FÉDÉRATION EUROPÉENNE DE TAÏ CHI CHUAN ET DE QI GONG (TCFE)
The Taijiquan & Qigong Federation for Europe
Ronnie Robinson
TCFE
1 Littlemill Drive
Balmoral Gardens
Crookston
Glasgow G53 7GF
Écosse
Tél. : 44 141 810 3482.
Fax : 44 141 810 3741.
Email : info@tcfe.org
http://www.tcfe.org

ÉCOLE CENTRALE DE LA FÉDÉRATION FRANÇAISE DE TAÏ CHI CHUAN
59, avenue de Saxe
75007 Paris
Tél. : 01 40 61 04 51.
Fax : 01 40 61 04 50.
http://fftcc.online.fr

FÉDÉRATION FRANÇAISE DE SHIATSU TRADITIONNEL
Secrétariat et Espace Shiatsu
12, rue des Épinettes
75017 Paris
Siège social
48, rue Jean-Pierre Timbaud
75011 Paris
Tél. : 01 43 66 22 91.
Tél. : 0 890 710 017.
Email : shiatsu.ffst@wanadoo.fr
http://www.shiatsu.asso.fr

MAGAZINES DE TAÏ CHI

Dragon – Art de vivre et arts martiaux d'Asie
Éditions Mathis
17, rue Mathis
75019 Paris
Tél./fax : 01 40 38 12 50.

Génération TAO
Éditions du Tao
144, boulevard de la Villette
75019 Paris
Tél. : 01 42 40 48 30.
Magazine sur les cultures et arts orientaux, les techniques énergétiques pour le bien-être, la santé, la voie martiale et l'accomplissement personnel.
Possède également un centre d'enseignement des arts énergétiques internes à la même adresse.

Tao Yin
Éditions Arys
8, rue Darwin
75018 Paris
Tél. : 01 42 59 83 60.
Fax. : 01 42 59 66 11.
Magazine sur la culture spirituelle et l'art de vivre asiatiques.

POUR ALLER PLUS LOIN

Taï Chi

BERNAPEL, C. et CHARLES, G., *Tai ji quan : pratique et enseignement des huit portes et treize postures*, Encre, 1996.

CAULIER, E., *Voyage au cœur du Taijiquan*, Guy Trédaniel, 1998.

CHANG, D. Y. et FASSI, R., *Tai chi chuan, secret de l'énergie vitale*, De Vecchi, 1993.

CHENG MAN CH'ING, *Les treize traités sur le t'ai chi ch'uan*, Le Courrier du Livre, 1998.

CHOPRA, D., *Un corps sans âge, un esprit immortel : l'alternative quantique à la vieillesse*, Interéditions, 2002.

DESPEUX, C., *Taiji Quan, technique de longue vie et de combat*, Guy Trédaniel, 1981.

DUFRESNE, T. et NGUYEN, J., *Taiji Quan : art martial ancien de la famille Chen,* Budo, 1997.

GORTAIS, J., *Taï ji quan : l'enseignement de Li Guang Hua, la tradition de l'école Yang,* Le Courrier du Livre, 2002.

HABERSETZER, R., *Tai Ji Quan,* Amphora, 1988.

HABERSETZER, R., *Tai Ji Quan, les formes Yang,* Amphora, 1998.

HERDOIN, J.-F., *Découvrir le Taï Chi Chuan,* Amphora, 1990.

KLEIN, B., *L'Esprit du Taï-chi-ch'uan,* Le Rocher, 1996.

KOU, J., *Taï chi chuan – Harmonie du corps et de l'esprit,* Fédération Française de Tai Chi Chuan, 1979.

LOWENTHAL, W., *Professeur Cheng Man-Ch'ing, un Grand Maître de Tai chi parle,* Le Courrier du Livre, 1998.

LOWENTHAL, W., *Le Tao du professeur Cheng, la porte du miracle,* Guy Trédaniel, 1997.

PANG JENG LO, *L'essence du Taï Chi Ch'uan,* Artao.

TSUNG HWA J., *Le tao de la méditation : la voix de l'illumination,* Chariot d'Or, 2002.

UESHIBA, M., *L'art de la Paix,* Guy Trédaniel, 2000.

YANG, J.-M., *Taï-chi-chuan supérieur, le style Yang – Enseignement approfondi de la forme classique,* Budo, 2003.

WAN DER HEYOTEN, L., *ABC du tai chi chuan,* Jacques Grancher, 1999.

Qi Gong

CLARK, A., *Découverte et initiation au Qi Gong,* Taschen, 2003.

Shiatsu

POOLEY, N., *Petit guide du bien-être Shiatsu,* Könemann, 1999.

Acupuncture

SIONNEAU, P., *Acupuncture, les points essentiels,* Guy Trédaniel, 2000.

Vidéos

CRAMPTON, P., *Taï Chi Chuan, Forme courte,* VHS, éditions Budostore.

CRAMPTON, P., *Taï Chi Chuan, 24 mouvements de Pékin,* VHS, éditions Budostore.

YANG, J.-M., *Taï Chi Chuan, école Yang et ses applications,* VHS, Budo éditions.

YANG, J.-M., *Simplified Taï Chi Chuan,* VHS, Budo éditions, en anglais uniquement.

YANG, J.-M., *Le Taï Chi Chuan supérieur : Le Style Yang – Enseignement approfondi de la forme classique,* DVD, Budo éditions.

YU, T., *Tai Chi Fundamentals for Mastering Tai Chi Basics,* DVD et VHS.
Reprend les Mouvements de base et la Forme développés dans le livre Taï Chi, harmonie du corps et de l'esprit *de Tricia Yu.*

YU, T., *Tai Chi : Exercise for Life Long Health and Well-Being,* DVD et VHS
Enseignement du style Yang, dans la lignée de Cheng man Ch'ing.

Pour plus d'informations sur les cassettes de Tricia Yu, ou pour les acheter, contacter :

TERRA ENTERTAINMENT
12235 Santa Monica Blvd #336
Los Angeles, CA 90025
Tél. : (310) 268 1210.
http://www.shopterra.com
Devrait distribuer les cassettes de Tricia Yu en France très prochainement.

QUANTUM LEAP
Tél. : (+44) 1480 45006.
Fax : (+44) 1480 456686.
http://www. qleap.co.uk
Distribue les cassettes de Tricia Yu au Royaume-Uni.

LIBRAIRIE SPÉCIALISÉE DANS LES ARTS MARTIAUX

BUDO STORE
34 rue de la Montagne Sainte-Geneviève
75005 Paris
Tél. : 01 44 41 63 33.
http://www.budo.fr
Le spécialiste en arts martiaux et sports de combat : équipements, protections, livres, vidéos, DVD.

LIBRAIRIES SPÉCIALISÉES DANS LA CULTURE CHINOISE

YOU FENG
45, rue Monsieur-le-Prince
75006 Paris
Tél. : 01 43 25 89 98.

LE PHENIX
72, bd de Sébastopol
75003 Paris
Tél. : 01 42 72 70 31.

POUR CONTACTER TRICIA YU

THE TAÏ CHI CENTER
301 South Bedford Street
Madison
Wisconsin 53703
Tél. : (+001) 608 257 4171.
Email : tcc@taichihealth.com

INDEX

REMERCIEMENTS

REMERCIEMENTS DE L'AUTEUR

Bien que je sois citée comme seul auteur, ce livre a vu le jour et vous est présenté grâce au travail de longue haleine de l'équipe d'experts de DK et aux merveilleux moments passés ensemble. Un grand merci à Nasim Mawji pour sa patience, son indéfectible sens de l'humour, et son incroyable capacité à rendre les choses claires, concises et compréhensibles. Merci également à Tracy Killick pour sa bravoure, son intelligence, et pour sa fructueuse collaboration avec Graham Atkins-Hugues dont les photos sont excellentes tant sur la forme que sur le fond. À ma chère Jenny Jones qui a embrassé et mené ce projet à bien, et à Mary-Clare Jerram pour ses conseils et son soutien. Merci encore à Gillian Roberts, Nick Rayment, Mary Nahn, Nathan McQuillen, Bill Mason, Dimitri Kessler et aux modèles Sara Triplian, Kai Yu et Patricia Culotti pour leur dévouement et leur bonne humeur.

Je tiens à exprimer ma profonde gratitude envers ceux qui m'ont aidée tout au long de mon parcours. Dans l'ordre chronologique : une éternelle reconnaissance envers mes parents, Robert et Mildred Beadles, pour leur amour inconditionnel, et envers Robert Lin-I-Yu qui m'a ouvert les portes de l'Est. Au Maître taoïste Liu Pei Ch'ung, aux Maîtres de taï chi Benjamin Pang Jeng Lo, William C.C. Chen, Maggie Newman, et à Paul Gallagher, Wei Mo Zhu, et Li Jun Feng pour leurs conseils et leurs inspirations. Merci à mes collègues Diane Harlow, Jill Johnson et Betty Chewning pour avoir collaboré au projet d'introduire le taï chi dans les milieux thérapeutiques et sportifs. Merci à mes consœurs Patricia Culotti et Lauri Mckean pour avoir partagé l'aventure, ainsi qu'à Eva Wright, Carol Karls, Judy Smith, Gail Janz, Sarah Caroll, Kimberly Stillman et Jessica Athens. Et surtout à mon mari adoré, Douglas Swayne, qui navigue à mes côtés depuis toujours.

REMERCIEMENTS DE L'ÉDITEUR

Dorling Kindersley tient à remercier le photographe Graham Atkins-Hugues et son assistant, Nick Rament ; Mary Nahn de Blush Productions pour la coiffure et le maquillage, et la styliste Liz Hancock. Nous remercions également le magasin de meubles Rubin, les Jardins Botaniques Olbrich, Monona Terrace et le service des parcs publics de la ville de Madison où nous avons été autorisés à réaliser les séances photos. Merci aux modèles Sara, Kai et Pat, et au modèle de couverture, Alison Smith.

CRÉDITS PHOTOGRAPHIQUES

Photographie spécialement commandée par Graham Atkinson-Hugues et A and R Associates. L'éditeur remercie les personnes suivantes pour avoir autorisé la reproduction de leur matériel photographique : 9 : Henry A. Koshollek ; 14 : Mike de Vries.

Pour toute information complémentaire voir : www.dkimages.com

À PROPOS DE L'AUTEUR

Tricia Yu, titulaire d'une maîtrise de lettres, est la fondatrice et la directrice du Centre de taï chi de Madison, dans le Wisconsin, l'un des plus vieux et des plus importants centres des États-Unis. Elle enseigne depuis 1972 le qigong, la méditation et le taï chi, qu'elle a fait connaître à des milliers de gens à travers ses cours, ses présentations publiques et ses séminaires professionnels. Son enseignement privilégie depuis toujours la santé du corps, de la pensée et de l'esprit. Elle a mis au point des programmes qui rendent le taï chi accessible à tous, quelle que soit la capacité physique du pratiquant, et elle a été la première à l'appliquer à des exercices de thérapie médicale. Tricia a fait ses débuts en République de Chine en 1970 avec le Maître Liu Pei Ch'ung. Aujourd'hui, elle s'entraîne avec les Maîtres Benjamin Pang Jeng Lo, Maggie Newman et le Grand Maître William C.C. Chen, qui lui a décerné un certificat.